FISIOLOGÍA RESPIRATORIA

FUNDAMENTOS

9.ª EDICIÓN

FISIOLOGÍA RESPIRATORIA

FUNDAMENTOS

9.ª EDICIÓN

John B. West, M.D., Ph.D., D.Sc.

Professor of Medicine and Physiology
University of California, San Diego
School of Medicine
La Jolla, California

Wolters Kluwer
Philadelphia • Baltimore • New York • London
Buenos Aires • Hong Kong • Sydney • Tokyo

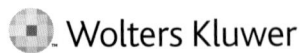

Av. Carrilet n.º 3, Edifici D
Ciutat de la Justícia
08902 L'Hospitalet de Llobregat
Barcelona (España)
Tel.: 93 344 47 18
Fax: 93 344 47 16
e-mail: lwwespanol@wolterskluwer.com

Traducción
Mª Jesús del Sol Jaquotot
Licenciada en Medicina y Cirugía
Revisión científica

Piedad Ussetti Gil
Jefe de Sección del Servicio de Neumología
Hospital Puerta de Hierro
Profesor Asociado Departamento de Medicina
Universidad Autónoma de Madrid

Para P. H.W.

Prefacio

Esta obra se publicó por vez primera hace unos 35 años, y ha sido bien recibida y traducida a 15 idiomas. Es apropiado realizar una breve revisión de los objetivos.

En primer lugar, pretende ser un texto introductorio para estudiantes de medicina y otras ciencias relacionadas de la salud. Como tal, se usará, normalmente, junto con una serie de clases, como se hace en la University of California, San Diego (UCSD) School of Medicine. La primera edición se escribió porque creí que no existía un texto adecuado en aquel momento para acompañar a la asignatura de fisiología de primer año.

En segundo lugar, la obra está escrita como una revisión para residentes y compañeros de áreas como la neumología, la anestesiología y la medicina interna, particularmente para ayudarles a preparar diversos exámenes. Aquí las necesidades son algo diferentes. El lector está familiarizado con el tema general, pero necesita refrescar la memoria en varios puntos, y los numerosos esquemas didácticos del libro son especialmente importantes.

Podría ser útil añadir una o dos palabras sobre cómo el libro encaja con las clases para los estudiantes de primer año de medicina de la UCSD. Nos vemos limitados a unas 12 clases de 50 min sobre fisiología respiratoria, complementadas por dos laboratorios y tres grupos de debate. Las clases siguen estrechamente los diferentes capítulos del libro, y la mayor parte de estos capítulos se corresponden con una sola clase. Las excepciones son el capítulo 5, que tiene dos (una sobre intercambio normal de gases, hipoventilación y cortocircuito; otra sobre el difícil tema de las relaciones entre ventilación y perfusión); el capítulo 6, que tiene dos (una sobre el transporte a través de la membrana alveolocapilar y otra sobre el equilibrio acidobásico); el capítulo 7, que también tiene dos (sobre estática y dinámica) y, si el programa lo permite, se amplía la sección sobre atmósferas contaminadas, en el capítulo 9, para incluir una clase adicional sobre sistemas de defensa pulmonar. El capítulo 10, «Pruebas funcionales respiratorias», carece de clases, porque no forma parte del núcleo central de la asignatura; se ha incluido, en parte, por interés y, en parte, porque es importante para las personas que trabajan en laboratorios de función pulmonar.

Varios compañeros han sugerido que el capítulo 6, sobre transporte de gases, debería aparecer antes en el libro, porque el conocimiento de la curva de disociación del oxígeno es necesario para comprender adecuadamente la difusión a través de la membrana alveolocapilar. De hecho, hacemos este cambio en nuestra serie de clases. Sin embargo, los diversos capítulos del libro pueden presentarse solos, y prefiero su orden actual porque conduce a un acertado flujo de ideas, como indican los dibujos y esquemas al principio de cada uno de ellos. El orden de los capítulos, probablemente, lo hace más fácil para los lectores que están revisando temas.

En ocasiones, se aduce que el capítulo 7, «Mecánica de la respiración» debería ir antes, por ejemplo, con el capítulo 2, «Ventilación». Mi experiencia de más de 40 años de enseñanza me dice lo contrario. El tema de la mecánica es tan complejo y difícil para el estudiante actual de medicina que es mejor abordarlo aparte, con la asignatura más avanzada, cuando los estudiantes están más preparados para esos conceptos. Parece que muchos estudiantes de medicina de hoy en día encuentran los conceptos de presión, flujo y resistencia mucho más difíciles que hace 25 años, mientras que, por supuesto, leen con facilidad cualquier exposición sobre biología molecular.

Algunos compañeros han recomendado que se dedique más espacio a los cálculos de muestras usando las ecuaciones del texto y varios ejemplos clínicos. Creo que estos temas están bien adaptados a las conferencias, que pueden ilustrar la información básica. En realidad, si los cálculos y los ejemplos clínicos se incluyeran en el libro, habría muy poco sobre lo que hablar. Muchas de las preguntas al final de cada capítulo necesitan cálculos.

Esta nueva edición se ha actualizado en diversas áreas, como el control de la ventilación, la fisiología en grandes altitudes, circulación pulmonar y espiración forzada. Incluye un nuevo apartado, en el apéndice B, con el comentario de las respuestas a las preguntas. El mayor cambio con respecto a la anterior edición está en la inclusión de animaciones y material en línea que ayudan a explicar algunos de los conceptos más complicados. La parte del texto con material adicional se señala con el siguiente símbolo:

Se han hecho esfuerzos heroicos para que el libro siga siendo de pocas páginas, a pesar de las enormes tentaciones de engrosarlo. Con frecuencia, los estudiantes se preguntan si el libro es demasiado superficial. No estoy de acuerdo; de hecho, si los residentes de neumología que inician su formación en unidades de cuidados intensivos entendieran todos los conceptos sobre mecánica e intercambio de los gases, el mundo sería un lugar mejor.

Muchos estudiantes y profesores han escrito para preguntar sobre afirmaciones del libro o para hacer sugerencias para su mejora. Respondo personalmente a cada uno de los puntos que plantean, y aprecio mucho este interés.

John West
jwest@ucsd.edu

Índice de capítulos

Estructura y función

1

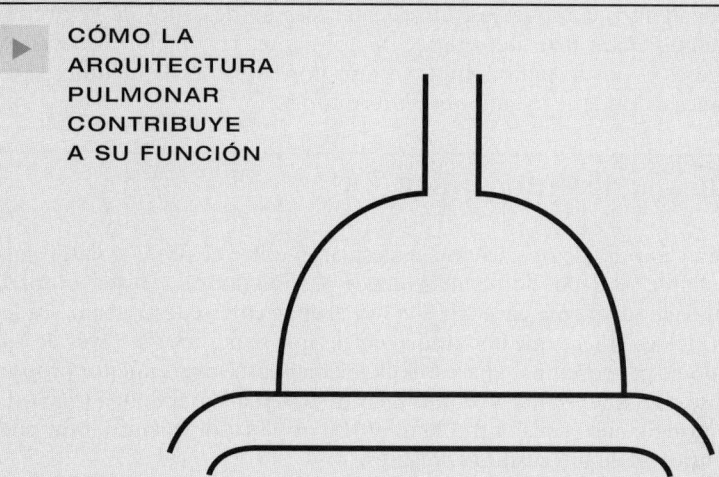

Empezaremos con una breve revisión de las relaciones que existen entre la estructura y la función de los pulmones. En primer lugar, observamos la membrana alveolocapilar, donde tiene lugar el intercambio de los gases en la respiración. A continuación, veremos cómo se conduce el oxígeno a esa interfase a través de las vías respiratorias y, después, cómo la sangre obtiene el oxígeno de los pulmones. Finalmente, se considerarán brevemente dos posibles problemas de los pulmones: cómo mantienen los alvéolos su estabilidad y cómo se mantienen limpios los pulmones en un entorno contaminado.

El pulmón es un órgano destinado al intercambio de gases. Su principal función es permitir que el oxígeno se desplace desde el aire a la sangre venosa, y que el dióxido de carbono haga el camino opuesto, aunque también tiene otras funciones: metaboliza algunos compuestos, filtra materiales no deseados de la circulación y actúa como reservorio de sangre. No obstante, su función esencial es intercambiar gases y, por lo tanto, empezaremos por hablar de la membrana alveolocapilar, que es donde se produce ese intercambio.

▶ Membrana alveolocapilar

El oxígeno y el dióxido de carbono se desplazan entre el aire y la sangre por difusión simple, es decir, desde una zona de presión parcial elevada a otra de presión parcial baja[1], de forma parecida a como el agua corre cuesta abajo. La ley de difusión de Fick establece que la cantidad de gas que se desplaza a través de una lámina de tejido es proporcional al área de la misma, pero inversamente proporcional a su grosor. La membrana alveolocapilar es extremadamente fina (fig. 1-1), y tiene una superficie que oscila entre 50 m^2 y 100 m^2. Es, por lo tanto, muy adecuada para su función de intercambio de gases.

¿Cómo puede obtenerse un área de difusión tan prodigiosa en el interior de la limitada cavidad torácica? Pues envolviendo los pequeños vasos sanguíneos (capilares) alrededor de un enorme número de pequeños sacos aéreos denominados *alvéolos* (fig. 1-2). Existen, aproximadamente, 500 millones de alvéolos en el pulmón humano, cada uno de ellos de alrededor de 1/3 mm de diámetro. Si fueran esféricos[2], su superficie total sería de 85 m^2, aunque su volumen fuera sólo de 4 l. Por el contrario, una única esfera de ese volumen tendría una superficie interna de tan sólo 1/100 m^2. Así pues, el pulmón proporciona esta gran área de difusión por estar dividido en innumerables unidades.

El aire llega a uno de los lados de la membrana alveolocapilar transportado por las *vías respiratorias*, y la sangre llega al otro lado a través de los *vasos sanguíneos*.

▶ Vías respiratorias y flujo aéreo

Las vías respiratorias consisten en una serie de tubos ramificados, que se vuelven más estrechos, cortos y numerosos a medida que profundizan en el pulmón (fig. 1-3). La *tráquea* se divide en los bronquios principales derecho e izquierdo, que se dividen, a su vez, en bronquios lobulares y, luego, en bronquios segmentarios. Este proceso continúa hasta llegar a los *bronquíolos terminales*, que son las vías

---

[1]La presión parcial de un gas se obtiene multiplicando su concentración por la presión total. Por ejemplo, el aire seco tiene un 20,93 % de O_2. Su presión parcial (P_{O_2}) a nivel del mar (presión atmosférica de 760 mm Hg) es de 20,93/100 × 760 = 159 mm Hg. Cuando el aire entra en las vías respiratorias superiores, se calienta y humedece, y la presión de vapor de agua es entonces de 47 mm Hg, de modo que la presión total del aire seco es sólo de 760 – 47 = 713 mm Hg. La P_{O_2} del aire inspirado es, por lo tanto, de 20,93/100 × 713 = 149 mm Hg. Un líquido expuesto a un gas hasta llegar al equilibrio tiene la misma presión parcial que el gas. En el apéndice A, se ofrece una explicación más completa de las leyes de los gases.
[2]Los alvéolos no son esféricos, sino poliédricos. Ni toda su superficie está disponible para la difusión (v. fig. 1-1). Estas cifras son, por lo tanto, sólo aproximadas.

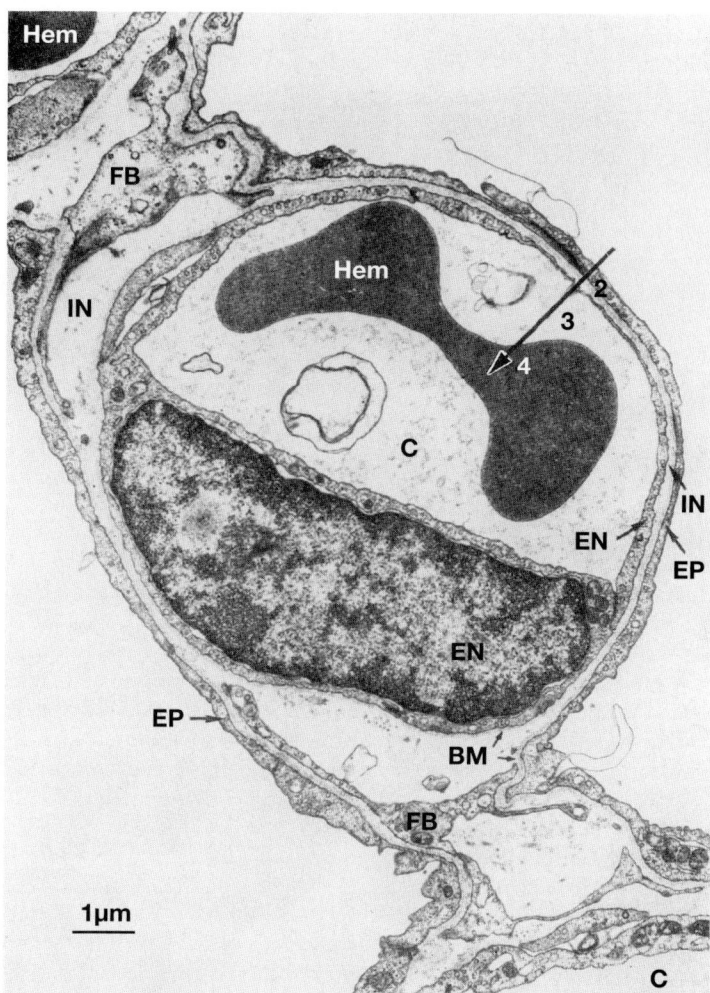

Figura 1-1. Microfotografía electrónica que muestra un capilar pulmonar (C) en la pared alveolar. Obsérvese la membrana alveolocapilar extremadamente delgada, de unos 0,3 µm, en algunos puntos. La flecha *grande* indica la vía de difusión desde el aire alveolar hasta el interior del hematíe (Hem), y comprende la capa de agente tensioactivo (no mostrada en la preparación), el epitelio alveolar (EP), el intersticio (IN), el endotelio capilar (EN) y el plasma. También se observan partes de las células estructurales denominadas fibroblastos (FB), la membrana basal (MB) y un núcleo de una célula endotelial.

respiratorias más pequeñas que no presentan alvéolos. Todos estos bronquios constituyen las *vías respiratorias de conducción*, y su función es llevar el aire inspirado hasta las regiones de intercambio de gases de los pulmones (fig. 1-4). Dado que las vías respiratorias de conducción carecen de alvéolos y, por lo tanto, no intervienen en el intercambio de gases, constituyen el *espacio muerto anatómico*, cuyo volumen es de, aproximadamente, 150 ml.

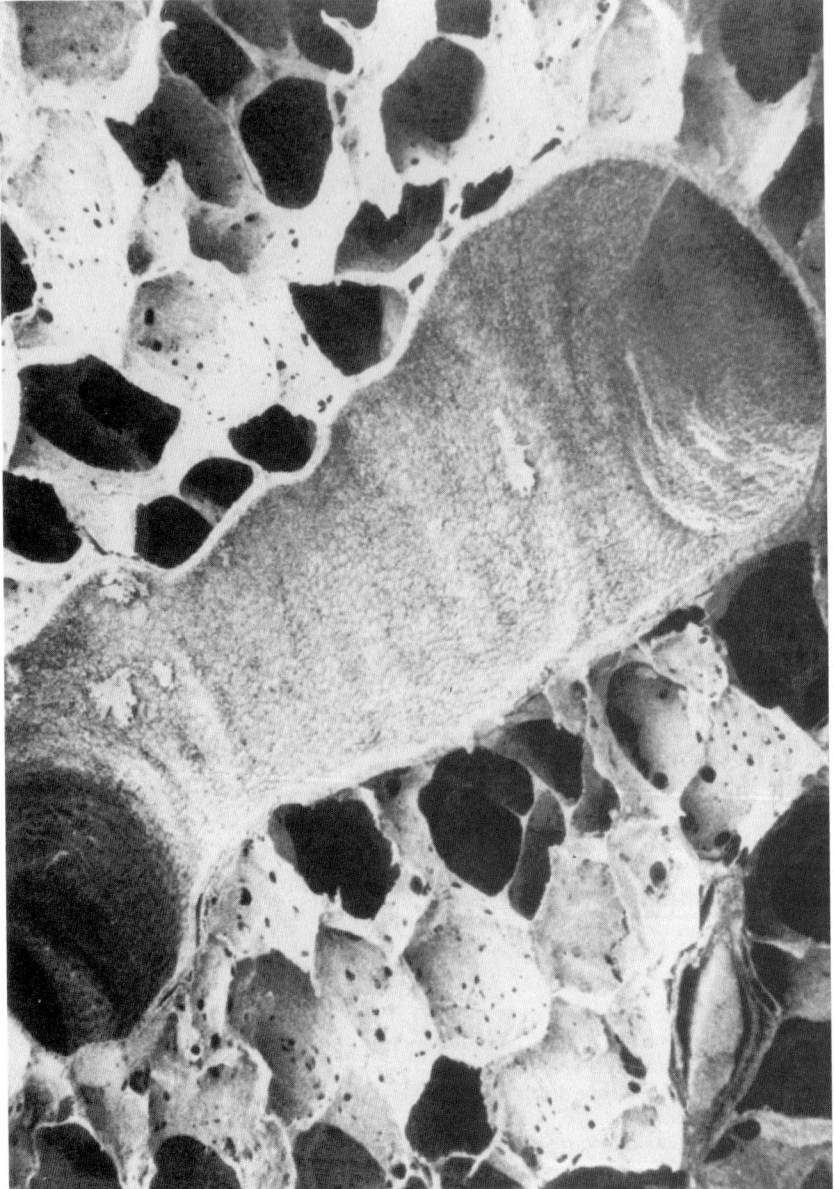

Figura 1-2. Corte pulmonar que muestra muchos alvéolos y un pequeño bronquíolo. Los capilares pulmonares discurren en las paredes de los alvéolos (fig. 1-1). Los agujeros de las paredes alveolares son los poros de Kohn.

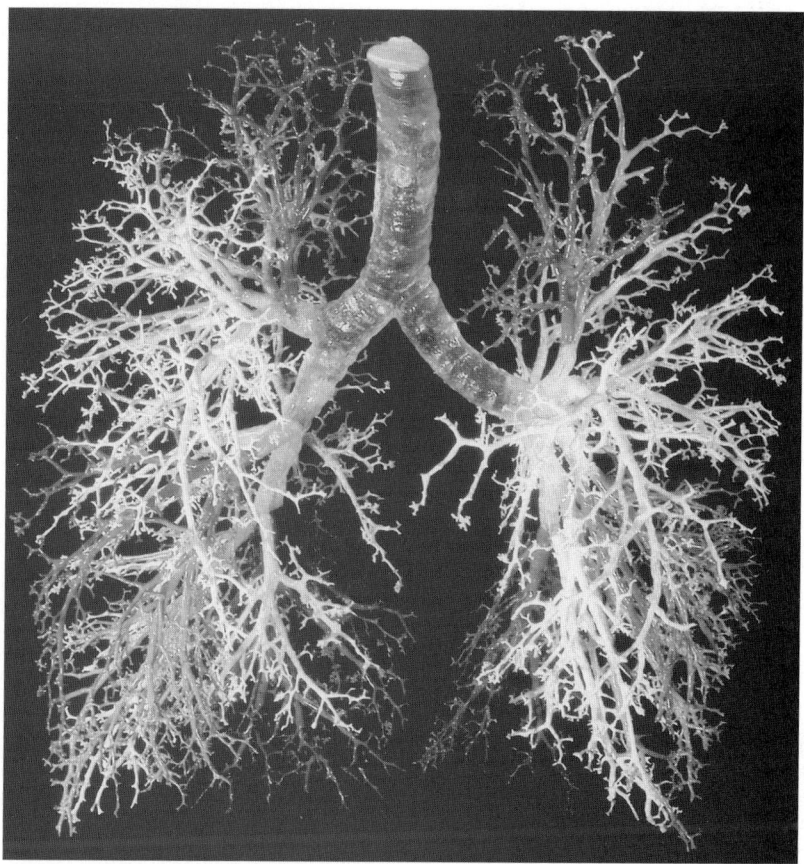

Figura 1-3. Molde de las vías respiratorias de unos pulmones humanos. Los alvéolos se han eliminado, con lo que pueden verse las vías respiratorias de conducción desde la tráquea hasta los bronquíolos terminales.

Los bronquíolos terminales se dividen en *bronquíolos respiratorios*, que presentan algunos alvéolos que brotan de sus paredes. Finalmente, llegamos a los *conductos alveolares*, completamente tapizados de alvéolos. Esta región pulmonar con alvéolos, en la que se produce el intercambio de gases, es lo que se conoce como *zona respiratoria*. La parte pulmonar distal a un bronquíolo terminal forma una unidad anatómica denominada *ácino*. La distancia desde el bronquíolo terminal al alvéolo más distal es de tan sólo unos milímetros, pero la zona respiratoria constituye la mayor parte del pulmón, siendo su volumen de unos 2,5 a 3 l en situación de reposo.

Durante la inspiración, el volumen de la cavidad torácica aumenta y el aire entra en los pulmones. El aumento de volumen se consigue, en parte, por la contracción del diafragma, lo que origina su descenso, y en parte, por la acción de los músculos intercostales, que elevan las costillas, con lo que aumenta el área transversal del tórax. El aire inspirado se dirige hacia los bronquíolos terminales desplazándose en masa, como hace el agua a través de una manguera. Más allá de ese

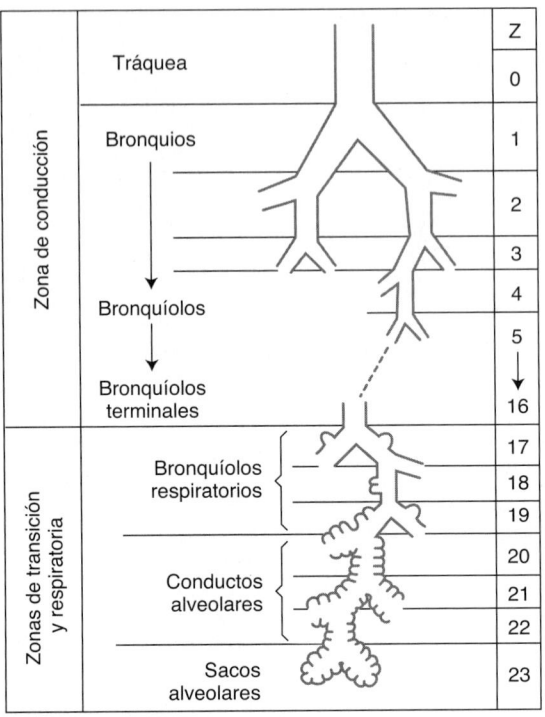

Figura 1-4. Idealización de las vías respiratorias humanas según Weibel. Obsérvese que las 16 primeras generaciones (Z) constituyen las vías respiratorias de conducción, y las siete últimas, la zona respiratoria (o las zonas de transición y respiratoria).

punto, el área transversal total de las vías respiratorias es tan enorme, a causa del gran número de ramas (fig. 1-5), que la velocidad de avance del aire disminuye. La difusión del aire por las vías respiratorias pasa a ser entonces el mecanismo dominante de ventilación en la zona respiratoria. La velocidad de difusión de las moléculas de gas en las vías respiratorias es tan rápida y las distancias a cubrir son tan cortas que las diferencias de concentración en el interior del ácino desaparecen, prácticamente, en un segundo. Sin embargo, como la velocidad del aire disminuye rápidamente en la región de los bronquíolos terminales, el polvo inhalado se acumula, frecuentemente, aquí.

El pulmón es un órgano elástico, y regresa de forma pasiva al volumen preinspiratorio durante la respiración en reposo. Es enormemente fácil de distender. Una respiración normal de unos 500 ml, por ejemplo, necesita una presión de distensión de menos de 3 cm H_2O. Por el contrario, el globo de un niño puede necesitar una presión de 30 cm H_2O para producir la misma variación de volumen.

La presión necesaria para desplazar aire por las vías respiratorias también es muy pequeña. Durante la inspiración normal, una velocidad de flujo aéreo de 1 l/s necesita una disminución de presión a lo largo de las vías respiratorias de menos de 2 cm H_2O. Compárese con la pipa de un fumador, que necesita una presión de unos 500 cm H_2O para que se produzca la misma velocidad de flujo.

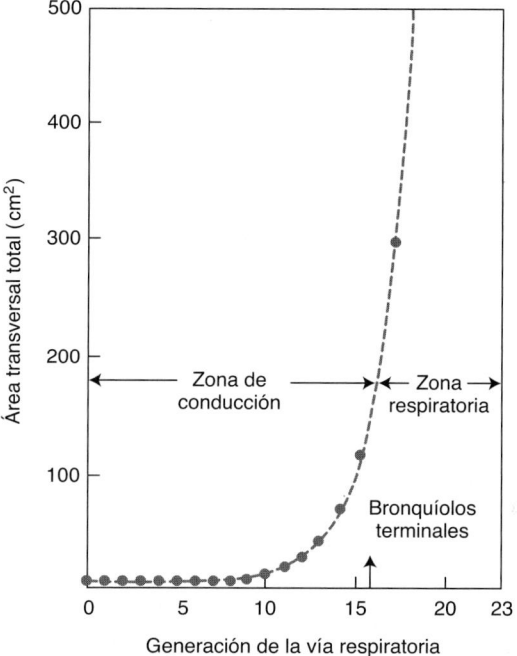

Figura 1-5. Esquema que muestra el aumento extremadamente rápido del área transversal total de las vías respiratorias en la zona respiratoria (compárese con la fig. 1-4). Debido a ello, la velocidad de avance del aire durante la inspiración disminuye mucho en la región de los bronquíolos respiratorios, y la difusión de los gases pasa a ser el modo principal de ventilación.

Vías respiratorias

- Divididas en una zona de conducción y una zona respiratoria.
- El volumen del espacio muerto anatómico es de unos 150 ml.
- El volumen de la región alveolar es de unos 2,5 l a 3 l.
- El desplazamiento de gases en la región alveolar es fundamentalmente por difusión.

▶ Vasos y flujo sanguíneo

Los vasos sanguíneos pulmonares también constituyen una serie de tubos que se ramifican desde la *arteria pulmonar* a los *capilares* y, de regreso, hacia las *venas pulmonares*. Inicialmente, las arterias, las venas y los bronquios discurren juntos, pero hacia la periferia pulmonar, las venas se alejan para pasar entre los lobulillos, mientras que las arterias y los bronquios viajan juntos hacia los centros de los mismos. Los capilares constituyen un retículo denso en las paredes alveolares (v. fig. 1-6). El diámetro de un segmento capilar es de unos 7 µm a 10 µm, justo lo suficientemente grande para que pase un hematíe. Las longitudes de los segmentos son tan cortas que el denso retículo forma una lámina casi continua de sangre en la pared alveolar, una disposición muy eficaz para el intercambio de gases. Las paredes alveolares casi nunca se enfrentan, como en la figura 1-6. La sección transversal microscópica habitual (fig. 1-7) muestra los hematíes en los capilares, y destaca la enorme exposición de sangre al aire alveolar, interponiéndose sólo la delgada membrana alveolocapilar (compárese con la fig. 1-1).

Debido a la extrema delgadez de la membrana alveolocapilar, los capilares se lesionan con facilidad. Al aumentar la presión en los capilares hasta niveles elevados o al inflar los pulmones a grandes volúmenes, por ejemplo, se puede aumentar el estrés sobre la pared de los capilares hasta el punto de poderse producir cambios estructurales. Se filtra, entonces, plasma desde los capilares, e incluso hematíes, hacia los espacios alveolares.

La arteria pulmonar recibe todo el gasto cardíaco desde el corazón derecho, pero la resistencia del circuito pulmonar es asombrosamente pequeña. Se necesita una presión media en la arteria pulmonar de tan sólo unos 20 cm H₂O (unos 15 mm Hg) para un flujo de 6 l/min (el mismo flujo a través de una paja de refresco necesita 120 cm H₂O).

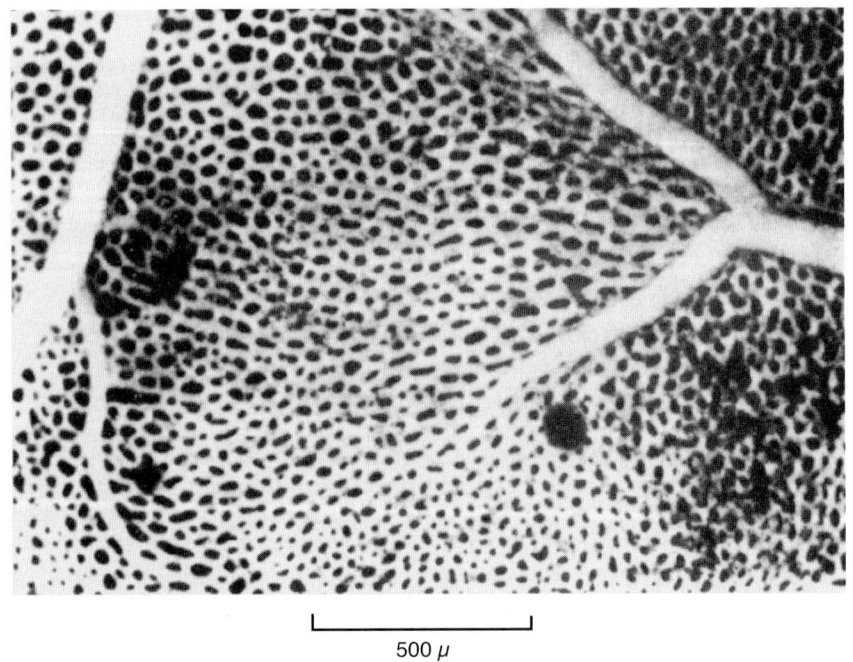

500 µ

Figura 1-6. Imagen de una pared alveolar (en la rana) que muestra el denso retículo de capilares. También puede observarse una arteria pequeña *(izquierda)* y una vena *(derecha)*. Los segmentos capilares individuales son tan cortos que la sangre forma una lámina casi continua.

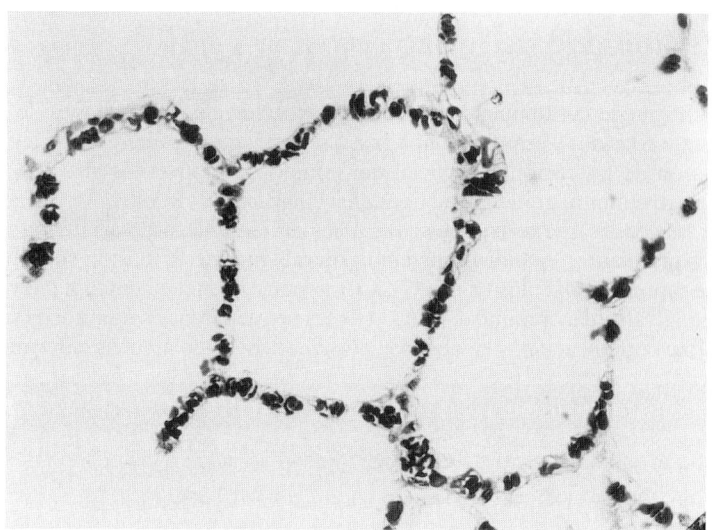

Figura 1-7. Corte microscópico del pulmón de un perro que muestra capilares en las paredes alveolares. La membrana alveolocapilar es tan delgada que no puede identificarse aquí (compárese con la fig. 1-1). Este corte se preparó a partir de un pulmón que se congeló rápidamente mientras se perfundía.

Cada hematíe pasa 0,75 s en el retículo capilar y, durante este tiempo, es probable que atraviese dos o tres alvéolos. Es tan eficaz la anatomía para el intercambio de gases que este corto tiempo es suficiente para completar, prácticamente, el equilibrio del oxígeno y el dióxido de carbono entre el aire alveolar y la sangre capilar.

Los pulmones tienen un sistema sanguíneo adicional, la circulación bronquial, que aporta sangre a las vías respiratorias de conducción hasta aproximadamente los bronquíolos terminales. Parte de esta sangre se aleja de los pulmones a través de las venas pulmonares, y parte entra en la circulación sistémica. El flujo a través de la circulación bronquial es una mera fracción del que discurre por la circulación pulmonar, y los pulmones pueden funcionar bastante bien sin él, por ejemplo, tras un trasplante pulmonar.

Membrana alveolocapilar

- Gran parte de esta área es extremadamente delgada (0,2-0,3 µm).
- Tiene una enorme superficie, de 50-100 m².
- La gran superficie se debe a los, aproximadamente, 500 millones de alvéolos.
- Es tan delgada que los grandes aumentos de la presión capilar pueden lesionar la membrana.

Para concluir esta breve explicación de la anatomía funcional de los pulmones, veremos un par de problemas especiales que el pulmón debe superar.

▶ Estabilidad de los alvéolos

El pulmón puede contemplarse como una colección de 500 millones de burbujas, cada una de ellas de 0,3 mm de diámetro. Esta estructura es inherentemente inestable. A causa de la tensión superficial del líquido que tapiza los alvéolos, aparecen fuerzas relativamente grandes que tienden a colapsar los alvéolos. Afortunadamente, parte de las células que revisten los alvéolos secretan una sustancia denominada *tensioactivo* (surfactante), que disminuye considerablemente la tensión superficial de la capa que tapiza los alvéolos (v. cap. 7). Como consecuencia, aumenta enormemente la estabilidad alveolar, aunque el colapso de las pequeñas vías respiratorias siempre es una posible complicación, y se observa, con frecuencia, en algunas enfermedades.

Vasos sanguíneos

- Todo el gasto cardíaco del corazón derecho se dirige a los pulmones.
- El diámetro de los capilares es de unos 7 μm a 10 μm.
- El grosor de gran parte de las paredes capilares es inferior a 0,3 μm.
- La sangre pasa alrededor de 0,75 s en los capilares.

▶ Eliminación de partículas inhaladas

Con su superficie de 50-100 m^2, los pulmones presentan la mayor superficie del organismo frente a un entorno cada vez más hostil. Se han desarrollado varios mecanismos para enfrentarse a las partículas inhaladas (v. cap. 9). Las partículas grandes se filtran en la nariz. Las partículas de menor tamaño que se depositan en las vías respiratorias de conducción se eliminan mediante una «escalera» mucociliar, que se desplaza y que continuamente barre restos hacia la epiglotis, donde son deglutidos. El moco, segregado por glándulas mucosas y también por células caliciformes de las paredes bronquiales, es impulsado por millones de cilios diminutos, que se mueven rítmicamente en condiciones normales, pero que quedan paralizados por la inhalación de algunos tóxicos.

Los alvéolos carecen de cilios, y las partículas que allí se depositan son englobadas por grandes células itinerantes, denominadas macrófagos. El material extraño se elimina desde los pulmones a través de los linfáticos o el torrente circulatorio. También intervienen en la reacción de defensa frente al material extraño células sanguíneas como los leucocitos.

CONCEPTOS CLAVE

1. La membrana alveolocapilar es extremadamente delgada y presenta una gran superficie, que es ideal para el intercambio de gases por difusión pasiva.
2. Las vías respiratorias de conducción se extienden hasta los bronquíolos terminales, con un volumen total de unos 150 ml. Todo el intercambio de gases se produce en la zona respiratoria, cuyo volumen es de unos 2,5 l a 3 l.

3. El flujo por convección conduce aire inspirado hasta los bronquíolos terminales; más allá de este punto, el desplazamiento de aire es, cada vez más, por difusión en la región alveolar.

4. Los capilares pulmonares ocupan una enorme área de la pared alveolar, y un hematíe pasa alrededor de 0,75 s en ellos.

PREGUNTAS

Elija la mejor respuesta para cada pregunta.

1. En la membrana alveolocapilar del pulmón humano:
   A. La parte más delgada de la membrana tiene un grosor de unos 3 μm.
   B. El área total de la membrana alveolocapilar es de, aproximadamente, 1 m^2.
   C. Alrededor del 10 % del área de la pared alveolar está ocupado por capilares.
   D. Si la presión en los capilares se eleva hasta niveles no fisiológicos, puede lesionarse la membrana alveolocapilar.
   E. El oxígeno atraviesa la membrana alveolocapilar por transporte activo.

2. Cuando el oxígeno se desplaza a través del lado delgado de la membrana alveolocapilar, desde el aire alveolar a la hemoglobina del hematíe, atraviesa las siguientes capas, en orden:
   A. Célula epitelial, agente tensioactivo, intersticio, célula endotelial, plasma, membrana del hematíe.
   B. Agente tensioactivo, célula epitelial, intersticio, célula endotelial, plasma, membrana del hematíe.
   C. Agente tensioactivo, célula endotelial, intersticio, célula epitelial, plasma, membrana del hematíe.
   D. Célula epitelial, intersticio, célula endotelial, plasma, membrana del hematíe.
   E. Agente tensioactivo, célula epitelial, intersticio, célula endotelial, membrana del hematíe.

3. ¿Cuál es la P$_{O_2}$ (en mm Hg) del aire inspirado húmedo de un alpinista en la cumbre del monte Everest (suponga una presión atmosférica de 247 mm Hg)?
   A. 32
   B. 42
   C. 52
   D. 62
   E. 72

4. Acerca de las vías respiratorias del pulmón humano:
   A. El volumen de la zona de conducción es de unos 50 ml.
   B. El volumen del resto del pulmón en situación de reposo es de unos 5 l.
   C. Un bronquíolo respiratorio puede distinguirse de un bronquíolo terminal en que este último tiene alvéolos en sus paredes.
   D. De promedio, hay unas tres ramificaciones de las vías respiratorias de conducción antes de que aparezca el primer alvéolo en sus paredes.
   E. En los conductos alveolares, el modo predominante de flujo aéreo es la difusión, en lugar de la convección.

5. Acerca de los vasos sanguíneos de los pulmones humanos:
   A. Las venas pulmonares forman un patrón de ramificación igual que el de las vías respiratorias
   B. El diámetro promedio de los capilares es de unos 50 μm.
   C. La circulación bronquial tiene, aproximadamente, el mismo flujo sanguíneo que la circulación pulmonar.
   D. De promedio, la sangre pasa 0,75 s en los capilares en situación de reposo.
   E. La presión media de la arteria pulmonar es de unos 100 mm Hg.

Ventilación

CÓMO LLEGA
EL AIRE A
LOS ALVÉOLOS

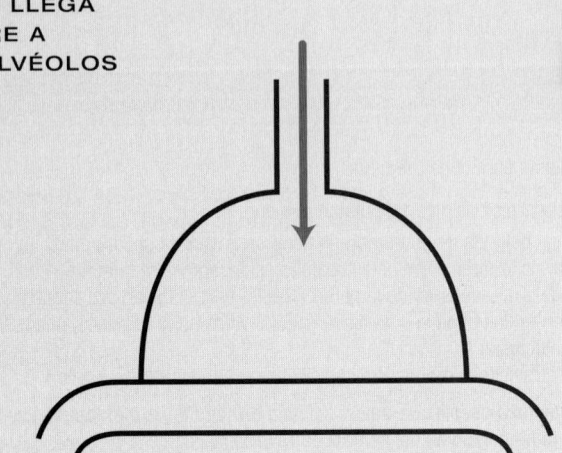

Veremos ahora con más detalle cómo llega el oxígeno a la membrana alveolocapilar por el proceso de ventilación. En primer lugar, revisaremos brevemente los volúmenes pulmonares; a continuación, la ventilación total y la ventilación alveolar, que es la cantidad de aire fresco que llega a los alvéolos. La parte de los pulmones que no participa en el intercambio de gases se comentará en los apartados sobre espacio muerto anatómico y fisiológico. Finalmente, se presentará la distribución desigual de la ventilación causada por la gravedad.

Los tres capítulos siguientes explican cómo el aire inspirado llega a los alvéolos, cómo los gases atraviesan la membrana alveolocapilar y cómo son eliminados de los pulmones a través de la sangre. Estas funciones se llevan a cabo mediante la ventilación, la difusión y el flujo sanguíneo, respectivamente.

La figura 2-1 es un esquema muy simplificado de un pulmón. Los diversos bronquios que constituyen las vías respiratorias de conducción (v. figs. 1-3 y 1-4) se representan ahora con un solo tubo señalado como «espacio muerto anatómico», que conduce a la región pulmonar de intercambio de gases, que está rodeada por la membrana alveolocapilar y la sangre de los capilares pulmonares. Con cada inspiración, entran en el pulmón unos 500 ml de aire *(volumen corriente)*. Obsérvese qué proporción tan pequeña del volumen pulmonar total está representada por el espacio muerto anatómico, y obsérvese también lo pequeño que es el volumen de sangre capilar en comparación con el del aire alveolar (compárese con la fig. 1-7).

▶ Volúmenes pulmonares

Antes de observar el movimiento del aire en el interior de los pulmones, es útil mirar brevemente los volúmenes pulmonares estáticos. Algunos de ellos pueden medirse con un espirómetro (fig. 2-2). Durante la espiración, la campana asciende y el lápiz baja, trazando una gráfica en movimiento. En primer lugar, puede observarse la respiración normal *(volumen corriente)* y, a continuación, el paciente realiza una inspiración máxima, que continúa con una espiración máxima. El volumen exhalado se denomina *capacidad vital*. Sin embargo, tras una espiración máxima, queda algo de aire en los pulmones, que es lo que se denomina *volumen residual*. El volumen de aire que queda en los pulmones tras una espiración normal es la *capacidad residual funcional (FRC)*.

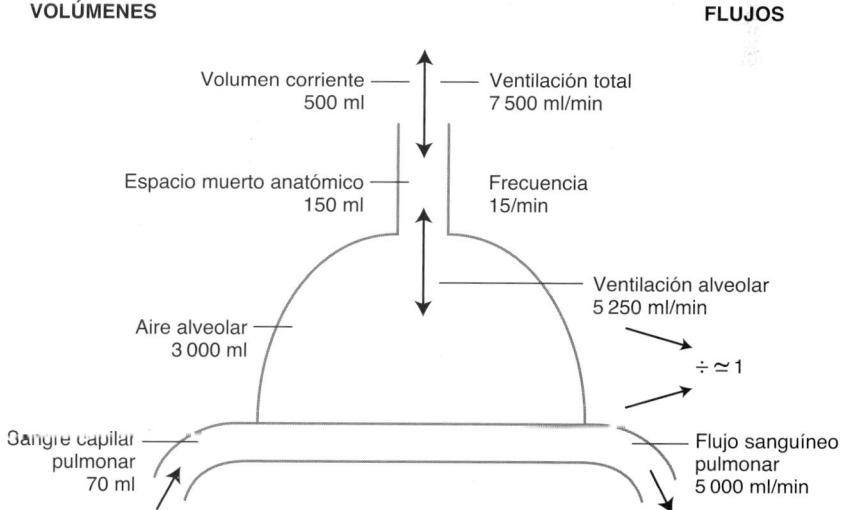

Figura 2-1. Esquema de un pulmón que muestra flujo y volúmenes típicos. Estos valores pueden presentar una variación considerable.

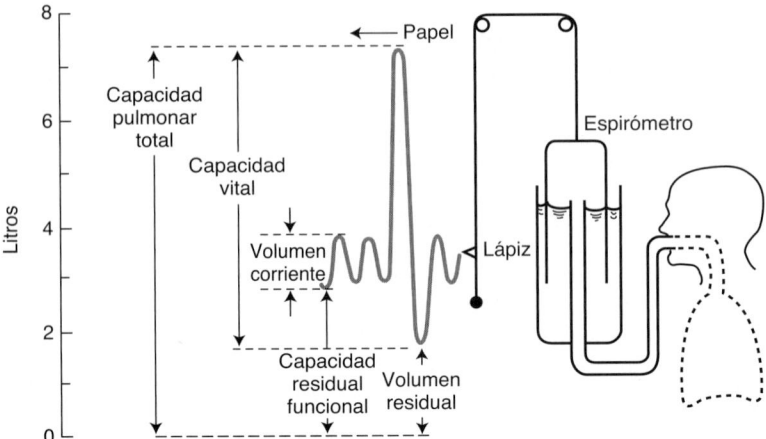

Figura 2-2. Volúmenes pulmonares. Obsérvese que la capacidad pulmonar total, la capacidad residual funcional y el volumen residual no pueden medirse con el espirómetro.

Ni la capacidad residual funcional ni el volumen residual pueden medirse con un espirómetro sencillo, pero sí puede utilizarse una técnica de dilución de gases, como se muestra en la figura 2-3. Se conecta al paciente a un espirómetro que contiene una concentración conocida de helio, que es prácticamente insoluble en la sangre. Tras varias respiraciones, la concentración de helio en el espirómetro y en los pulmones llega a ser la misma.

Dado que no se ha perdido helio, la cantidad de este gas presente antes del equilibrio (concentración por volumen) es:

$$C_1 \times V_1$$

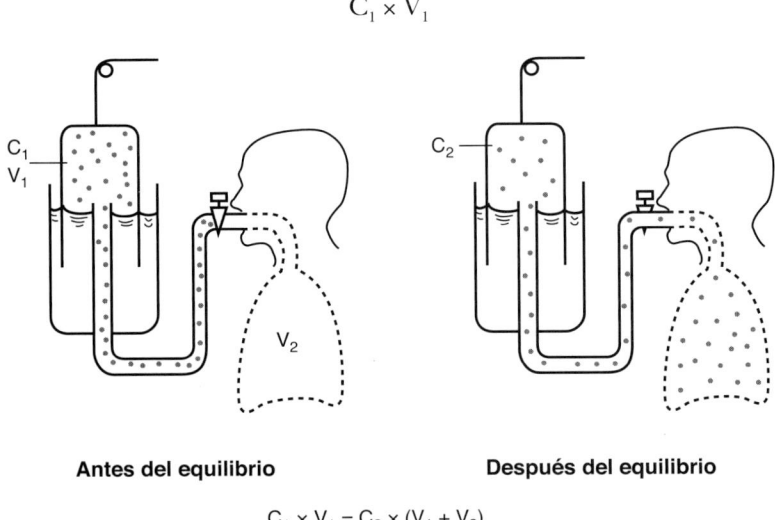

Antes del equilibrio   **Después del equilibrio**

$$C_1 \times V_1 = C_2 \times (V_1 + V_2)$$

Figura 2-3. Medición de la capacidad residual funcional mediante dilución de helio.

e iguala la cantidad tras el equilibrio:

$$C_2 \times (V_1 + V_2)$$

A partir de aquí:

$$V_2 = V_1 \times \frac{C_1 - C_2}{C_2}$$

En la práctica, se añade oxígeno al espirómetro durante el equilibrio, para compensar el consumido por el paciente, y también se absorbe dióxido de carbono.

Otra forma de medir la capacidad residual funcional es con un pletismógrafo corporal (fig. 2-4). Se trata de un gran habitáculo hermético, como una cabina telefónica antigua, en la que el paciente se sienta. Al final de una espiración normal, un obturador cierra la boquilla, y se pide al paciente que realice esfuerzos respiratorios. Cuando el paciente intenta inhalar, expande el aire en sus pulmones; el volumen pulmonar aumenta, y la presión en el habitáculo aumenta porque disminuye su volumen de aire. La ley de Boyle establece que la presión × el volumen es constante (a temperatura constante).

Por lo tanto, si las presiones en el habitáculo antes y después del esfuerzo inspiratorio son P_1 y P_2, respectivamente, V_1 es el volumen preinspiratorio en el habitáculo y ΔV es el cambio del volumen del habitáculo (o pulmón), podemos decir que:

$$P_1 V_1 = P_2 (V_1 - \Delta V)$$

Así, puede obtenerse ΔV.

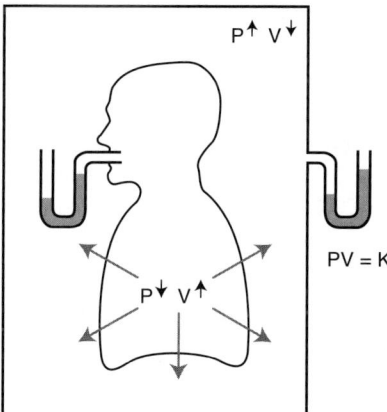

Figura 2-4. Medición de la capacidad residual funcional (FRC) con un pletismógrafo corporal. Cuando el paciente realiza un esfuerzo inspiratorio contra una vía respiratoria cerrada, aumenta ligeramente el volumen de sus pulmones, disminuye la presión en las vías respiratorias y aumenta la presión en el pletismógrafo. El volumen pulmonar se obtiene a partir de la ley de Boyle (v. el texto).

A continuación, se aplica la ley de Boyle al aire del pulmón. Entonces:

$$P_3V_2 = P_4 (V_2 + \Delta V)$$

donde P_3 y P_4 son las presiones en la boca antes y después del esfuerzo inspiratorio, y V_2 es la FRC. Así, puede obtenerse la FRC.

El pletismógrafo corporal mide el volumen total de aire en los pulmones, incluso el que pueda quedar atrapado más allá de vías respiratorias cerradas (en la fig. 7-9, se muestra un ejemplo) y, que por lo tanto, no se comunica con la boca. Por el contrario, el método de dilución de helio sólo mide gas que se comunica, o volumen pulmonar ventilado. En las personas jóvenes y sanas, estos volúmenes son prácticamente iguales, pero en pacientes con neumopatías, el volumen ventilado puede ser considerablemente inferior al volumen total, a causa del aire atrapado más allá de las vías respiratorias obstruidas.

Volúmenes pulmonares

* El volumen corriente y la capacidad vital pueden medirse con un espirómetro sencillo.

* La capacidad pulmonar total, la capacidad residual funcional y el volumen residual necesitan una determinación adicional con el método de dilución de helio o un pletismógrafo corporal.

* El helio se utiliza por su escasa solubilidad en la sangre.

* El uso del pletismógrafo corporal depende de la ley de Boyle, PV = K, a temperatura constante.

▶ Ventilación

Supongamos que el volumen exhalado con cada respiración es de 500 ml (fig. 2-1) y que la frecuencia respiratoria es de 15 resp/min. El volumen total que abandona los pulmones cada minuto será, entonces, 500 × 15 = 7 500 ml/min. Esto es lo que se conoce como *ventilación total*. El volumen de aire que entra en los pulmones es ligeramente superior, porque se capta más oxígeno que el dióxido de carbono que se expulsa.

Sin embargo, no todo el aire que pasa por los labios alcanza el compartimiento aéreo alveolar, que es donde se produce el intercambio de gases. De cada 500 ml inhalados en la figura 2-1, 150 ml permanecen por detrás del espacio muerto anatómico. Así, el volumen de aire fresco que entra en la zona respiratoria cada minuto es de (500 − 150) × 15 o 5 250 ml/min. Es lo que se denomina *ventilación alveolar*, y tiene una importancia clave porque representa la cantidad de aire fresco inspirado que está disponible para el intercambio de gases (estrictamente, la ventilación alveolar también se mide en espiración, aunque el volumen es casi el mismo).

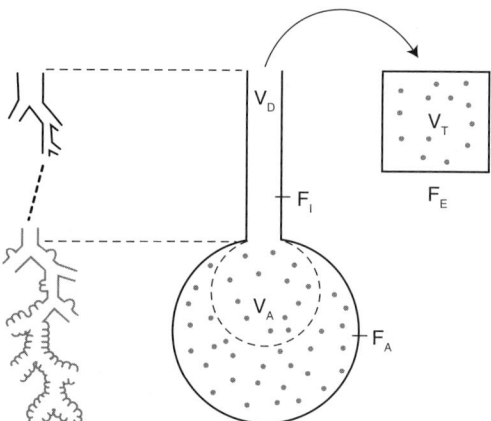

Figura 2-5. El volumen corriente (V_T) es una mezcla de aire del espacio muerto anatómico (V_D) y una contribución del aire alveolar (V_A). Las concentraciones de CO_2 se muestran por medio de puntos. F, concentración fraccional; I, inspirado; E, espirado. Compárese con la figura 1-4.

La ventilación total puede medirse fácilmente haciendo que el paciente respire a través de una caja de distribución que separa el aire inspirado del espirado, y recogiendo todo el aire espirado en una bolsa. La ventilación alveolar es más difícil de determinar. Un modo consiste en medir el volumen del espacio muerto anatómico (v. más adelante) y calcular la ventilación del espacio muerto (volumen × frecuencia respiratoria). Esto se resta luego de la ventilación total.

Se puede resumir todo convenientemente con símbolos (fig. 2-5). Usando V para indicar volumen, y los subíndices T, D y A para indicar corriente (tidal), espacio muerto (*dead space*) y alveolar, respectivamente:

$$V_T = V_D + V_A{}^1$$

por lo tanto,

$$V_T \cdot n = V_D \cdot n + V_A \cdot n$$

donde n es la frecuencia respiratoria.

Por lo tanto,

$$\dot{V}_E = \dot{V}_D - \dot{V}_A$$

donde $\dot{V}$ indica volumen por unidad de tiempo, $\dot{V}_E$ es la ventilación total espirada, y $\dot{V}_D$ y $\dot{V}_A$ son el espacio muerto y la ventilación alveolar, respectivamente (en el apéndice A, se presenta un resumen de símbolos).

Así pues,

$$\dot{V}_A = \dot{V}_E - \dot{V}_D$$

---

[1] Obsérvese que V_A aquí significa volumen de aire alveolar en el volumen corriente y no volumen de aire alveolar total en los pulmones.

Una dificultad que presenta este método es que no es fácil medir el espacio muerto anatómico, aunque puede suponerse, con escaso error, un valor para él. Obsérvese que la ventilación alveolar puede aumentar si se eleva el volumen corriente o la frecuencia respiratoria (o ambos). Habitualmente, es más eficaz el aumento del volumen corriente, porque disminuye la proporción de cada respiración ocupada por el espacio muerto anatómico.

Otro modo de medir la ventilación alveolar en personas sanas es a partir de la concentración de CO_2 en el aire espirado (fig. 2-5). Como no se produce intercambio alguno de gases en el espacio muerto anatómico, no existe aquí CO_2 al final de la inspiración (se puede despreciar la pequeña cantidad de CO_2 en el aire). Así, como todo el CO_2 espirado procede del aire alveolar,

$$\dot{V}_{CO_2} = \dot{V}_A \times \frac{\%\,CO_2}{100}$$

El cociente $\%\,CO_2/100$ se denomina, con frecuencia, fracción de CO_2, y se representa por F_{CO_2}.

Por lo tanto,

$$\dot{V}_{CO_2} = \dot{V}_A \times F_{CO_2}$$

y reordenando,

$$\dot{V}_A = \frac{\dot{V}_{CO_2}}{F_{CO_2}}$$

Así, la ventilación alveolar puede obtenerse dividiendo la salida de CO_2 por la fracción alveolar de este gas.

Obsérvese que la presión parcial de CO_2 (indicada por P_{CO_2}) es proporcional a la fracción del gas en los alvéolos, o $P_{CO_2} = F_{CO_2} \times K$, donde K es una constante.

Por lo tanto,

$$\dot{V}_A = \frac{\dot{V}_{CO_2}}{P_{CO_2}} \times K$$

Es lo que se denomina ecuación de la ventilación alveolar.

Como en las personas sanas la P_{CO_2} del aire alveolar y la sangre arterial son, prácticamente, idénticas, puede usarse la P_{CO_2} arterial para determinar la ventilación alveolar. La relación entre ventilación alveolar y P_{CO_2} tiene una vital importancia. Si se divide por dos la ventilación alveolar (y la producción de CO_2 permanece invariable), por ejemplo, la P_{CO_2} alveolar y arterial se duplicará.

▶ Espacio muerto anatómico

Es el volumen de las vías respiratorias de conducción (v. figs. 1-3 y 1-4). El valor normal es de unos 150 ml, y aumenta con inspiraciones grandes a causa de la tracción o el empuje que el parénquima pulmonar circundante ejerce sobre los bronquios. El espacio muerto depende también del tamaño y la postura de la persona.

El volumen del espacio muerto anatómico puede medirse por el *método de Fowler*. El paciente respira a través de una caja de distribución, y el tubo para muestras de un analizador rápido de nitrógeno obtiene continuamente muestras del aire en los labios (v. fig. 2-6A). Tras una inspiración de O_2 al 100 %, la concentración de N_2 aumenta a medida que el aire del espacio muerto es lavado cada vez más por aire alveolar. Finalmente, se observa una concentración del gas casi uniforme, que representa gas alveolar puro. Esta fase se denomina a menudo «meseta» alveolar, aunque en las personas sanas no es muy aplanada, y en los pacientes con neumopatías puede elevarse de forma empinada. También se registra el volumen espirado.

El espacio muerto se obtiene representando la concentración de N_2 frente al volumen espirado y trazando una línea vertical, de modo que el área A es igual al área B en la figura 2-6B. El espacio muerto es el volumen espirado hasta la línea vertical. En efecto, este método mide el volumen de las vías respiratorias de conducción hacia el punto medio de la transición desde el espacio muerto al aire alveolar.

► Espacio muerto fisiológico

Otra forma de medir el espacio muerto es el *método de Bohr*. La figura 2-5 muestra que todo el CO_2 espirado procede del aire alveolar, y nada del espacio muerto. Podemos, por lo tanto, escribir:

$$V_T \cdot F_E = V_A \cdot F_A$$

Ahora,

$$V_T = V_A + V_D$$

Por tanto,

$$V_A = V_T - V_D$$

sustituyendo:

$$V_T \cdot F_E = (V_T - V_D) \cdot F_A$$

de donde:

$$\frac{V_D}{V_T} = \frac{P_{A_{CO_2}} - P_{E_{CO_2}}}{P_{A_{CO_2}}} \text{ (ecuación de Bohr)}$$

donde A y E se refieren al espirado alveolar y mixto, respectivamente (v. apéndice A). El cociente normal entre espacio muerto y volumen corriente se encuen-

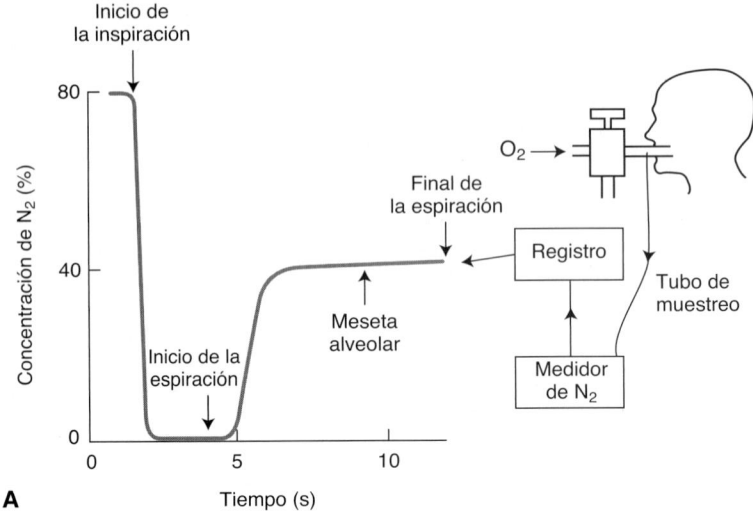

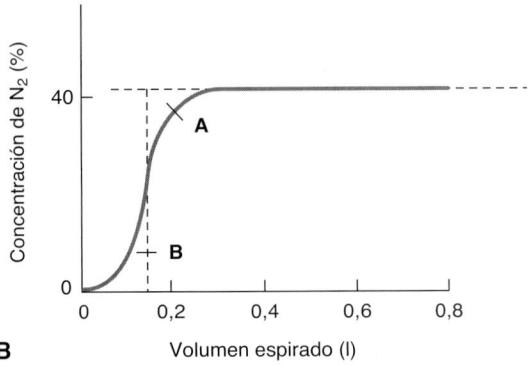

Figura 2-6. Método de Fowler para medir el espacio muerto anatómico con un analizador rápido de N_2. **A)** Muestra que, tras una inspiración de prueba con O_2 al 100 %, la concentración de N_2 aumenta durante la espiración hasta casi un nivel «meseta», que representa aire alveolar puro. **B)** La concentración de N_2 se representa frente al volumen espirado, y el espacio muerto es el volumen hasta la *línea vertical discontinua*, que hace que las áreas *A* y *B* sean iguales.

tra entre 0,2 y 0,35 durante la respiración en reposo. En las personas sanas, la P_{CO_2} del aire alveolar y la de la sangre arterial son, prácticamente, idénticas, de modo que, con frecuencia, la ecuación se escribe:

$$\frac{V_D}{V_T} = \frac{Pa_{CO_2} - P_{E_{CO_2}}}{Pa_{CO_2}}$$

Debe señalarse que los métodos de Fowler y de Bohr miden cosas algo diferentes. El método de Fowler mide el volumen de las vías respiratorias de conducción hacia el nivel en que se produce la dilución rápida del aire inspirado con aire que ya había en los pulmones. Este volumen se determina por la geometría de las vías respiratorias que se expanden rápidamente (v. fig. 1-5) y, como refleja la morfología de los pulmones, se denomina *espacio muerto anatómico*. El método de Bohr mide el volumen pulmonar que no elimina CO_2. Dado que es una medida funcional, el volumen se denomina *espacio muerto fisiológico*. En las personas sanas, los volúmenes son casi iguales. Sin embargo, en pacientes con neumopatías, el espacio muerto fisiológico puede ser considerablemente mayor por el desequilibrio entre flujo sanguíneo y ventilación en los pulmones (v. cap. 5).

Ventilación

- La ventilación total es el volumen corriente multiplicado por la frecuencia respiratoria.
- La ventilación alveolar es la cantidad de aire fresco que llega a los alvéolos, o $(V_T - V_D) \times n$.
- El espacio muerto anatómico es el volumen de las vías respiratorias de conducción, unos 150 ml.
- El espacio muerto fisiológico es el volumen de aire que no elimina CO_2.
- Los dos espacios muertos son casi iguales en las personas sanas, pero el espacio muerto fisiológico está aumentado en muchas neumopatías.

▶ Diferencias regionales de ventilación

Hasta ahora, hemos supuesto que todas las regiones del pulmón normal tienen la misma ventilación. Sin embargo, se ha demostrado que las regiones pulmonares inferiores ventilan mejor que las zonas superiores, lo que se puede mostrar si una persona inhala xenón radioactivo (fig. 2-7). Cuando el xenón-133 entra en el campo contador, su radiación penetra la pared torácica, y puede ser registrado por un banco de contadores o una cámara de radiación. De este modo, puede determinarse el volumen del xenón inhalado que se dirige a varias regiones.

La figura 2-7 muestra los resultados obtenidos en una serie de voluntarios sanos tras usar este método. Puede observarse que la ventilación por unidad de volumen es máxima junto a la base pulmonar, y que disminuye progresivamente hacia el vértice. Otras determinaciones muestran que, cuando la persona se encuentra en decúbito supino, la diferencia desaparece, y las ventilaciones apical y basal se igualan. No obstante, en esa posición, la ventilación de la parte pulmonar más posterior supera a la de la parte anterior, más superior. De nuevo, en decúbito lateral (la persona tumbada sobre uno de sus lados), la parte pulmonar más declive se ventila mejor. En el capítulo 7 se comenta la causa de estas diferencias regionales.

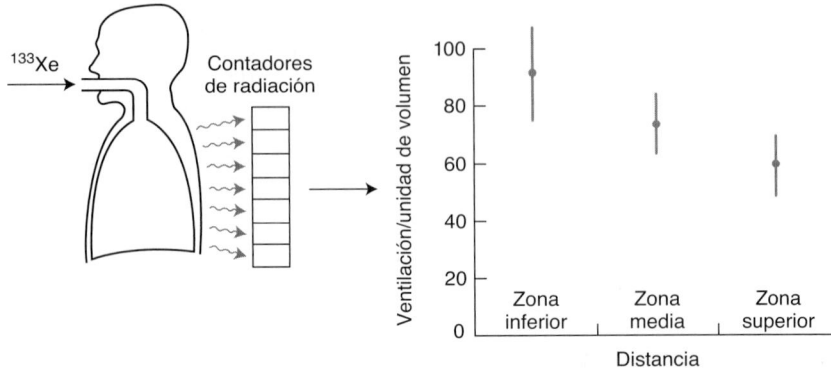

Figura 2-7. Medición de diferencias regionales de ventilación con xenón radioactivo. Cuando se inhala el gas, su radiación puede detectarse con contadores situados fuera del tórax. Obsérvese que la ventilación disminuye desde las regiones pulmonares inferiores a las superiores.

CONCEPTOS CLAVE

1. Los volúmenes pulmonares que no pueden medirse con un espirómetro sencillo son la capacidad pulmonar total, la capacidad residual funcional y el volumen residual, que sí pueden determinarse mediante el método de dilución de helio o con un pletismógrafo corporal.
2. La ventilación alveolar es el volumen de aire fresco (no del espacio muerto) que entra en la zona respiratoria por minuto. Puede determinarse a partir de la ecuación de la ventilación alveolar, es decir, la producción de CO_2 dividida por la fracción de CO_2 en el aire espirado.
3. La concentración de CO_2 (y, por lo tanto, su presión parcial) en el aire alveolar y en la sangre arterial es inversamente proporcional a la ventilación alveolar.
4. El espacio muerto anatómico es el volumen de las vías respiratorias de conducción, y puede medirse a partir de la concentración de nitrógeno tras una sola inspiración de oxígeno.
5. El espacio muerto fisiológico es el volumen pulmonar que no elimina CO_2. Se mide por el método de Bohr utilizando CO_2 arterial espirado.
6. Las regiones pulmonares inferiores ventilan mejor que las superiores, a causa de los efectos de la gravedad sobre el pulmón.

PREGUNTAS

Elija la mejor respuesta para cada pregunta.

1. La única variable de la siguiente enumeración que no puede medirse con un espirómetro sencillo y un cronómetro es:
   A. Volumen corriente.
   B. Capacidad residual funcional.
   C. Capacidad vital.
   D. Ventilación total.
   E. Frecuencia respiratoria.

2. En el ácino pulmonar:

   A. Menos del 90 % de la captación pulmonar de oxígeno se produce en los ácinos.
   B. El porcentaje de cambio de volumen de los ácinos durante la inspiración es menor que el de todo el pulmón.
   C. El volumen de los ácinos es menos del 90 % del volumen pulmonar total con FRC.
   D. A cada ácino llega un bronquíolo terminal.
   E. La ventilación de los ácinos en la base pulmonar a FRC en una persona erecta es menor que la de los ácinos del vértice.

3. En una determinación de la FRC mediante dilución de helio, las concentraciones inicial y final de helio fueron del 10 % y del 6 %, y el volumen del espirómetro se mantuvo a 5 l. ¿Cuál era el volumen de la FRC en litros?

   A. 2,5
   B. 3,0
   C. 3,3
   D. 3,8
   E. 5,0

4. Un paciente se sienta en un pletismógrafo corporal y realiza un esfuerzo espiratorio contra su glotis cerrada. ¿Qué sucede con la presión siguiente en las vías respiratorias, el volumen pulmonar, la presión en el pletismógrafo y el volumen en el pletismógrafo?

	P. en vías resp.	Volumen pulm.	P. pletismógrafo	V. pletismógrafo
A.	↓	↑	↑	↓
B.	↓	↑	↓	↑
C.	↑	↓	↑	↓
D.	↑	↓	↓	↑
E.	↑	↑	↓	↓

5. Si la producción de CO_2 permanece constante y la ventilación alveolar se triplica, ¿qué porcentaje representará la P_{CO_2} alveolar que se alcanza tras una situación de equilibrio con respecto a su valor anterior?

   A. 25
   B. 33
   C. 50
   D. 100
   E. 300

6. En una determinación del espacio muerto fisiológico usando el método de Bohr, la P_{CO_2} alveolar y la P_{CO_2} espirada mixta eran de 40 y 30 mm Hg, respectivamente. ¿Cuál era el cociente entre espacio muerto y volumen corriente?

   A. 0,20
   B. 0,25
   C. 0,30
   D. 0,35
   E. 0,40

Difusión

▶ CÓMO EL AIRE
ATRAVIESA
LA MEMBRANA
ALVEOLOCAPILAR

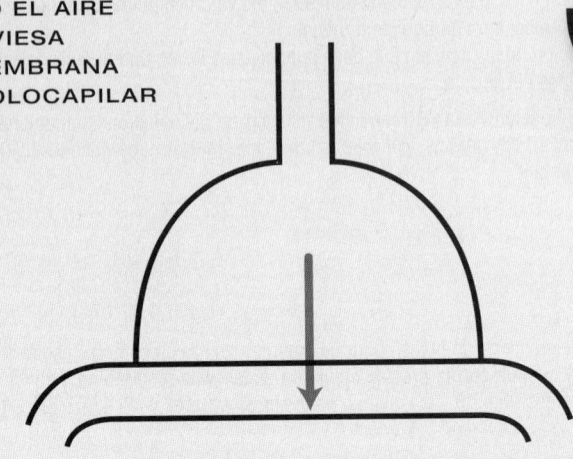

Consideraremos ahora cómo se desplazan los gases a través de la membrana alveolocapilar por difusión. Primero, se presentarán las leyes básicas de la difusión y, a continuación, se distinguirá entre gases limitados por difusión y gases limitados por perfusión. Se analiza después la captación de oxígeno a lo largo de los capilares, y se ofrece una sección sobre la determinación de la capacidad de difusión usando monóxido de carbono. La velocidad limitada de reacción del oxígeno con la hemoglobina se expone junto con la difusión. Finalmente, se hará una breve referencia a la interpretación de las determinaciones de la capacidad de difusión, y las posibles limitaciones de la difusión del dióxido de carbono.

En el capitulo anterior, observamos como el aire se desplaza de la atmosfera a los alvéolos, o en dirección contraria. Ahora, vamos a explicar la transferencia de gases a través de la membrana alveolocapilar, proceso que se produce por *difusión*. Hace tan solo 70 años, algunos fisiólogos creían que el pulmón liberaba oxígeno al interior de los capilares, es decir, que el oxígeno se desplazaba desde una región de menor presión parcial a una de mayor presión parcial. Se creía que un proceso como este se producía en la vejiga natatoria de los peces, y que necesitaba energía. Sin embargo, determinaciones más precisas demostraron que no es esto lo que sucede en los pulmones, y que todos los gases se desplazan a través de la pared alveolar por difusión pasiva.

▶ Leyes de la difusión

La ley de Fick describe la difusión a través de los tejidos (fig. 3-1). Esta ley establece que el índice de transferencia de un gas a través de una capa de tejido es proporcional a la superficie tisular y a la diferencia de presión parcial del gas entre los dos lados, e inversamente proporcional al grosor del tejido. Como ya hemos visto, la superficie de la membrana alveolocapilar en los pulmones es enorme (50 m^2 a 100 m^2), y el grosor es sólo de 0,3 μm en muchos puntos (v. fig. 1-1), de modo que las dimensiones de esta membrana son ideales para la difusión. Además, el índice de transferencia es proporcional a una constante de difusión, que depende de las propiedades del tejido y del gas concreto. La constante es proporcional a la solubilidad del gas, e inversamente proporcional a la raíz cuadrada del peso molecular (fig. 3-1). Esto significa que el CO_2 difunde unas 20 veces más rápidamente que el O_2 a través de láminas titulares, porque su solubilidad es mucho mayor, pero su peso molecular no es muy diferente.

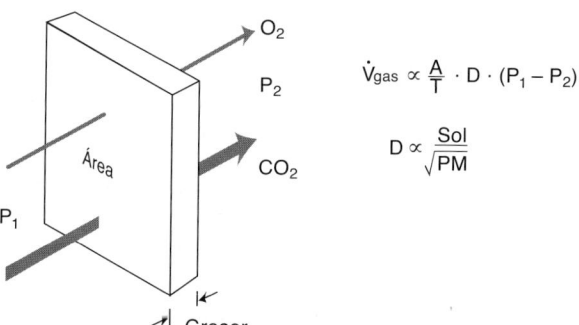

$$\dot{V}_{gas} \propto \frac{A}{T} \cdot D \cdot (P_1 - P_2)$$

$$D \propto \frac{Sol}{\sqrt{PM}}$$

Figura 3-1. Difusión a través de una lámina tisular. La cantidad de gas transferida es proporcional al área (A), una constante de difusión (D) y la diferencia de presión parcial (P$_1$ – P$_2$), e inversamente proporcional al grosor (T). La constante es proporcional a la solubilidad (Sol) del gas, pero inversamente proporcional a la raíz cuadrada de su peso molecular (PM).

Ley de Fick de la difusión

- La velocidad de difusión de un gas a través de una lámina tisular es proporcional al área, pero inversamente proporcional al grosor.
- La velocidad de difusión es proporcional a la diferencia de presión parcial.
- La velocidad de difusión es proporcional a la solubilidad del gas en el tejido, pero inversamente proporcional a la raíz cuadrada del peso molecular.

▶ Limitaciones de la difusión y la perfusión

Supongamos que un hematíe entra en un capilar pulmonar de un alvéolo que contiene un gas extraño, como monóxido de carbono u óxido nitroso. ¿Con qué rapidez aumentará la presión parcial en la sangre? La figura 3-2 muestra el tiempo en el que el hematíe se desplaza a través del capilar, un proceso que dura unos 0,75 s. Observemos, en primer lugar, el monóxido de carbono. Cuando el hematíe entra en el capilar, el monóxido de carbono se desplaza rápidamente a

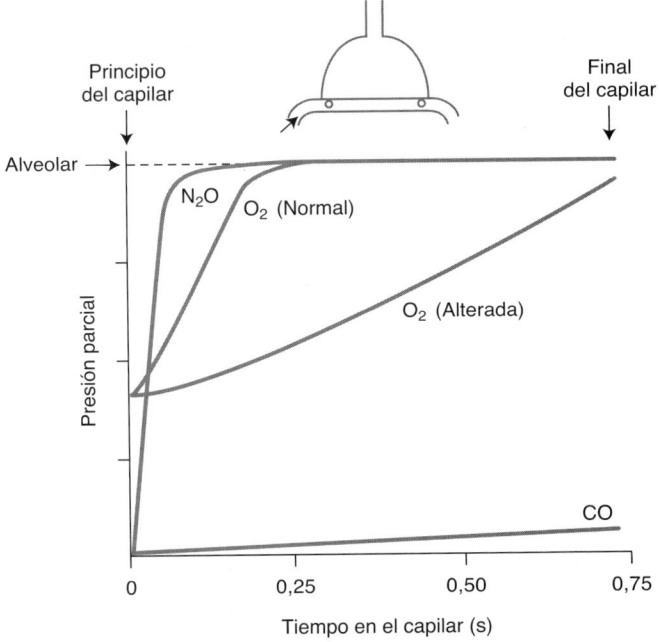

Figura 3-2. Captación de monóxido de carbono, óxido nitroso y O_2 a lo largo del capilar pulmonar. Obsérvese que la presión parcial en sangre del óxido nitroso alcanza prácticamente la del aire alveolar muy al principio del capilar, de forma que la transferencia de este gas está limitada por la perfusión. Por el contrario, la presión parcial del monóxido de carbono en la sangre casi no varía, por lo que su transferencia está limitada por la difusión. La transferencia de O_2 puede estar limitada por perfusión o limitada, en parte, por la difusión, dependiendo de las situaciones.

través de la membrana alveolocapilar, extremadamente delgada, desde el aire alveolar a la célula. Debido a ello, aumenta el contenido de monóxido de carbono en la célula. Sin embargo, a causa del fuerte enlace que se forma entre el monóxido de carbono y la hemoglobina en el interior de la célula, ésta puede captar una gran cantidad de monóxido de carbono sin que prácticamente aumente la presión parcial. Así, cuando la célula se desplaza a través del capilar, la presión parcial de monóxido de carbono en la sangre apenas varía, por lo que no se produce un apreciable cambio de presión, y el gas sigue desplazándose rápidamente a través de la membrana alveolocapilar. Está claro, por lo tanto, que la cantidad de monóxido de carbono que llega a la sangre está limitada por propiedades de difusión de la membrana alveolocapilar y no por la cantidad de sangre disponible[1]. Se dice, por tanto, que la transferencia de monóxido de carbono no está *limitada por la difusión*.

Contrasta el curso cronológico del óxido nitroso. Cuando este gas se desplaza, a través de la pared alveolar, a la sangre, no se produce combinación alguna con la hemoglobina. Debido a ello, la sangre no tiene en absoluto por el óxido nitroso la avidez que tiene por el monóxido de carbono, y la presión parcial aumenta rápidamente. En realidad, la figura 3-2 muestra que la presión parcial del óxido nitroso en la sangre ha alcanzado, prácticamente, la del aire alveolar cuando el hematíe ha recorrido sólo una décima parte del camino a lo largo del capilar. A partir de este punto, ya no se transfiere casi óxido nitroso. Así, la cantidad de este gas captada por la sangre depende totalmente de la cantidad de flujo sanguíneo disponible, y no de las propiedades de difusión de la membrana alveolocapilar. La transferencia de óxido nitroso está, por lo tanto, *limitada por la perfusión*.

¿Y qué sucede con el O_2? Su curso cronológico se encuentra entre el del monóxido de carbono y el del óxido nitroso. El O_2 se combina con la hemoglobina (a diferencia del óxido nitroso), pero no con la avidez con que lo hace el monóxido de carbono. En otras palabras, el aumento de la presión parcial cuando el O_2 entra en un hematíe es mucho mayor que el que se produce con el mismo número de moléculas de monóxido de carbono. La figura 3-2 muestra que la Po_2 del hematíe cuando entra en el capilar es ya de unas cuatro décimas del valor alveolar, a causa del O_2 de la sangre venosa mixta. En condiciones típicas de reposo, la Po_2 capilar prácticamente alcanza la del aire alveolar cuando el hematíe lleva, aproximadamente, una tercera parte del camino a lo largo del capilar. En estas condiciones, la transferencia de O_2 está limitada por la perfusión, como con el óxido nitroso. Sin embargo, en algunas circunstancias anómalas en que las propiedades de difusión pulmonares están alteradas, por ejemplo, a causa del engrosamiento de la membrana alveolocapilar, la Po_2 de la sangre no alcanza el valor alveolar al final del capilar, y existe aquí también una cierta limitación de la difusión.

Un análisis más detallado muestra que el hecho de que un gas esté o no limitado por la difusión depende esencialmente de su solubilidad en la membrana alveolocapilar, en comparación con su «solubilidad» en la sangre (realmente, la pendiente de la curva de disociación; cap. 6). Para un gas como el monóxido de carbono, son muy diferentes, mientras que para un gas como el óxido nitroso, son iguales. Como analogía, pensemos en la velocidad con que unas ovejas pueden entrar en un campo a través de una entrada. Si la entrada es estrecha, pero el

---

[1]Esta descripción introductoria sobre la transferencia de monóxido de carbono no es completamente exacta debido al índice de reacción del monóxido de carbono con la hemoglobina (v. más adelante).

campo es grande, la cantidad de ovejas que pueden entrar en un tiempo determinado está limitada por el tamaño de la entrada. Sin embargo, si tanto la entrada como el campo son pequeños (o ambos son grandes), el número de ovejas está limitado por el tamaño del campo.

► Captación de oxígeno a lo largo del capilar pulmonar

Observemos ahora con más detalle la captación de O_2 por la sangre al desplazarse a través de un capilar pulmonar. La figura 3-3A muestra que la P_{O_2} de un hematíe que entra en el capilar es, normalmente, de unos 40 mm Hg. A través de la membrana alveolocapilar, un camino de sólo 0,3 μm, la P_{O_2} alveolar es de 100 mm Hg.

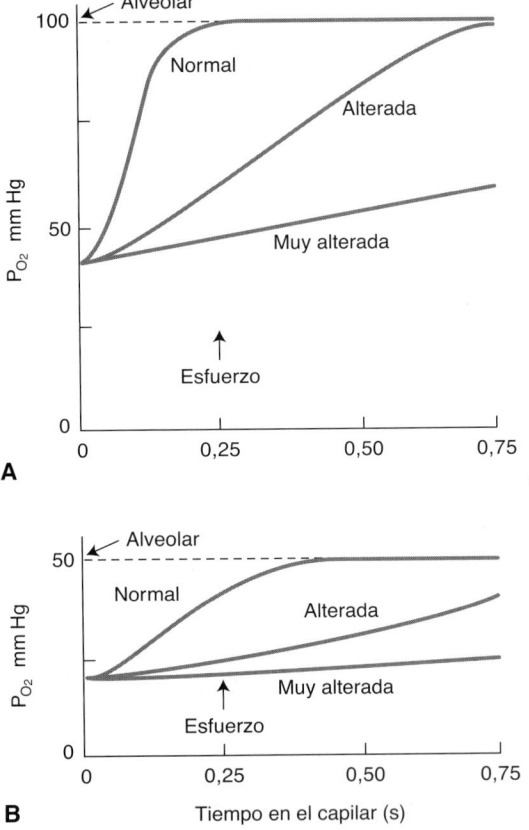

Figura 3-3. Curso temporal del oxígeno en el capilar pulmonar cuando la difusión es normal y cuando está alterada (p. ej., a causa del engrosamiento de la membrana alveolocapilar por una enfermedad). **A)** Muestra el curso cronológico cuando la P_{O_2} alveolar es normal. **B)** Muestra una oxigenación más lenta cuando la P_{O_2} alveolar es anormalmente baja. Obsérvese que en ambos casos el esfuerzo intenso disminuye el tiempo disponible para la oxigenación.

El oxígeno fluye a favor de este gran gradiente de presión, y la P_{O_2} del hematíe aumenta rápidamente; en realidad, como ya se ha visto, casi alcanza la P_{O_2} del aire alveolar en el momento en que el hematíe sólo ha recorrido un tercio de su camino a lo largo del capilar. Así, en circunstancias normales, la diferencia de P_{O_2} entre el aire alveolar y la sangre al final del capilar es inmensurablemente pequeña (una mera fracción de 1 mm Hg). En otras palabras, las reservas de difusión de los pulmones sanos son enormes.

Con un esfuerzo intenso, el flujo sanguíneo pulmonar aumenta notablemente, y el tiempo que normalmente pasa el hematíe en el capilar (alrededor de 0,75 s) puede disminuir hasta tan sólo la tercera parte. Por lo tanto, el tiempo disponible para la oxigenación es menor, aunque en personas sanas que respiran aire no suele producirse aún una disminución mensurable en la P_{O_2} al final del capilar. Sin embargo, si la membrana alveolocapilar está muy engrosada por alguna causa patológica, de modo que se impida la difusión del oxígeno, el índice de aumento de la P_{O_2} en los hematíes es correspondientemente lento, y la P_{O_2} puede no alcanzar la del aire alveolar antes del tiempo disponible para la oxigenación en el capilar. En este caso, puede producirse una diferencia mensurable entre la P_{O_2} del aire alveolar y la de la sangre al final de los capilares.

Otro modo de subrayar las propiedades de difusión de los pulmones es disminuir la P_{O_2} alveolar (fig. 3-3B). Supongamos que se ha disminuido a 50 mm Hg, porque la persona ha ascendido a una gran altitud o porque ha inhalado una mezcla con escaso O_2. Ahora, aunque la P_{O_2} en el hematíe al principio del capilar puede ser sólo de unos 20 mm Hg, la diferencia de presión parcial responsable de conducir el O_2 a través de la membrana alveolocapilar ha disminuido desde 60 mm Hg (fig. 3-3A) a sólo 30 mm Hg. El O_2 atraviesa, por tanto, más lentamente. Además, la velocidad del aumento de la P_{O_2} para un determinado aumento de la concentración de O_2 en la sangre es menor de la que era, a causa de la escarpada pendiente de la curva de disociación para el O_2 cuando la P_{O_2} es baja (cap. 6). Por ambas razones, por lo tanto, el aumento de la P_{O_2} a lo largo del capilar es relativamente lento, y es más probable que no se pueda alcanzar la P_{O_2} alveolar. Así, el esfuerzo intenso a una gran altitud es una de las pocas situaciones en las que puede demostrarse, de modo convincente, la alteración de la difusión de la transferencia de O_2 en personas sanas. De modo análogo, será más probable que los pacientes con un engrosamiento de la membrana alveolocapilar muestren signos de alteración de la difusión si respiran una mezcla con escaso oxígeno, especialmente si también realizan esfuerzos.

Difusión del oxígeno a través de la membrana alveolocapilar

- En situación de reposo, la P_{O_2} de la sangre prácticamente alcanza la del aire alveolar tras un tiempo de, aproximadamente, un tercio del que pasa en el capilar.
- La sangre circula sólo alrededor de 0,75 s en el capilar en reposo.
- Con el esfuerzo, el tiempo disminuye a, quizá, 0,25 s.
- El proceso de difusión se altera por el esfuerzo, la hipoxia alveolar y el engrosamiento de la membrana alveolocapilar.

► Medición de la capacidad de difusión

Hemos visto que la transferencia de oxígeno a los capilares pulmonares está normalmente limitada por la cantidad de flujo sanguíneo disponible, aunque, en algunas circunstancias, también se produce una limitación por la difusión (fig. 3-2). Por el contrario, la transferencia de monóxido de carbono únicamente está limitada por la difusión y, por lo tanto, es el gas de elección para medir las propiedades de difusión de los pulmones. Antes se utilizó el O_2 en condiciones hipóxicas (fig. 3-3B), pero es una técnica que ya no se usa.

Las leyes de la difusión (fig. 3-1) establecen que la cantidad de gas transferido a través de una lámina de tejido es proporcional al área, a una constante de difusión y a la diferencia de presión parcial, e inversamente proporcional al grosor, o:

$$\dot{V}_{gas} = \frac{A}{T} \cdot D \cdot (P_1 - P_2)$$

En una estructura compleja como la membrana alveolocapilar del pulmón, no es posible medir el área ni el grosor durante la vida. En su lugar, la ecuación se reescribe:

$$\dot{V}_{gas} = D_L \cdot (P_1 - P_2)$$

donde D_L es la *capacidad de difusión del pulmón*, y comprende el área, el grosor y las propiedades de difusión de la lámina de tejido y del gas en cuestión. Así, la capacidad de difusión para el monóxido de carbono viene dada por:

$$D_L = \frac{\dot{V}_{CO}}{P_1 - P_2}$$

donde P_1 y P_2 son las presiones parciales del aire alveolar y de la sangre capilar, respectivamente. Como ya se ha visto (fig. 3-2), la presión parcial del monóxido de carbono en la sangre capilar es extremadamente pequeña y, generalmente, puede despreciarse.

Así:

$$D_L = \frac{\dot{V}_{CO}}{P_{A_{CO}}}$$

o, en otras palabras, la capacidad de difusión del pulmón para el monóxido de carbono es el volumen de monóxido de carbono transferido en mililitros por minuto por mm Hg de presión parcial alveolar.

Medición de la capacidad de difusión

- Se usa el monóxido de carbono porque la captación de este gas está limitada por la difusión.
- La capacidad de difusión normal es de unos 25 ml/min/mm Hg.
- La capacidad de difusión aumenta con el esfuerzo.

Una prueba usada frecuentemente es el *método de respiración única*, en el que se realiza una sola inspiración de una mezcla diluida de monóxido de carbono, y se calcula la velocidad de desaparición del monóxido de carbono del aire alveolar durante 10 s de contención de la respiración. Suele realizarse midiendo las concentraciones inspirada y espirada del monóxido de carbono con un analizador de infrarrojos. La concentración alveolar del monóxido de carbono no es constante durante el período de contención de la respiración, pero puede tenerse en cuenta. También se añade helio al aire inspirado para proporcionar una medida del volumen pulmonar por dilución.

El valor normal de la capacidad de difusión para el monóxido de carbono en reposo es de unos 25 ml/min/mm Hg, que se duplica o triplica con el esfuerzo, debido al reclutamiento y distensión de capilares pulmonares (cap. 4).

▶ Índices de reacción con la hemoglobina

Hasta ahora, hemos supuesto que toda la resistencia al desplazamiento del O_2 y del CO reside en la barrera que existe entre la sangre y el aire. Sin embargo, la figura 1-1 muestra que la longitud del camino desde la pared alveolar hasta el centro de un hematíe supera la de la propia pared, de forma que parte de la resistencia a la difusión se localiza dentro del capilar. Además, hay otro tipo de resistencia a la transferencia del gas que se comenta, más convenientemente, con la difusión, es decir, la resistencia causada por el índice finito de reacción del O_2 o el CO con la hemoglobina del interior del hematíe.

Cuando se añade O_2 (o CO) a la sangre, su combinación con la hemoglobina es bastante rápida, completándose casi en 0,2 s. Sin embargo, la oxigenación se produce con tal rapidez en el capilar pulmonar (v. fig. 3-3) que incluso esta rápida reacción retrasa significativamente la carga de O_2 por el hematíe. Así, la captación de O_2 (o CO) puede contemplarse como algo que sucede en dos etapas: *a)* difusión del O_2 a través de la membrana alveolocapilar (que incluye el plasma y el interior del hematíe), y *b)* reacción del O_2 con la hemoglobina (fig. 3-4). De hecho, se pueden sumar las dos resistencias resultantes para producir una resistencia global a la «difusión».

Ya vimos que la capacidad de difusión del pulmón se define como $D_L - \dot{V}_{gas}/(P_1 \; P_2)$, es decir, como el flujo del gas dividido por una diferencia de presión. Así, la inversa de la D_L es la diferencia de presión dividida por el flujo, y es, por lo tanto, análoga a la resistencia eléctrica. En consecuencia, la resistencia de la membrana alveolocapilar en la figura 3-4 se muestra como $1/D_M$, donde M significa membrana. La velocidad de reacción del O_2 (o del CO) con la hemoglobina puede describirse

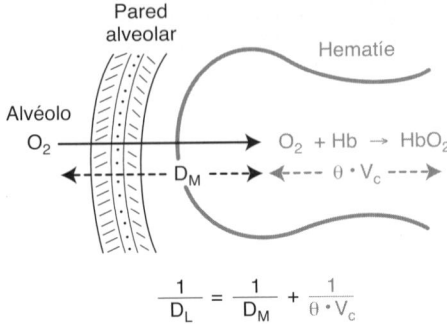

Figura 3-4. La capacidad de difusión del pulmón (D_L) consta de dos componentes: el debido al propio proceso de difusión y el atribuible al tiempo que tarda el O_2 (o el CO) en reaccionar con la hemoglobina.

por θ, que proporciona la velocidad en mililitros por minuto de O_2 (o de CO) que se combina con 1 ml de sangre por mm Hg de presión parcial de O_2 (o de CO). Es análogo a la «capacidad de difusión» de 1 ml de sangre y, cuando se multiplica por el volumen de sangre capilar (V_c), proporciona la «capacidad de difusión» eficaz de la velocidad de reacción del O_2 con la hemoglobina. De nuevo, este inverso $1/(\theta \cdot V_c)$ describe la resistencia de esta reacción. Podemos añadir las resistencias ofrecidas por la membrana y la sangre, para obtener la resistencia total a la difusión. De este modo, la ecuación sería:

$$\frac{1}{D_L} = \frac{1}{D_M} + \frac{1}{\theta \cdot V_c}$$

En la práctica, las resistencias ofrecidas por la membrana y los componentes sanguíneos son aproximadamente iguales, de modo que una disminución del volumen de sangre capilar por una enfermedad puede reducir la capacidad de difusión del pulmón. La θ para el CO disminuye si una persona respira una mezcla con una concentración elevada de O_2, porque éste compite con el CO por la hemoglobina. A causa de ello, la capacidad de difusión medida disminuye al respirar O_2. De hecho, es posible determinar por separado D_M y V_c midiendo la capacidad de difusión del CO para diferentes valores de P_{O_2}.

Velocidad de reacción del O_2 y el CO con la hemoglobina

- La velocidad de reacción del O_2 es rápida, pero como se dispone de tan poco tiempo en el capilar, esta velocidad puede ser un factor limitante.
- La resistencia a la captación de O_2 atribuible a la velocidad de reacción es probablemente la misma, aproximadamente, que la debida a la difusión a través de la membrana alveolocapilar.
- La velocidad de reacción del CO puede alterarse cambiando la P_{O_2} alveolar. De esta forma, pueden derivarse las contribuciones separadas de las propiedades de difusión de la membrana alveolocapilar y el volumen de sangre capilar.

▶ Interpretación de la capacidad de difusión para el CO

Está claro que la capacidad de difusión medida del pulmón para el CO depende, no sólo del área y el grosor de la membrana alveolocapilar, sino también del volumen de sangre en los capilares pulmonares. Además, en los pulmones enfermos, la determinación se ve afectada por la distribución de las propiedades de difusión, el volumen alveolar y la sangre capilar. Por estas razones, en ocasiones (sobre todo en Europa) se usa el término *factor de transferencia* para destacar que la medición no refleja únicamente las propiedades de difusión del pulmón.

▶ Transferencia de CO_2 a través de los capilares pulmonares

Hemos comentado ya que la difusión del CO_2 a través de un tejido es unas 20 veces más rápida que la del O_2, a causa de la solubilidad mucho mayor del CO_2 (fig. 3-1). A primera vista, por lo tanto, parece improbable que la eliminación de CO_2 pueda afectarse por dificultades de la difusión y, en realidad, ésa ha sido la creencia general. No obstante, la reacción del CO_2 con la sangre es compleja (cap. 6) y, aunque existe alguna incertidumbre sobre las velocidades de diversas reacciones, es posible que pueda aparecer una diferencia entre la sangre al final del capilar y el aire alveolar si existe una afectación patológica de la membrana alveolocapilar.

CONCEPTOS CLAVE

1. La ley de Fick establece que la velocidad de difusión de un gas a través de una lámina de tejido es proporcional al área de la lámina y a la diferencia de presión parcial a través de ella, e inversamente proporcional al grosor de la lámina.
2. El monóxido de carbono y el óxido nitroso son ejemplos de gases limitados por la difusión y por la perfusión, respectivamente. La transferencia de oxígeno está limitada normalmente por la perfusión, pero puede producirse alguna limitación por la difusión en algunas situaciones, entre ellas el esfuerzo intenso, el engrosamiento de la membrana alveolocapilar y la hipoxia alveolar.
3. La capacidad de difusión pulmonar se mide usando monóxido de carbono inhalado. El valor aumenta notablemente con el esfuerzo.
4. La velocidad de reacción finita del oxígeno con la hemoglobina puede disminuir su velocidad de transferencia a la sangre, y el efecto es similar al de la disminución de la velocidad de difusión.
5. La transferencia de dióxido de carbono a través de la membrana alveolocapilar probablemente no está limitada por la difusión.

PREGUNTAS

Elija la mejor respuesta para cada pregunta.

1. Usando la ley de Fick de difusión de los gases a través de una lámina tisular, si un gas X tiene una solubilidad y una densidad cuatro veces superiores a las de otro gas Y, ¿cuál es el cociente entre las velocidades de difusión de X con respecto a Y?
   A. 0,25
   B. 0,5
   C. 2
   D. 4
   E. 8

2. Una persona que realiza esfuerzo respira una baja concentración de CO en una situación de equilibrio. Si la P_{CO} alveolar es de 0,5 mm Hg y la captación de CO es de 30 ml/min, ¿cuál es la capacidad de difusión del pulmón para el CO en ml/min/mm Hg?
   A. 20
   B. 30
   C. 40
   D. 50
   E. 60

3. En una persona sana, si se duplica la capacidad de difusión del pulmón, cabría esperar que:
   A. Disminuyera la P_{CO_2} durante la respiración en reposo.
   B. Aumentara la captación de oxígeno en reposo cuando la persona respire oxígeno al 10 %.
   C. Aumentara la captación de óxido nitroso durante la anestesia.
   D. Aumentara la P_{O_2} arterial durante la respiración en reposo.
   E. Aumentara la captación máxima de oxígeno en altitudes extremas.

4. Si una persona realiza varias respiraciones de una mezcla de gases que contenga concentraciones bajas de monóxido de carbono y óxido nitroso:
   A. Las presiones parciales del monóxido de carbono en el aire alveolar y en la sangre al final de los capilares serán prácticamente iguales.
   B. Las presiones parciales del óxido nitroso en el aire alveolar y en la sangre al final de los capilares serán muy diferentes.
   C. El monóxido de carbono se transfiere a la sangre en toda la longitud del capilar.
   D. Se captará poco óxido nitroso en la parte inicial del capilar.
   E. Puede usarse la captación del óxido nitroso para medir la capacidad de difusión del pulmón.

5. En cuanto a la capacidad de difusión pulmonar:
   A. Se mide mejor con monóxido de carbono, porque este gas difunde muy lentamente a través de la membrana alveolocapilar.
   B. La limitación por difusión de la transferencia de oxígeno durante el esfuerzo es más probable a nivel del mar que a grandes altitudes.
   C. Al respirar oxígeno disminuye la capacidad de difusión medida para el monóxido de carbono en comparación con la respiración de aire.
   D. Disminuye con el esfuerzo.
   E. Aumenta en la fibrosis pulmonar, lo cual produce un engrosamiento de la membrana alveolocapilar.

6. La capacidad de difusión pulmonar para el monóxido de carbono aumenta por:
   A. Enfisema, que causa una pérdida de capilares pulmonares.
   B. Asbestosis, que causa un engrosamiento de la membrana alveolocapilar.
   C. Embolia pulmonar, que interrumpe el aporte sanguíneo a una zona del pulmón.
   D. Esfuerzo en una persona sana.
   E. Anemia grave.

Flujo sanguíneo y metabolismo

4

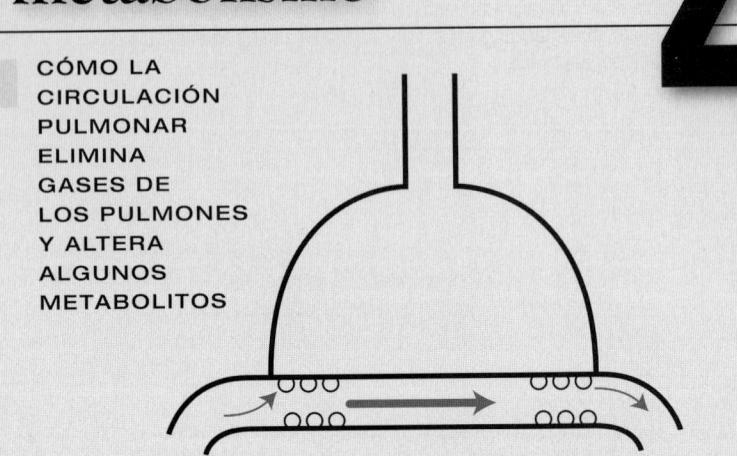

Veremos ahora cómo se eliminan de los pulmones los gases respiratorios. En primer lugar, se consideran las presiones dentro y fuera de los vasos sanguíneos pulmonares y, a continuación, se comentará la resistencia vascular pulmonar. Explicaremos después la medición del flujo sanguíneo pulmonar total y su distribución desigual causada por la gravedad. Seguiremos con el control activo de la circulación, y con el equilibrio hídrico en los pulmones. Finalmente, se abordan otras funciones de la circulación pulmonar, particularmente las funciones metabólicas de los pulmones.

La circulación pulmonar se inicia en la arteria pulmonar principal, que recibe la sangre venosa mixta bombeada por el ventrículo derecho. Esta arteria se ramifica sucesivamente como el sistema de las vías respiratorias (v. fig. 1-3) y, en realidad, las arterias pulmonares acompañan a las vías respiratorias hasta los bronquíolos terminales. A partir de ahí, se dispersan para proporcionar el lecho capilar que se encuentra en las paredes de los alvéolos (v. figs. 1-6 y 1-7). Los capilares pulmonares forman un retículo denso en la pared alveolar que constituye una disposición sumamente eficaz para el intercambio de gases (v. figs. 1-1, 1-6 y 1-7). Es tan tupida la malla que algunos fisiólogos opinan que es erróneo hablar de una red de segmentos capilares individuales, y prefieren considerar el lecho capilar como una sábana de sangre que fluye, interrumpida en algunos puntos por postes (v. fig. 1-6), como un garaje subterráneo. La sangre oxigenada se recoge del lecho capilar por las pequeñas venas pulmonares, que discurren entre los lobulillos y que, finalmente, se unen para formar las cuatro grandes venas pulmonares (en los seres humanos), que desembocan en la aurícula izquierda.

A primera vista, esta circulación parece ser, sencillamente, una versión reducida de la circulación sistémica, que empieza en la aorta y termina en la aurícula derecha. Sin embargo, existen diferencias importantes entre ambas circulaciones, y los intentos de demostrar similitudes entre ellas suelen causar confusiones.

Presiones en el interior de los vasos sanguíneos pulmonares

Las presiones en la circulación pulmonar son notablemente bajas. La presión media en la arteria pulmonar principal es sólo de unos 15 mm Hg; las presiones sistólica y diastólica son de unos 25 y 8 mm Hg, respectivamente (fig. 4-1). La presión es, por lo tanto, muy pulsátil. Por el contrario, la presión media en la aorta es de unos 100 mm Hg, unas seis veces más que en la arteria pulmonar. Las presiones

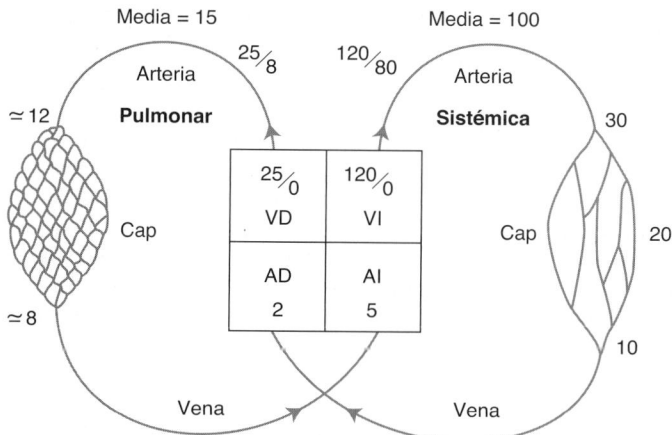

Figura 4-1. Comparación de presiones (mm Hg) en las circulaciones pulmonar y sistémica. Las diferencias hidrostáticas las modifican.

en las aurículas derecha e izquierda no difieren mucho: unos 2 y 5 mm Hg, respectivamente. Así, las diferencias de presión de la entrada y la salida de los sistemas pulmonar y sistémico son, aproximadamente, de $(15 - 5) = 10$ y $(100 - 2) = 98$ mm Hg, respectivamente: un factor de 10.

En armonía con estas bajas presiones, las paredes de la arteria pulmonar y sus ramas son muy delgadas, y contienen relativamente poca musculatura lisa (se confunden fácilmente con venas). Esto contrasta llamativamente con la circulación sistémica, donde las arterias generalmente tienen paredes gruesas y las arteriolas, en particular, cuentan con abundante musculatura lisa.

Las razones para estas diferencias quedan claras cuando se comparan las funciones de ambas circulaciones. La circulación sistémica regula el aporte de sangre a diversos órganos, entre ellos los que pueden estar muy por encima del nivel del corazón (el brazo estirado hacia arriba, por ejemplo). Por el contrario, se necesitan los pulmones para aceptar todo el gasto cardíaco en todo momento. Rara vez tiene que ver con dirigir sangre de una región a otra (una excepción es la hipoxia alveolar localizada; v. más adelante), y su presión arterial es, por lo tanto, tan baja como acorde con la elevación de la sangre hacia el vértice pulmonar. Esto mantiene el trabajo del corazón derecho tan reducido como conviene para que se produzca un eficaz intercambio de gases en los pulmones.

La presión en el interior de los capilares pulmonares es desconocida. El mejor dato sugiere que se encuentra, aproximadamente, a medio camino entre la presión arterial y la presión venosa pulmonares, y que, probablemente, gran parte de la caída de presión se produce en el interior del propio lecho capilar. Ciertamente, la distribución de presiones a lo largo de la circulación pulmonar es mucho más simétrica que en su equivalente sistémica, donde la mayor parte de la caída de presión se produce justo aguas arriba de los capilares (fig. 4-1). Además, la presión dentro de los capilares pulmonares varía considerablemente por todo el pulmón, a causa de efectos hidrostáticos (v. más adelante).

▶ Presiones alrededor de los vasos sanguíneos pulmonares

Los capilares pulmonares son característicos en cuanto que están prácticamente rodeados de aire (v. figs. 1-1 y 1-7). Cierto es que existe una capa muy fina de células epiteliales que tapizan los alvéolos, pero los capilares obtienen escasa protección y, en consecuencia, pueden colapsarse o distenderse, dependiendo de las presiones dentro y fuera de ellos. Esta última está muy próxima a la presión alveolar. (La presión en los alvéolos suele estar próxima a la presión atmosférica; realmente, cuando se contiene la respiración con la glotis abierta, las dos presiones son idénticas.) En algunas situaciones especiales, la presión eficaz que rodea a los capilares disminuye por la tensión del líquido que tapiza los alvéolos. Generalmente, no obstante, la presión eficaz es la presión alveolar, y cuando ésta aumenta por encima de la presión en el interior de los capilares, éstos se colapsan. La diferencia de presión entre el interior y el exterior de los capilares se denomina, con frecuencia, *presión transmural*.

¿Qué presión es la que rodea a las arterias y venas pulmonares? Puede ser considerablemente inferior a la presión alveolar. Cuando el pulmón se expande, estos

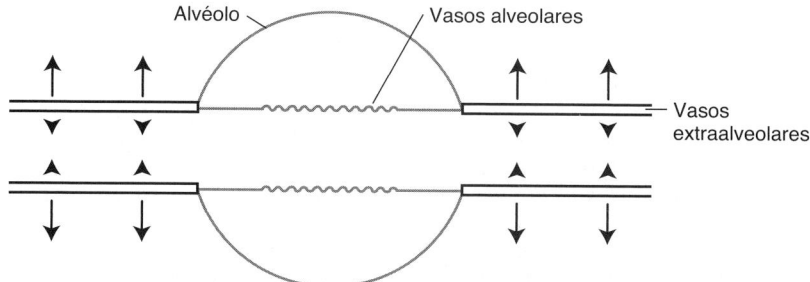

Figura 4-2. Vasos «alveolares» y «extraalveolares». Los primeros son, fundamentalmente, los capilares, y están expuestos a la presión alveolar. Los segundos se abren por la tracción radial del parénquima pulmonar circundante, y la presión eficaz a su alrededor es, por lo tanto, menor que la presión alveolar.

vasos sanguíneos de mayor tamaño se abren por la tracción radial del parénquima pulmonar elástico que los rodea (figs. 4-2 y 4-3). En consecuencia, la presión eficaz a su alrededor es baja; de hecho, hay algunos datos que indican que esta presión es incluso inferior a la presión que rodea a todo el pulmón (presión intrapleural). Esta paradoja puede explicarse por la ventaja mecánica que se produce cuando una estructura relativamente rígida, como un vaso sanguíneo o un bronquio, está rodeada por un material elástico que se expande rápidamente, como el parénquima pulmonar. En todo caso, tanto las arterias como las venas aumentan su calibre cuando el pulmón se expande.

El comportamiento de los capilares y de los vasos sanguíneos de mayor tamaño es tan diferente que, a menudo, se alude a ellos como vasos alveolares y vasos extraalveolares respectivamente (fig. 4-2). Los vasos alveolares están expuestos a la

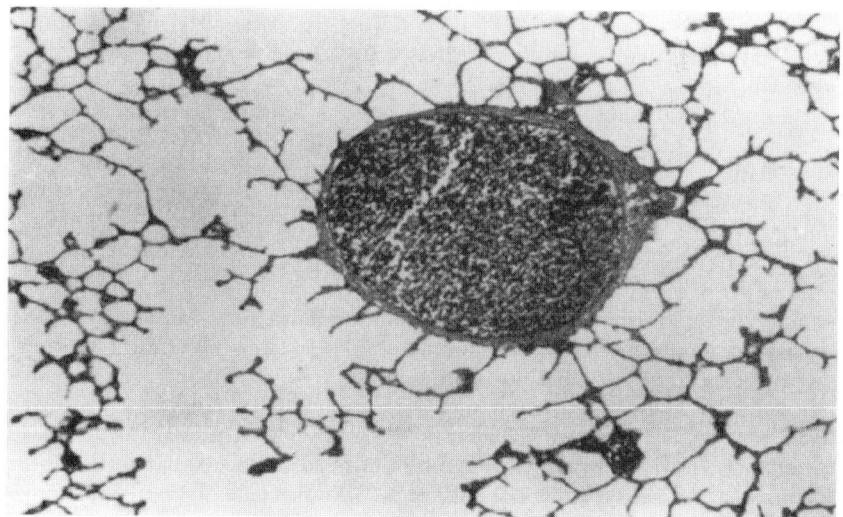

Figura 4-3. Corte de un pulmón, que muestra muchos alvéolos y un vaso extraalveolar (en este caso, una pequeña vena) con su envoltura perivascular.

presión alveolar, y son los capilares y los vasos ligeramente mayores en las esquinas de las paredes alveolares. Su calibre está determinado por la relación entre la presión alveolar y la presión en su interior. Los vasos extraalveolares son todas las arterias y venas que discurren por todo el parénquima pulmonar. Su calibre está muy afectado por el volumen pulmonar, porque esto determina el empuje expansivo del parénquima sobre sus paredes. Los vasos sanguíneos muy grandes que se encuentran cerca del hilio están por fuera de la sustancia pulmonar, y están expuestos a la presión intrapleural.

Vasos alveolares y extraalveolares

- Los vasos alveolares están expuestos a la presión alveolar, y se comprimen si ésta aumenta.
- Los vasos extraalveolares están expuestos a una presión menor que la alveolar, y se expanden por la tracción radial del parénquima circundante.

▶ Resistencia vascular pulmonar

Es útil para describir la resistencia de un sistema de vasos sanguíneos:

$$\text{Resistencia vascular} = \frac{\text{presión de entrada} - \text{presión de salida}}{\text{flujo sanguíneo}}$$

Es análogo a la resistencia eléctrica, que es (voltaje de entrada – voltaje de salida) dividido por la corriente. La cifra de la resistencia vascular no es ciertamente una descripción completa de las propiedades de presión y flujo del sistema. Por ejemplo, el valor suele depender de la magnitud del flujo sanguíneo. No obstante, a menudo permite una comparación útil de diferentes circulaciones o de la misma circulación en situaciones diferentes.

Ya hemos visto que la caída de presión total desde la arteria pulmonar a la aurícula izquierda en la circulación pulmonar es sólo de unos 10 mm Hg, frente a unos 100 mm Hg de la circulación sistémica. Dado que los flujos sanguíneos a través de ambas circulaciones son prácticamente idénticos, la resistencia vascular pulmonar es sólo una décima parte de la de la circulación sistémica. El flujo sanguíneo pulmonar es de unos 6 l/min, por lo que, en cifras, la resistencia vascular pulmonar es 5 (15 – 5)/6 o unos 1,7 mm Hg/l por minuto[1]. La elevada resistencia de la circulación sistémica se debe fundamentalmente a las numerosas arteriolas musculares que permiten la regulación del flujo sanguíneo hacia diversos órganos del cuerpo. La circulación pulmonar no tiene estos vasos, y parece tener una resistencia tan baja que es compatible con la distribución de sangre en una delgada película sobre una amplia superficie en las paredes alveolares.

Aunque la resistencia vascular pulmonar normal es extraordinariamente pequeña, tiene una notable facilidad para disminuir aun más cuando aumenta la presión

[1]Los cardiólogos expresan, a veces, la resistencia vascular pulmonar en dinas · s · cm^{-5}. El valor normal está en la región de 100.

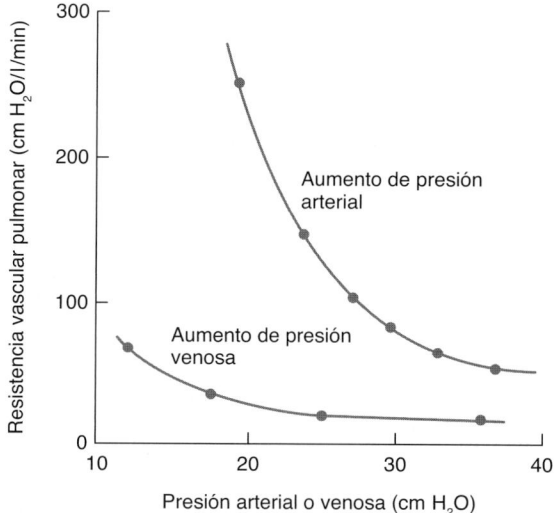

Figura 4-4. Descenso de la resistencia vascular pulmonar cuando aumenta la presión arterial o venosa pulmonar. Cuando se cambió la presión arterial, la presión venosa se mantuvo constante a 12 cm H_2O, y cuando se cambió la presión venosa, la presión arterial se mantuvo a 37 cm H_2O. (Datos de una preparación de un pulmón de animal extirpado.)

en el interior de los vasos. La figura 4-4 muestra que un aumento en la presión arterial pulmonar o en la venosa hace que la resistencia vascular pulmonar disminuya. Dos son los mecanismos responsables de ello. En condiciones normales, algunos capilares están cerrados o abiertos pero sin flujo de sangre. Cuando la presión aumenta, estos vasos empiezan a conducir sangre, con lo que disminuye la resistencia global. Es lo que se denomina *reclutamiento* (fig. 4-5), que es, aparentemente, el principal mecanismo de la disminución de la resistencia vascular pulmonar que se produce cuando la presión arterial pulmonar asciende desde niveles bajos. No se conoce bien la razón por la que algunos vasos no están perfundidos con presiones

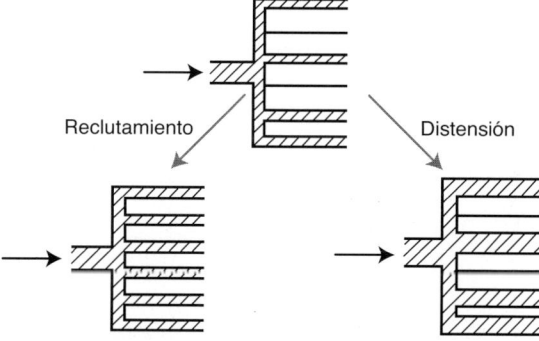

Figura 4-5. Reclutamiento (apertura de vasos previamente cerrados) y distensión (aumento del calibre de los vasos). Son los dos mecanismos para disminuir la resistencia vascular pulmonar que se produce cuando aumentan las presiones vasculares.

de perfusión bajas, pero quizá se deba a diferencias aleatorias en la geometría del complejo retículo (v. fig. 1-6), que da lugar a canales preferentes para el flujo.

Con presiones vasculares más elevadas, se produce un ensanchamiento de segmentos capilares individuales. Este aumento de calibre, o *distensión*, es muy sorprendente, teniendo en cuenta la membrana tan delgada que separa el capilar del espacio alveolar (v. fig. 1-1). Probablemente, la distensión es, fundamentalmente, un cambio de forma de los capilares, desde casi planos a más circulares. Hay datos que indican que la pared de los capilares es muy resistente al estiramiento. La distensión es, aparentemente, el mecanismo predominante de la caída de la resistencia vascular pulmonar con presiones vasculares relativamente elevadas. Sin embargo, es frecuente que el reclutamiento y la distensión se produzcan al mismo tiempo.

Otro importante factor determinante de la resistencia vascular pulmonar es el *volumen pulmonar*. El calibre de los vasos extraalveolares (fig. 4-2) está determinado por un equilibrio entre varias fuerzas. Como ya hemos visto, se abren cuando los pulmones se expanden. Debido a ello, su resistencia vascular es baja con volúmenes pulmonares grandes. Por otro lado, sus paredes contienen músculo liso y tejido elástico, que resiste la distensión y tiende a reducir el calibre de los vasos. En consecuencia, tienen una resistencia elevada cuando el volumen pulmonar es bajo (fig. 4-6). Realmente, si el pulmón está completamente colapsado, el tono de la musculatura lisa de estos vasos es tan eficaz que la presión en la arteria pulmonar tiene que aumentar varios centímetros de agua por encima de la presión aguas abajo antes de que haya flujo alguno. Es lo que se denomina *presión crítica de apertura*.

¿Está la resistencia vascular de los capilares influida por el volumen pulmonar? Esto depende de si la presión alveolar cambia con respecto a la presión dentro de los capilares, es decir, si se altera su presión transmural. Si la presión alveolar aumenta con respecto a la presión capilar, los vasos tienden a aplastarse, y su re-

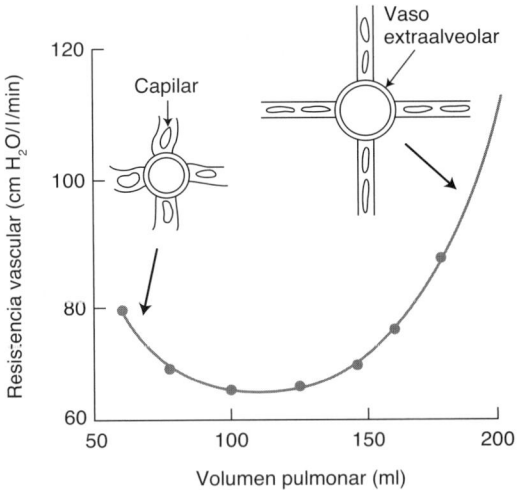

Figura 4-6. Efecto del volumen pulmonar sobre la resistencia vascular pulmonar cuando se mantiene constante la presión transmural de los capilares. Con volúmenes pulmonares bajos, la resistencia es alta, porque los vasos extraalveolares se estrechan. Con volúmenes elevados, los capilares se estiran y su calibre disminuye. (Datos de una preparación lobular de un pulmón animal.)

sistencia aumenta. Es lo que suele ocurrir cuando una persona sana inspira profundamente, porque la presión vascular desciende. (El corazón está rodeado por presión intrapleural, que disminuye con la inspiración.) Sin embargo, las presiones en la circulación pulmonar no permanecen estables tras una maniobra de este tipo. Un factor adicional es que el calibre de los capilares disminuye con volúmenes pulmonares grandes debido al estiramiento y el consiguiente adelgazamiento de las paredes alveolares. Así, incluso si la presión transmural de los capilares no varía con grandes insuflaciones pulmonares, su resistencia vascular aumenta (fig. 4-6).

Debido al papel que desempeña la musculatura lisa en la determinación del calibre de los vasos extraalveolares, los fármacos que producen contracción de la musculatura aumentan la resistencia vascular pulmonar. Entre ellos, se encuentran la serotonina, la histamina y la norepinefrina, que son vasoconstrictores particularmente eficaces cuando el volumen pulmonar es bajo y las fuerzas de expansión que actúan sobre los vasos son débiles. La acetilcolina y la isoprenalina son fármacos que pueden relajar la musculatura lisa en la circulación pulmonar.

Resistencia vascular pulmonar

- Normalmente, es muy pequeña.
- Disminuye con el esfuerzo, debido al reclutamiento y la distensión de capilares.
- Aumenta con volúmenes pulmonares elevados y bajos.
- Aumenta con la hipoxia alveolar, a causa de la constricción de pequeñas arterias pulmonares.

▶ Medición del flujo sanguíneo pulmonar

El volumen de sangre que pasa por los pulmones cada minuto ($\dot{Q}$) puede calcularse mediante el *principio de Fick*, que establece que el consumo medio en boca de O_2 por minuto ($\dot{V}O_2$) es igual a la cantidad de O_2 captado por la sangre en los pulmones por minuto. Como la concentración de O_2 en la sangre que entra en los pulmones es $C\bar{v}_{O_2}$, y la de la sangre que lo abandona es Ca_{O_2}, entonces:

$$\dot{V}O_2 = \dot{Q}\,(Ca_{O_2} - C\bar{v}_{O_2})$$

o,

$$\dot{Q} = \frac{\dot{V}O_2}{Ca_{O_2} - C\bar{v}_{O_2}}$$

$\dot{V}O_2$ se mide recogiendo el aire espirado en un gran espirómetro, y midiendo su concentración. La sangre venosa mixta se obtiene a través de un catéter en la arteria pulmonar, y la sangre arterial, mediante punción de la arteria braquial o radial. El flujo sanguíneo pulmonar también puede medirse mediante la técnica de dilución de indicador, en la que se inyecta un colorante u otro indicador en la circulación venosa, y se registra su concentración en la sangre arterial. Ambos métodos son muy importantes, pero no se detallarán aquí, porque entran dentro del terreno de la fisiología cardiovascular.

▶ Distribución del flujo sanguíneo

Hasta ahora, hemos ido suponiendo que todas las partes de la circulación pulmonar se comportaban de forma idéntica. Sin embargo, existe un considerable desequilibrio de flujo dentro del pulmón humano, que puede mostrarse mediante una modificación del método con xenón radioactivo que se usaba para medir la distribución de la ventilación (v. fig. 2-7). Para la determinación del flujo sanguíneo, el xenón se disuelve en solución salina, y se inyecta en una vena periférica (fig. 4-7). Cuando llega a los capilares pulmonares, se desenvuelve en el aire alveolar, debido a su escasa solubilidad, y puede medirse la distribución de radioactividad mediante contadores colocados sobre el tórax mientras se contiene la respiración.

En el pulmón de una persona en posición erecta, el flujo sanguíneo disminuye casi de forma lineal desde la base hasta el vértice, alcanzando valores muy bajos en este último (fig. 4-7). Esta distribución se ve afectada con los cambios de postura y con el esfuerzo. Cuando la persona está en decúbito supino, aumenta el flujo de la zona apical, pero el de la zona basal permanece prácticamente sin cambios, con lo que la distribución desde el vértice a la base se vuelve

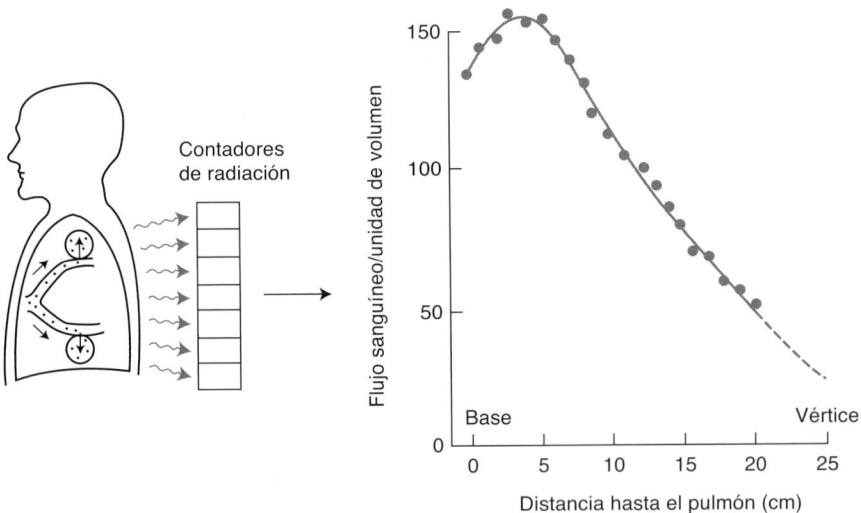

Figura 4-7. Medición de la distribución del flujo sanguíneo en el pulmón humano en posición vertical, usando xenón radioactivo. El xenón disuelto entra en el aire alveolar desde los capilares pulmonares. Las unidades de flujo sanguíneo son tales que si el flujo fuera uniforme, todos los valores serían 100. Obsérvese el escaso flujo en el vértice.

casi uniforme. Sin embargo, en esta postura, el flujo sanguíneo de las regiones posteriores (inferiores o declive) del pulmón es mayor que el flujo de las partes anteriores. Las mediciones en personas suspendidas boca abajo muestran que el flujo sanguíneo apical puede superar al basal en esta postura. Con el esfuerzo leve, los flujos sanguíneos de la zona superior e inferior aumentan, y disminuyen las diferencias regionales.

La distribución desigual del flujo sanguíneo puede explicarse por las diferencias de presión hidrostática en el interior de los vasos sanguíneos. Si consideramos el sistema arterial pulmonar como una columna continua de sangre, la diferencia de presión entre el vértice y la base de un pulmón de una altura de 30 cm será de unos 30 cm de agua, o 23 mm Hg. Es una gran diferencia de presión para un sistema de tan baja presión como la circulación pulmonar (fig. 4-1), y en la figura 4-8 se muestran sus efectos sobre el flujo sanguíneo regional.

Puede haber una región en el vértice pulmonar *(zona 1)* donde la presión arterial pulmonar desciende por debajo de la presión alveolar (normalmente, próxima a la presión atmosférica). Si esto sucede, los capilares se aplanan, y no es posible que exista flujo. La zona 1 *no* aparece en condiciones normales, porque la presión arterial pulmonar es suficiente para hacer llegar la sangre hasta el vértice pulmonar, pero puede aparecer si la presión arterial disminuye (p. ej., tras una hemorragia intensa) o si la presión alveolar aumenta (durante la ventilación con presión positiva). Este pulmón ventilado pero no perfundido no es útil para el intercambio de gases, y se denomina *espacio muerto alveolar.*

Más abajo *(zona 2)*, la presión arterial pulmonar aumenta a causa del efecto hidrostático, y supera la presión alveolar. Sin embargo, la presión venosa sigue siendo muy baja y menor que la presión alveolar, lo que lleva a unas peculiares

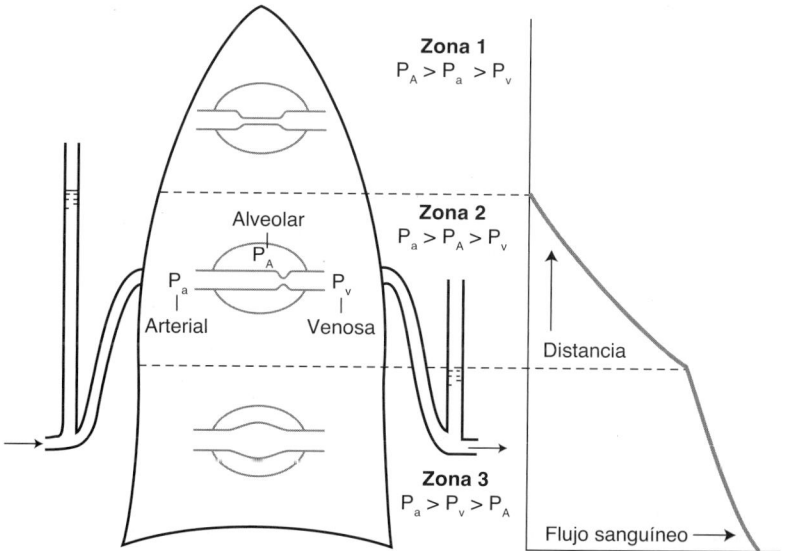

Figura 4-8. Explicación de la distribución desigual del flujo sanguíneo en el pulmón, basada en las presiones que afectan a los capilares.

características de la relación presión-flujo. En estas condiciones, el flujo sanguíneo está determinado por la diferencia entre las presiones arterial y alveolar (no la diferencia habitual arteriovenosa de presión). En realidad, la presión venosa carece de influencia sobre el flujo, salvo que supere a la presión alveolar.

Un tubo de goma flexible en el interior de una cámara de aire puede ser un modelo de este comportamiento (fig. 4-9). Cuando la presión de la cámara es mayor que la presión corriente abajo, el tubo de goma se colapsa en su extremo aguas abajo, y la presión en el tubo en este punto limita el flujo. El lecho capilar pulmonar es, claramente, muy diferente de un tubo de goma; sin embargo, el comportamiento global es similar y, con frecuencia, se denomina resistor de Starling, efecto compuerta o cascada. Como la presión arterial aumenta al descender de zona, pero la presión alveolar es la misma en todo el pulmón, la diferencia de presión responsable del flujo aumenta. Además, por debajo de esta zona se produce un reclutamiento cada vez mayor de capilares.

En la *zona 3*, la presión venosa supera a la presión alveolar, y el flujo viene determinado, del modo habitual, por la diferencia arteriovenosa de presión. Aparentemente, el aumento del flujo sanguíneo por debajo de esta región pulmonar se debe, principalmente, a la distensión de los capilares. La presión en el interior de éstos (que se encuentra entre la arterial y la venosa) aumenta al descender de zona, mientras que la presión en el exterior (alveolar) permanece constante. Así, la presión transmural aumenta y, realmente, las medidas muestran que su amplitud media aumenta. El reclutamiento de vasos anteriormente cerrados también puede intervenir algo en el aumento del flujo sanguíneo al descender de esta zona.

El esquema que se muestra en la figura 4-8 resume el papel que desempeñan los capilares en la determinación de la distribución del flujo sanguíneo. Con volúmenes pulmonares bajos, la resistencia de los vasos extraalveolares adquiere importancia, y se observa una disminución del flujo sanguíneo regional, que empieza primero en la base del pulmón, donde el parénquima se expande menos (v. fig 7-8). Esta región de flujo sanguíneo disminuido se denomina, en ocasiones, *zona 4*, y

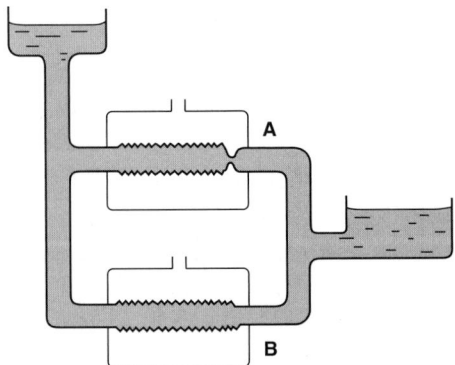

Figura 4-9. Dos reóstatos de Starling, cada uno de ellos formado por un tubo de goma en el interior de un recipiente. Cuando la presión de la cámara supera a la presión aguas abajo, como en **(A)**, el flujo no depende de la presión aguas abajo. Sin embargo, cuando la presión aguas abajo supera a la presión de la cámara, como en **(B)**, el flujo está determinado por la diferencia de presión aguas arriba-aguas abajo.

puede explicarse por el estrechamiento de los vasos extraalveolares, lo que sucede cuando el pulmón que los rodea está escasamente insuflado (fig. 4-6).

Existen otros factores que causan desigualdad del flujo sanguíneo en el pulmón. La disposición compleja y en parte aleatoria de los vasos sanguíneos y capilares (v. fig. 1-6) produce una cierta desigualdad de flujo sanguíneo en cualquier nivel pulmonar. También hay pruebas de que el flujo sanguíneo disminuye a lo largo del ácino, con partes periféricas con menor aporte sanguíneo. Algunas mediciones sugieren que las regiones periféricas de todo el pulmón reciben menos flujo sanguíneo que las regiones centrales. En algunos animales, algunas regiones pulmonares parecen tener una resistencia vascular intrínsecamente mayor.

▶ Control activo de la circulación

Ya hemos visto que los factores pasivos dominan la resistencia vascular y la distribución del flujo en la circulación pulmonar en condiciones normales. Sin embargo, se produce una importante respuesta activa cuando disminuye la P_{O_2} del aire alveolar. Es lo que se conoce como *vasoconstricción pulmonar hipóxica*, y consiste en la contracción del músculo liso de las paredes de las pequeñas arteriolas en la región hipóxica. Se desconoce el mecanismo exacto de esta respuesta, pero se produce en el pulmón extirpado y aislado, por lo que no depende de conexiones nerviosas centrales. Puede observarse cómo segmentos extirpados de la arteria pulmonar se contraen si se consigue un entorno hipóxico, por lo que puede ser una acción local de la hipoxia sobre la propia arteria. Curiosamente, es la P_{O_2} del aire alveolar, y no de la sangre arterial pulmonar, lo que determina fundamentalmente la respuesta. Esto puede comprobarse al perfundir un pulmón con sangre con una elevada P_{O_2}, al tiempo que se mantiene baja la P_{O_2} alveolar. En estas condiciones, se produce la respuesta.

La pared del vaso se torna, como resultado, hipóxica durante la difusión de oxígeno sobre la corta distancia desde la pared a los alvéolos circundantes. Recuérdese que una pequeña arteria pulmonar está rodeada estrechamente por alvéolos (compárese la proximidad de los alvéolos a la pequeña vena pulmonar en la fig. 4-3). La curva estímulo-respuesta de esta constricción es muy poco lineal (fig. 4-10). Cuando la P_{O_2} alveolar se altera en la región por encima de 100 mm Hg, se observan pocos cambios en la resistencia vascular. Sin embargo, cuando la P_{O_2} alveolar disminuye por debajo, aproximadamente, de 70 mm Hg, puede producirse una importante vasoconstricción, y con una P_{O_2} muy baja, el flujo sanguíneo local casi puede desaparecer.

El mecanismo de la vasoconstricción pulmonar hipóxica sigue sin estar claro, a pesar de haberse realizado numerosos estudios. Los recientes estudios muestran que podrían estar implicados la inhibición de los canales de potasio regulados por voltaje y la despolarización de membrana, lo que produciría un aumento de las concentraciones del ión calcio en el citoplasma. Un aumento de la concentración del ión calcio citoplásmico es el principal desencadenante de la contracción del músculo liso.

También desempeñan un papel las sustancias vasoactivas derivadas del endotelio. Se ha demostrado que el óxido nítrico (NO) es un factor relajante derivado del endotelio para los vasos sanguíneos. Se forma a partir de la L-arginina por catálisis y mediante la acción de la NO sintasa endotelial (eNOS), y constituye una vía final común para diversos procesos biológicos. El NO activa la guanilato ciclasa soluble, y aumenta la síntesis de 3',5'-monofosfato de guanosina cíclico (GMP cíclico), que conduce a la relajación de la musculatura lisa. Los inhibidores de la NO sintasa aumentan la vasoconstricción pulmonar hipóxica en preparaciones de animales, y el NO inhalado disminuye la vasoconstricción pulmonar hipóxica en los seres humanos. La concentración inhalada de NO que se necesita es enormemente baja (unas 20 ppm), y el gas es muy tóxico a concentraciones elevadas. Se ha demostrado que la alteración del gen de la eNOS produce hipertensión pulmonar en modelos animales.

Vasoconstricción pulmonar hipóxica

- La hipoxia alveolar constriñe las pequeñas arterias pulmonares.
- Probablemente, un efecto directo de la baja P_{O_2} sobre el músculo liso vascular.
- Su eliminación es esencial al nacer en la transición de la respiración a través de la placenta a la respiración de aire.
- Aleja el flujo sanguíneo de áreas mal ventiladas del pulmón afectado en el adulto.

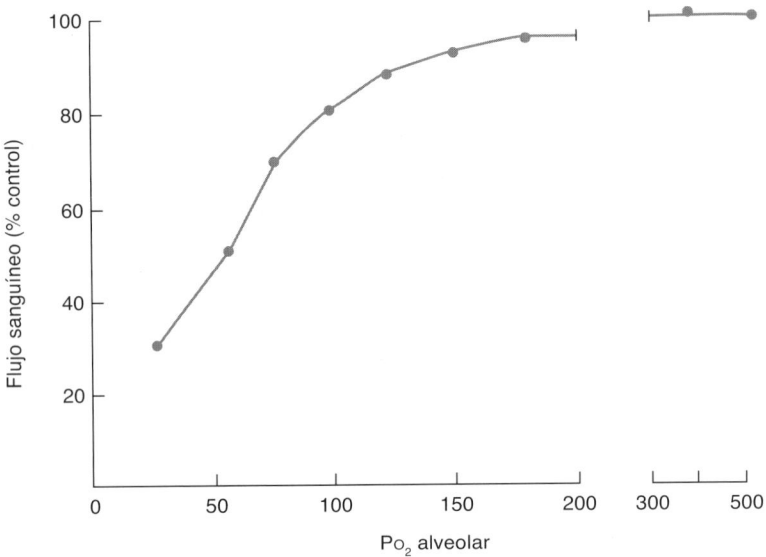

Figura 4-10. Efecto de la disminución de la P_{O_2} alveolar sobre el flujo sanguíneo pulmonar. (Datos de un gato anestesiado.)

Las células del endotelio vascular pulmonar también liberan vasoconstrictores potentes como la endotelina 1 (ET-1) y el tromboxano A_2 (TXA_2), cuyos papeles en la fisiología normal y en la enfermedad son tema de intenso estudio. Se han usado clínicamente bloqueadores de los receptores de endotelina para tratar pacientes con hipertensión pulmonar.

La vasoconstricción hipóxica tiene el efecto de alejar el flujo sanguíneo de regiones pulmonares hipóxicas. Estas regiones pueden deberse a obstrucción bronquial y, al desviar el flujo sanguíneo, se reducen los efectos nocivos sobre el intercambio de gases. A una gran altitud, se produce una vasoconstricción pulmonar generalizada, que causa un aumento de la presión arterial pulmonar. Aunque, probablemente, la situación más importante en la que actúa el mecanismo es en el momento del nacimiento. Durante la vida fetal, la resistencia vascular pulmonar es muy elevada, en parte, a causa de la vasoconstricción hipóxica, y sólo un 15 % del gasto cardíaco va a través de los pulmones (v. fig. 9-5). Cuando la primera respiración oxigena los alvéolos, la resistencia vascular desciende de forma considerable, por la relajación de la musculatura lisa vascular, y el flujo sanguíneo pulmonar aumenta notablemente.

Se han descrito otras respuestas activas de la circulación pulmonar. Un pH sanguíneo bajo causa vasoconstricción, especialmente cuando existe hipoxia alveolar. También hay datos de que el sistema nervioso autónomo ejerce un control débil, un aumento del flujo (estimulación) simpático que causa rigidez de las paredes de las arterias pulmonares y vasoconstricción.

▶ Equilibrio hídrico en los pulmones

Dado que sólo 0,3 µm de tejido separa el flujo capilar del aire en el pulmón (v. fig. 1-1), el problema de mantener los alvéolos sin líquido es esencial. Se cree que el intercambio de líquido a través del endotelio capilar obedece a la ley de Starling. La fuerza que tiende a empujar líquido hacia el exterior del capilar es la presión hidrostática capilar menos la presión hidrostática en el líquido intersticial, o $P_c - P_i$. La fuerza que tiende a empujar líquido hacia el interior es la presión coloidosmótica de las proteínas de la sangre menos la de las proteínas del líquido intersticial, o $\pi_c - \pi_i$. Esta fuerza depende del coeficiente de reflexión σ, que indica la eficacia de la pared capilar para evitar el paso de proteínas a través de ella. Así,

$$\text{salida neta de líquido} = K[(P_c - P_i) - \sigma (\pi_c - \pi_i)]$$

donde K es una constante denominada coeficiente de filtración.

Desgraciadamente, el uso práctico de esta ecuación es limitado ya que se desconocen muchos de los valores. La presión coloidosmótica en el interior del capilar es de unos 25 a 28 mm Hg. La presión hidrostática capilar se encuentra, probablemente, a medio camino entre la presión arterial y la venosa, pero es muy superior en la base pulmonar y no tanto en el vértice. Se desconoce la presión coloidosmótica del líquido intersticial, pero es de unos 20 mm Hg en la linfa pulmonar. Sin embargo, este valor puede ser mayor que el del líquido intersticial que

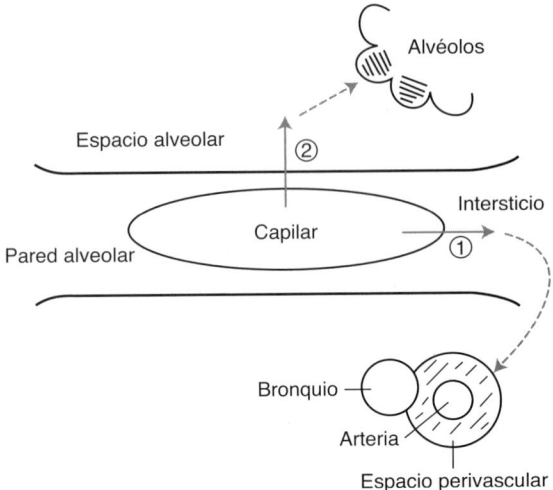

Figura 4-11. Dos vías posibles para el líquido que sale de los capilares pulmonares. El líquido que entra en el intersticio inicialmente encuentra su camino en los espacios perivasculares y peribronquiales. El líquido más tardío atraviesa la pared alveolar, llenando los espacios alveolares.

rodea los capilares. La presión hidrostática intersticial se desconoce, pero algunas medidas muestran que está muy por debajo de la presión atmosférica. Es probable que la presión neta de la ecuación de Starling sea hacia fuera, causando un pequeño flujo de linfa de unos 20 ml/h en los seres humanos en condiciones normales.

¿Dónde va el líquido cuando deja los capilares? La figura 4-11 muestra que el líquido que sale al intersticio de la pared alveolar atraviesa el espacio intersticial hasta los espacios perivascular y peribronquial dentro del pulmón. Numerosos linfáticos recorren los espacios perivasculares, y ayudan a transportar el líquido hacia los ganglios linfáticos hiliares. Además, la presión en estos espacios perivasculares es baja, con lo que se forma un sumidero natural para el drenaje de líquido (compárese con la fig. 4-2). La forma inicial del edema pulmonar[2] se caracteriza por la congestión de estos espacios peribronquiales y perivasculares, y se denomina edema intersticial. El índice de flujo linfático desde los pulmones aumenta considerablemente si la presión capilar está elevada durante un largo período.

En una etapa más avanzada del edema pulmonar, el líquido puede atravesar el epitelio alveolar hacia los espacios alveolares (fig. 4-11). Cuando esto sucede, los alvéolos se llenan de líquido uno a uno y, como no están ventilados, no es posible oxigenación alguna de la sangre que pasa a través de ellos. Se desconoce qué es lo que hace que el líquido empiece a desplazarse al interior de los espacios alveolares, pero puede que esto suceda cuando se supera el máximo drenaje a través del espacio intersticial, y la presión allí ascienda en exceso. El líquido que alcanza los espacios alveolares se bombea activamente hacia el exterior por una bomba de sodio-potasio ATPasa en las células epiteliales. El edema alveolar es mucho más

[2]Para una explicación más extensa sobre el edema pulmonar véase JB West, *Fisiopatología pulmonar*, 7.ª ed. Lippincott Williams & Wilkins. Barcelona, 2008.

grave que el edema intersticial, a causa de la interferencia con el intercambio de gases en los pulmones.

▶ Otras funciones de la circulación pulmonar

La principal función de la circulación pulmonar es desplazar sangre hacia y desde la membrana alveolocapilar, de forma que se produzca el intercambio de gases. Sin embargo, también tiene otras funciones importantes. Una de ellas es actuar como reserva de sangre. Ya observamos que el pulmón tiene una importante capacidad para reducir su resistencia vascular pulmonar cuando sus presiones vasculares aumentan a través del mecanismo de reclutamiento y distensión (fig. 4-5). Los mismos mecanismos permiten al pulmón aumentar su volumen de sangre con aumentos relativamente pequeños de las presiones pulmonares arterial o venosa. Es lo que sucede, por ejemplo, cuando una persona se tumba tras estar en pie. La sangre drena entonces desde las extremidades inferiores a los pulmones.

Otra de las funciones de los pulmones es filtrar sangre. Pequeños trombos sanguíneos se eliminan de la circulación antes de que puedan llegar al cerebro o a otros órganos vitales. Muchos leucocitos son atrapados por los pulmones y liberados después, aunque no está claro el valor de esta acción.

▶ Funciones metabólicas de los pulmones

Además del intercambio de gases, los pulmones tienen importantes funciones metabólicas, y diversas sustancias vasoactivas son metabolizadas por ellos (tabla 4-1). Dado que el pulmón es el único órgano, además del corazón, al que llega la circulación total, está característicamente adecuado para modificar sustancias transportadas por la sangre. Una fracción importante de todas las células endoteliales vasculares del organismo se localiza en los pulmones. Las funciones metabólicas del endotelio vascular se abordarán aquí sólo brevemente, ya que muchas quedan dentro del ámbito de la farmacología.

El único ejemplo conocido de activación biológica por el paso a través de la circulación pulmonar es la conversión de la angiotensina I, un polipéptido relativamente inactivo, en angiotensina II, un vasoconstrictor potente. Esta última, que es hasta 50 veces más activa que su precursora, no se afecta por el paso a través de los pulmones. La conversión de la angiotensina I está catalizada por la enzima de conversión de la angiotensina (ECA), que se localiza en pequeñas fositas en la superficie de las células del endotelio capilar.

Muchas sustancias vasoactivas se inactivan, parcialmente o completamente, durante el paso a través de los pulmones. La bradicinina se inactiva en gran medida (hasta un 80 %), y la enzima responsable es la ECA. Los pulmones son el principal punto de inactivación de la serotonina (5-hidroxitriptamina), aunque no por degradación enzimática, sino por un proceso de captación y almacenamiento (tabla 4-1). Parte de la serotonina puede transferirse a plaquetas en el pulmón, o almacenarse de algún otro modo y liberarse durante la anafilaxia. Las prostaglandinas E_1, E_2 y $F_{2\alpha}$ también se inactivan en los pulmones, que es una fuente abundante de las enzimas responsables. La noradrenalina también es captada por los

Tabla 4-1.	Destino de las sustancias en la circulación pulmonar
Sustancia	**Destino**
Péptidos	
Angiotensina I	Conversión en angiotensina II por ECA
Angiotensina II	No se afecta
Vasopresina	No se afecta
Bradicinina	Inactivado hasta un 80 %
Aminas	
Serotonina	Casi totalmente eliminada
Noradrenalina	Eliminada hasta un 30 %
Histamina	No se afecta
Dopamina	No se afecta
Metabolitos del ácido araquidónico	
Prostaglandinas E_2 y $F_{2\alpha}$	Casi totalmente eliminada
Prostaglandina A_2	No se afecta
Prostaciclina (PGI_2)	No se afecta
Leucotrienos	Casi totalmente eliminada

pulmones en cierta medida (hasta un 30 %). Parece que la histamina no se inactiva a su paso por el pulmón sano, pero sí cuando éste está afectado por alguna lesión.

Algunas sustancias vasoactivas atraviesan los pulmones sin sufrir aumento ni pérdida significativos de actividad. Entre ellas, se encuentran la adrenalina, las prostaglandinas A_1 y A_2, la angiotensina II y la vasopresina (ADH).

Diversas sustancias vasoactivas y broncoactivas se metabolizan en los pulmones, y pueden liberarse a la circulación en determinadas circunstancias. Son importantes entre ellas los metabolitos del ácido araquidónico (fig. 4-12). El ácido araquidónico se forma por la acción de la enzima fosfolipasa A_2 sobre fosfolípidos unidos a las membranas celulares. Hay dos vías principales de síntesis, y las reacciones iniciales están catalizadas por las enzimas lipooxigenasa y ciclooxigenasa, respectivamente. La primera produce los leucotrienos, entre ellos el mediador descrito originalmente como sustancia de reacción lenta de la anafilaxia (SRS-A). Estos compuestos producen constricción de las vías respiratorias, y pueden desempeñar un papel importante en el asma[3]. Otros leucotrienos intervienen en respuestas inflamatorias.

Las prostaglandinas son potentes vasoconstrictores o vasodilatadores. La prostaglandina E_2 desempeña un papel importante en el feto, porque contribuye a relajar el conducto arterioso permeable. Las prostaglandinas también afectan a la agregación plaquetaria, y son activos en otros sistemas, como la cascada calicreína-cinina de la coagulación. Pueden tener también un papel en la broncoconstricción del asma.

También existen indicios de que los pulmones desempeñan un papel en el mecanismo de la coagulación sanguínea, en circunstancias normales y anómalas. Por ejemplo, existe un gran número de mastocitos que contienen heparina en el in-

---

[3]Puede encontrar más detalles en JB West, *Fisiopatología pulmonar*, 7.ª ed. Lippincott Williams & Wilkins. Barcelona, 2008.

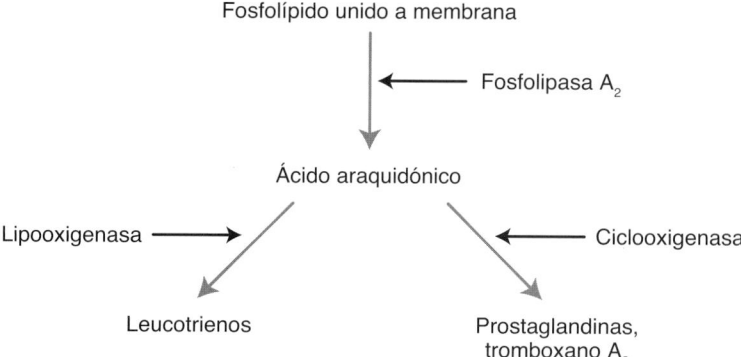

Figura 4-12. Dos rutas del metabolismo del ácido araquidónico. Los leucotrienos se generan por la vía de la lipooxigenasa, mientras que las prostaglandinas y el tromboxano A$_2$ lo hacen por la vía de la ciclooxigenasa.

tersticio. Además, el pulmón puede secretar inmunoglobulinas especiales, sobre todo IgA, en el moco bronquial, que contribuye a su defensa frente a la infección.

Las funciones pulmonares de síntesis comprenden la síntesis de fosfolípidos como la dipalmitoil fosfatidilcolina, que es un componente del agente tensioactivo pulmonar (v. cap. 7). También es claramente importante la síntesis de proteínas, porque el colágeno y la elastina constituyen la estructura de los pulmones. En algunas situaciones, se liberan, aparentemente, proteasas de leucocitos en los pulmones, que causan la escisión del colágeno y la elastina, lo que puede producir un enfisema. Otra área importante es el metabolismo de los hidratos de carbono, especialmente la elaboración de mucopolisacáridos del moco bronquial.

CONCEPTOS CLAVE

1. Las presiones en la circulación pulmonar son muy inferiores a las de la circulación sistémica. Además, los capilares están expuestos a la presión alveolar, mientras que las presiones que rodean a los vasos extraalveolares son inferiores.
2. La resistencia vascular pulmonar es baja, y desciende incluso más cuando aumenta el gasto cardíaco, a causa del reclutamiento y la distensión de los capilares. La resistencia vascular pulmonar aumenta con volúmenes pulmonares muy bajos o elevados.
3. El flujo sanguíneo tiene una distribución desigual en el pulmón en posición vertical. Es mucho mayor en la base que en el vértice, a causa de la gravedad. Si la presión capilar es menor que la presión alveolar en el vértice pulmonar, los capilares se colapsan y no hay flujo sanguíneo (zona 1). Existe también un flujo sanguíneo desigual en cualquier punto del pulmón debido a variaciones aleatorias de los vasos sanguíneos.
4. La vasoconstricción pulmonar hipóxica disminuye el flujo sanguíneo en regiones pulmonares mal ventiladas. La liberación de este mecanismo es responsable de un gran aumento de flujo sanguíneo hacia los pulmones al nacer.
5. El desplazamiento de líquido a través del endotelio capilar está regido por el equilibrio de Starling.
6. La circulación pulmonar tiene muchas funciones metabólicas, fundamentalmente la conversión de la angiotensina I en angiotensina II, por la acción de la enzima conversora de la angiotensina.

PREGUNTAS

Elija la mejor respuesta para cada pregunta.

1. El cociente entre la resistencia vascular sistémica total y la resistencia vascular pulmonar es, aproximadamente, de:
   A. 2:1
   B. 3:1
   C. 5:1
   D. 10:1
   E. 20:1

2. En los vasos extraalveolares pulmonares:
   A. La tensión en las paredes alveolares circundantes tiende a estrecharlos.
   B. Sus paredes contienen músculo liso y tejido elástico.
   C. Están expuestos a la presión alveolar.
   D. Su constricción, en respuesta a la hipoxia alveolar, se produce fundamentalmente en las venas.
   E. Su calibre disminuye por la insuflación pulmonar.

3. Un paciente con una afección vascular pulmonar presenta una presión arterial y una presión venosa medias de 55 y 5 mm Hg, respectivamente, y el gasto cardíaco es de 3 l/min. ¿Cuál será la resistencia vascular pulmonar, expresada en mm Hg/l por minuto?
   A. 0,5
   B. 1,7
   C. 2,5
   D. 5
   E. 17

4. El descenso de la resistencia vascular pulmonar con el esfuerzo se debe a:
   A. Disminución de la presión arterial pulmonar.
   B. Disminución de la presión venosa pulmonar.
   C. Aumento de la presión alveolar.
   D. Distensión de los capilares pulmonares.
   E. Hipoxia alveolar.

5. En una medición del gasto cardíaco utilizando el principio de Fick, las concentraciones de O_2 de la sangre venosa mixta y la sangre arterial son de 16 y 20 ml/100 ml, respectivamente, y el consumo de O_2 es de 300 ml/min. El gasto cardíaco en l/min es:
   A. 2,5
   B. 5
   C. 7,5
   D. 10
   E. 75

6. En la zona 2 del pulmón:
   A. La presión alveolar supera a la presión arterial.
   B. La presión venosa supera a la presión alveolar.
   C. La presión venosa supera a la presión arterial.
   D. El flujo sanguíneo está determinado por la presión arterial menos la presión alveolar.
   E. El flujo sanguíneo no se afecta por la presión arterial.

7. La resistencia vascular pulmonar disminuye por:

   A. Extirpación de un pulmón.

   B. Respiración de mezcla con 10 % de oxígeno.

   C. Espiración desde la capacidad residual funcional al volumen residual.

   D. Aumento brusco de la presión venosa pulmonar.

   E. Ventilación pulmonar mecánica con presión positiva.

8. La vasoconstricción pulmonar hipóxica:

   A. Depende más de la P_{O_2} de la sangre venosa mixta que del aire alveolar.

   B. Se libera en la transición desde la respiración a través de la placenta a la respiración de aire.

   C. Conlleva la captación de CO_2 en la musculatura lisa vascular.

   D. Deriva en parte flujo sanguíneo desde regiones bien ventiladas a las zonas pulmonares afectadas.

   E. Aumenta al inhalar concentraciones bajas de óxido nítrico.

9. Si la presión en los capilares y en el espacio intersticial en el vértice pulmonar son de 3 mm Hg y 0 mm Hg, respectivamente, y las presiones coloidosmóticas de la sangre y el líquido intersticial son de 25 y 5 mm Hg, respectivamente, ¿cuál es la presión neta, en mm Hg, que desplaza líquido a los capilares?

   A. 17

   B. 20

   C. 23

   D. 27

   E. 33

10. Las funciones metabólicas de los pulmones incluyen:

   A. Conversión de la angiotensina II en angiotensina I.

   B. Producción de bradicinina.

   C. Secreción de serotonina.

   D. Eliminación de leucotrienos.

   E. Generar eritropoyetina.

Relación entre ventilación y perfusión

5

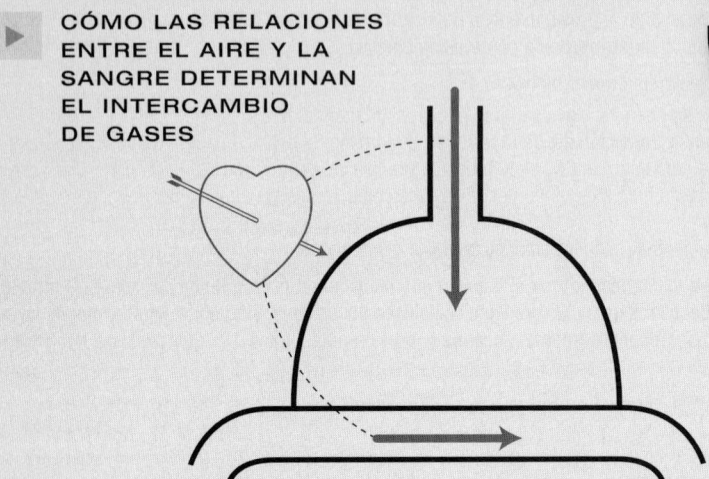

Este capítulo está dedicado a la principal función de los pulmones, es decir, el intercambio de gases. En primer lugar, se considera un pulmón ideal teórico. A continuación, se revisarán tres mecanismos de hipoxemia: hipoventilación, limitación de la difusión y cortocircuito. Posteriormente, se presenta el difícil concepto de desequilibrio ventilación-perfusión y, para ilustrarlo, se describen las diferencias regionales de intercambio de gases en el pulmón humano en posición vertical. Examinaremos luego cómo el desequilibrio ventilación-perfusión altera el intercambio global de los gases. Se hace hincapié en que esto sucede así no sólo para el oxígeno, sino también para el dióxido de carbono. Se comentarán brevemente, a continuación, los métodos para medir el desequilibrio ventilación-perfusión.

Hasta aquí, hemos considerado el desplazamiento del aire hacia y desde la membrana alveolocapilar, la difusión de gases a través de ella, y el desplazamiento de sangre hacia y desde la membrana. Sería natural suponer que, si todos estos procesos fueran adecuados, estaría asegurado un intercambio de gases normal en los pulmones. Desgraciadamente, no sucede así, porque el ajuste entre la ventilación y el flujo sanguíneo en varias regiones pulmonares es esencial para que se produzca un intercambio de gases adecuado. Realmente, el desequilibrio entre la ventilación y el flujo sanguíneo es responsable de la mayor parte del intercambio de gases defectuoso en las enfermedades pulmonares.

En este capítulo, observaremos con detalle el importante (aunque difícil) tema de cómo las relaciones entre la ventilación y el flujo sanguíneo determinan el intercambio de gases. En primer lugar, no obstante, examinaremos dos causas relativamente sencillas de alteración del intercambio de gases: la hipoventilación y el cortocircuito. Dado que todas estas situaciones producen *hipoxemia*, es decir, una P_{O_2} anormalmente baja en la sangre arterial, es de utilidad antes de nada ver la transferencia normal de O_2.

▶ Transporte de oxígeno desde el aire a los tejidos

La figura 5-1 muestra cómo la P_{O_2} desciende cuando el aire se desplaza de la atmósfera en la que vivimos a las mitocondrias, donde se utiliza. La P_{O_2} del aire es de un 20,93 % de la presión total del aire seco (es decir, excluyendo el vapor de agua). A nivel del mar, la presión atmosférica es de 760 mm Hg, y a la temperatura corporal de 37 °C, la presión del vapor de agua del aire húmedo inspirado (que está totalmente saturado con vapor de agua) es de 47 mm Hg. Así, la P_{O_2} del aire inspirado es de $(20,93/100) \times (760 - 47)$, o 149 mm Hg (150, redondeando).

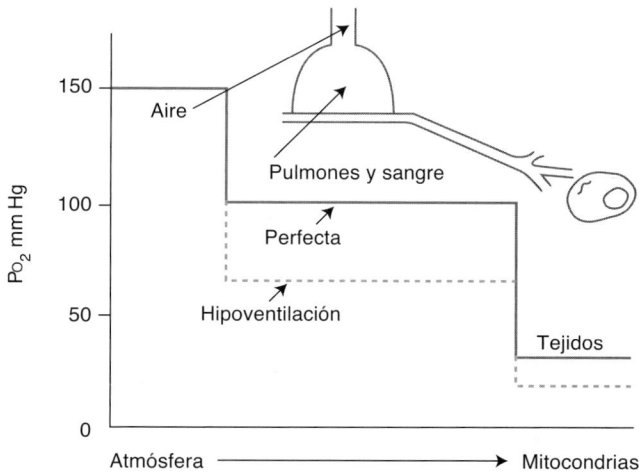

Figura 5-1. Esquema de las presiones parciales de O_2 desde el aire a los tejidos. La *línea continua* muestra una situación perfecta hipotética, y la *línea discontinua* indica hipoventilación. La hipoventilación disminuye la P_{O_2} en el aire alveolar y, por lo tanto, en los tejidos.

En la figura 5-1, se representa un pulmón perfecto hipotético, y muestra que en el momento en que el O_2 ha llegado a los alvéolos, la P_{O_2} ha descendido aproximadamente a 100 mm Hg es decir, un tercio. Esto es así porque la P_{O_2} del aire alveolar está determinada por un equilibrio entre dos procesos: por un lado, la retirada del O_2 por la sangre capilar pulmonar y, por otro, su continua reposición por la ventilación alveolar. (Estrictamente, la ventilación alveolar no es continua, sino respiración a respiración. Sin embargo, la fluctuación de la P_{O_2} alveolar con cada respiración es sólo de unos 3 mm Hg, porque el volumen corriente es pequeño, en comparación con el volumen de aire de los pulmones, así que el proceso puede considerarse continuo.) La velocidad de retirada del O_2 de los pulmones está dirigida por el consumo tisular de O_2, y varía poco en situaciones de reposo. En la práctica, por lo tanto, la P_{O_2} alveolar está fundamentalmente determinada por el nivel de ventilación alveolar. Lo mismo se aplica a la P_{CO_2} alveolar, que normalmente es de unos 40 mm Hg.

Cuatro causas de hipoxia

- Hipoventilación.
- Limitación de la difusión.
- Cortocircuito.
- Desequilibrio ventilación-perfusión.

Cuando la sangre arterial sistémica alcanza los capilares tisulares, el O_2 difunde hasta las mitocondrias, donde la P_{O_2} es mucho menor. La P_{O_2} «tisular» probablemente difiere considerablemente por todo el organismo y, en algunas células al menos, es de tan sólo 1 mm Hg. Sin embargo, el pulmón es un enlace esencial en la cadena del transporte de O_2, y todo descenso de la P_{O_2} en la sangre arterial debe producir una menor P_{O_2} tisular, siendo otros valores iguales. Por los mismos motivos, la alteración del intercambio de gases en los pulmones causa un aumento de la P_{CO_2}.

▶ Hipoventilación

Ya hemos observado que el nivel de P_{O_2} alveolar está determinado por un equilibrio entre la velocidad de extracción de O_2 por la sangre (que se establece por las demandas metabólicas de los tejidos) y la velocidad de reposición de O_2 por la ventilación alveolar. Así, si la ventilación alveolar es anormalmente baja, la P_{O_2} alveolar desciende. Por motivos similares, la P_{CO_2} aumenta. Es lo que se conoce como hipoventilación (fig. 5-1).

Entre las causas de hipoventilación se encuentran: fármacos como la morfina y los barbitúricos, que deprimen el impulso central hacia los músculos respiratorios; la lesión de la pared torácica o la parálisis de los músculos respiratorios, y una resistencia elevada a la respiración (p. ej., aire muy denso a gran profundidad bajo el agua). La hipoventilación siempre causa un aumento de la P_{CO_2} alveolar y, por tanto, la arterial. La relación entre ventilación alveolar y P_{CO_2} ya se mostró en la pág. 18 en la ecuación de la ventilación alveolar:

$$P_{CO_2} = \frac{\dot{V}_{CO_2}}{\dot{V}_A} \times K$$

donde $\dot{V}_{CO_2}$ es la producción de CO_2, $\dot{V}_A$ es la ventilación alveolar y K es una constante. Esto significa que, si la ventilación alveolar se reduce a la mitad, la P_{CO_2} se duplica, una vez establecida una situación estable.

Hipoventilación

- Aumenta siempre la P_{CO_2} alveolar y arterial.
- Disminuye la P_{O_2} salvo que se inspire O_2 adicional.
- La hipoxemia es fácil de invertir añadiendo O_2 al aire inspirado.

La relación entre el descenso de la P_{O_2} y el aumento de la P_{CO_2} que se produce en la ventilación puede calcularse a partir de la *ecuación del aire alveolar*, si conocemos la composición del aire inspirado y el cociente de intercambio respiratorio R. Este último viene dado por la relación producción de CO_2/consumo de O_2, y está determinado por el metabolismo de los tejidos en una situación estable. Se le conoce, a veces, como cociente respiratorio. Una forma simplificada de la ecuación del aire alveolar es:

$$P_{A_{O_2}} = P_{I_{O_2}} - \frac{P_{A_{CO_2}}}{R} + F$$

donde F es un pequeño factor de corrección (típicamente, de unos 2 mm Hg respirando aire), que se puede ignorar. Esta ecuación muestra que, si R tiene su valor normal de 0,8, el descenso de la P_{O_2} alveolar es ligeramente mayor que la elevación de la P_{CO_2} durante la hipoventilación. En el apéndice A, se ofrece la versión completa de la ecuación.

La hipoventilación siempre disminuye la P_{O_2} alveolar y arterial, salvo cuando la persona respira una mezcla enriquecida con O_2. En este caso, la cantidad añadida de O_2 por respiración puede suplir fácilmente el flujo reducido de aire inspirado (v. pregunta 3 en pág. 75).

Si se aumenta repentinamente la ventilación alveolar (p. ej., mediante hiperventilación voluntaria), puede que pasen varios minutos antes de que la P_{O_2} y la P_{CO_2} alveolares adquieran sus nuevos valores de situación estable. Esto sucede así a causa de las diferentes reservas de O_2 y CO_2 en el organismo. Las de CO_2 son mucho mayores que las de O_2, debido a la gran cantidad de CO_2 en forma de bicarbonato que hay en la sangre y en el líquido intersticial (cap. 6). Por lo tanto, la P_{CO_2} alveolar tarda más en llegar al equilibrio y, durante la situación inestable, el valor R del aire espirado está elevado mientras se eliminan los depósitos de CO_2. Se observan cambios opuestos con el inicio de la hipoventilación.

▶ Difusión

La figura 5-1 muestra que, en un pulmón perfecto, la P_{O_2} de la sangre arterial sería la misma que la del aire alveolar. En la vida real, no es así. Una de las razones es que, aunque la P_{O_2} de la sangre aumenta y se acerca cada vez más a la del aire alveolar, a medida que la sangre atraviesa el capilar pulmonar (v. fig. 3-3), nunca puede llegar a alcanzarla. En condiciones normales, la diferencia de P_{O_2} entre el aire alveolar y la sangre al final de los capilares que resulta de la difusión incompleta, es inmensurablemente pequeña, pero se muestra de forma esquemática en la figura 5-2. Como hemos visto, la diferencia puede hacerse mayor durante el esfuerzo, o cuando la membrana alveolocapilar se vuelve más gruesa, o si se inhala una mezcla con escaso O_2 (v. fig. 3-3B).

▶ Cortocircuito

Otra razón por la que la P_{O_2} de la sangre arterial es inferior a la del aire alveolar es la sangre que se desvía. El término *cortocircuito* (o *shunt*) se refiere a sangre que entra en el sistema arterial sin pasar por áreas ventiladas del pulmón. En el pulmón sano, las venas pulmonares recogen parte de la sangre arterial bronquial tras perfundir los bronquios y vaciar parcialmente su O_2. Otra fuente es una pequeña cantidad de sangre venosa coronaria que drena directamente en la cavidad del ventrículo izquierdo a través de las venas de Tebesio. El efecto de la adición de esta sangre poco oxigenada es la disminución de la P_{O_2} arterial. Algunos pacientes tienen una conexión vascular anómala entre una pequeña arteria pulmonar y una vena (fístula arteriovenosa pulmonar). En pacientes con cardiopatías, puede existir

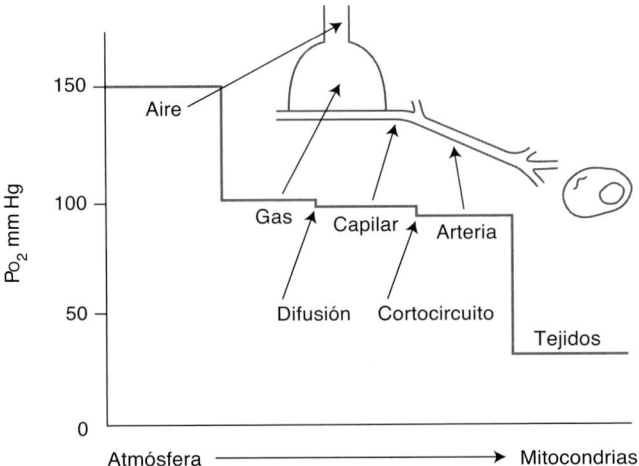

Figura 5-2. Esquema de la transferencia de O_2 desde el aire a los tejidos que muestra la disminución de la P_{O_2} arterial causada por difusión y cortocircuito.

una adición directa de sangre venosa a sangre arterial a través de un defecto entre los lados derecho e izquierdo del corazón.

Cuando el cortocircuito se debe a la adición de sangre venosa mixta a sangre que drena de los capilares, se puede calcular la cantidad de flujo del cortocircuito (fig. 5-3). La cantidad total de O_2 que abandona el sistema es el flujo total de sangre $\dot{Q}_T$ multiplicado por la concentración de O_2 en la sangre arterial Ca_{O_2}, o $\dot{Q}_T \times Ca_{O_2}$. Esto debe ser igual a la suma de las cantidades de O_2 en la sangre del cortocircuito, $\dot{Q}_S \times C\bar{v}_{O_2}$, y la sangre al final de los capilares, $(\dot{Q}_T - \dot{Q}_S) \times Cc'_{O_2}$. Así pues,

$$\dot{Q}_T \times Ca_{O_2} = \dot{Q}_S \times C\bar{v}_{O_2} + (\dot{Q}_T - \dot{Q}_S) \times Cc'_{O_2}$$

Reordenando, se obtiene:

$$\frac{\dot{Q}_S}{\dot{Q}_T} = \frac{Cc'_{O_2} - Ca_{O_2}}{Cc'_{O_2} - C\bar{v}_{O_2}}$$

La concentración de O_2 en la sangre al final de los capilares suele calcularse a partir de la Po_2 alveolar y la curva de disociación del oxígeno (v. cap. 6).

Cuando el cortocircuito se debe a sangre que no tiene la misma concentración de O_2 que la sangre venosa mixta (p. ej., sangre venosa bronquial), generalmente no se puede calcular su magnitud real. Sin embargo, con frecuencia, es útil calcular un cortocircuito «como si», es decir lo que *sería* el cortocircuito si la disminución observada de la concentración arterial de O_2 se debiera a la adición de sangre venosa mixta.

Una característica importante de un cortocircuito es que la hipoxemia no puede suprimirse haciendo que el paciente respire O_2 al 100 %, y esto es así porque la sangre desviada que evita los alvéolos ventilados nunca está expuesta a la mayor Po_2 alveolar, por lo que sigue disminuyendo la Po_2 arterial. Sin embargo, parte de la elevación de la Po_2 arterial se produce a causa del O_2 añadido a la sangre capilar del pulmón ventilado. La mayor parte del O_2 añadido está en forma disuelta, en lugar de unido a la hemoglobina, porque la sangre que está perfun-

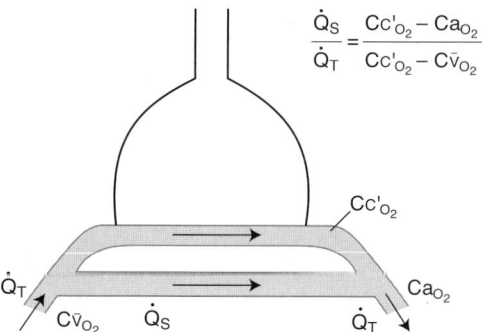

Figura 5-3. Medición del flujo del cortocircuito. El oxígeno transportado en la sangre arterial equivale a la suma del oxígeno transportado en la sangre capilar y el de la sangre que se desvía (v. texto).

diendo alvéolos ventilados está casi totalmente saturada (v. cap. 6). La administración al paciente de O_2 al 100% es una medida muy sensible del cortocircuito, porque cuando la P_{O_2} está elevada, una pequeña disminución de la concentración arterial de O_2 causa un descenso relativamente importante de la P_{O_2} a causa de la pendiente casi plana de la curva de disociación del O_2 en esta región (fig. 5-4).

Un cortocircuito no suele causar una elevación de la P_{CO_2} en sangre arterial, incluso aunque la sangre desviada tenga una concentración elevada de CO_2. La razón es que los quimiorreceptores perciben cualquier elevación de la P_{CO_2} arterial, y responden aumentando la ventilación. Esto reduce la P_{CO_2} de la sangre no desviada hasta que la P_{CO_2} es normal. Realmente, en algunos pacientes con un cortocircuito, la P_{CO_2} arterial es baja porque la hipoxemia aumenta el impulso respiratorio (cap. 8).

Cortocircuito

- La hipoxemia responde poco al O_2 inspirado añadido.
- Cuando se inspira O_2 al 100%, la P_{O_2} arterial no aumenta al nivel esperado: es una prueba diagnóstica útil.
- Si el cortocircuito está causado por sangre venosa mixta, puede calcularse el tamaño a partir de la ecuación del cortocircuito.

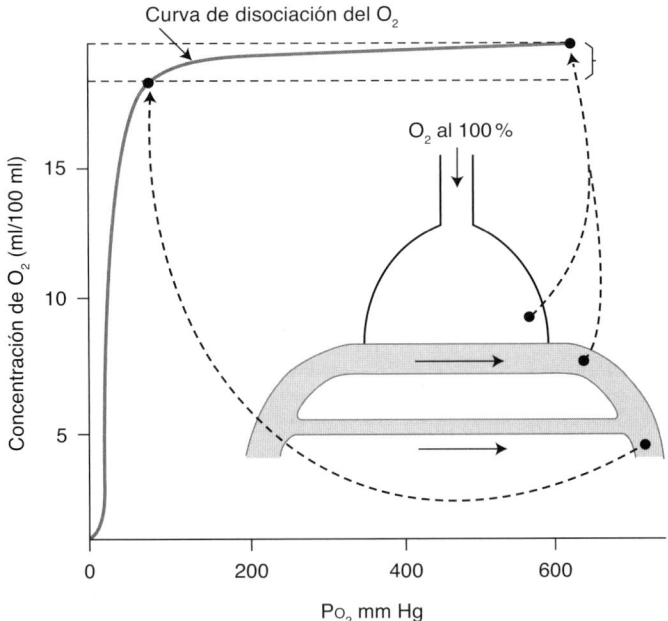

Figura 5-4. Disminución de la P_{O_2} arterial por cortocircuito durante la respiración de O_2 al 100%. La adición de una pequeña cantidad de sangre desviada con su baja concentración de O_2 disminuye notablemente la P_{O_2} de la sangre arterial. Esto sucede porque la curva de disociación del O_2 es casi plana, cuando la P_{O_2} es muy alta.

▶ Cociente ventilación-perfusión

Hasta aquí, hemos considerado tres de las cuatro causas de hipoxemia: hipoventilación, difusión y cortocircuito. Abordaremos ahora la última causa, que es la más frecuente y la más difícil de entender: el desequilibrio ventilación-perfusión. Muestra que, si la ventilación y el flujo sanguíneo se desajustan en varias regiones pulmonares, se produce una alteración de la transferencia tanto del O_2 como del CO_2. La clave para entender cómo sucede esto es el cociente ventilación-perfusión.

Consideremos un modelo de una unidad pulmonar (v. fig. 2-1) en el que se imita la captación de O_2 usando colorante y agua (fig. 5-5). El colorante en polvo entra continuamente en la unidad, para representar la adición de O_2 por la ventilación alveolar. El agua se bombea continuamente a través de la unidad, para representar el flujo sanguíneo que se lleva el O_2. Un agitador mezcla los contenidos alveolares, un proceso que normalmente se realiza por difusión de gases. La pregunta esencial es: ¿qué determina la concentración del colorante (o el O_2) en el compartimiento alveolar y, por lo tanto, en el agua (o sangre) que sale?

Está claro que tanto la velocidad con la que se añade el colorante (ventilación) como la velocidad a la que se bombea el agua (flujo sanguíneo) afectarán a la concentración del colorante en el modelo. Lo que puede no estar claro por intuición es que la concentración del colorante está determinada por el cociente entre estas velocidades. En otras palabras, si el colorante se añade a una velocidad de V g/min, y el agua se bombea a Q l/min, la concentración del colorante en el compartimiento alveolar y en el agua que sale es de V/Q g/l.

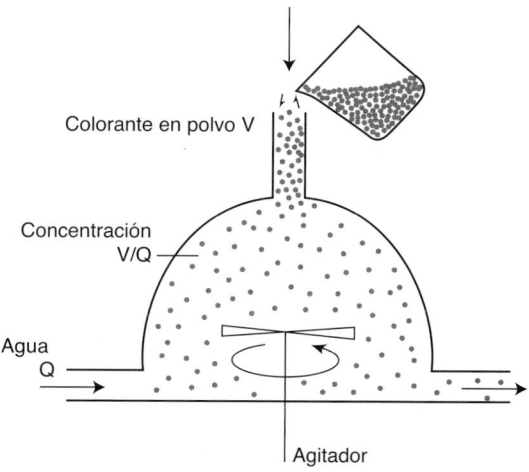

Figura 5-5. Modelo para ilustrar cómo el cociente ventilación-perfusión determina la Po_2 en una unidad pulmonar. Se añade colorante en polvo por ventilación a una velocidad V y se elimina por el flujo sanguíneo Q, para representar los factores que controlan la Po_2 alveolar. La concentración del colorante viene dada por V/Q.

De un modo exactamente igual, la concentración de O_2 (o, mejor, la P_{O_2}) en cualquier unidad pulmonar está determinada por el cociente entre la ventilación y el flujo sanguíneo, y no sólo el O_2, sino el CO_2, el N_2 y cualquier otro gas que esté presente en condiciones estables. Esta es la razón por la que el cociente ventilación-perfusión desempeña un papel esencial en el intercambio de gases en los pulmones.

▶ Efecto de la alteración del cociente ventilación-perfusión de una unidad pulmonar

Observemos con más detalle el modo en que las alteraciones del cociente ventilación-perfusión de una unidad pulmonar afectan al intercambio de gases. Así, la figura 5-6A muestra la P_{O_2} y la P_{CO_2} en una unidad con un cociente ventilación-perfusión normal (de, aproximadamente, 1; v. fig. 2-1). El aire inspirado tiene una P_{O_2} de 150 mm Hg (fig. 5-1) y una P_{CO_2} de cero. La sangre venosa mixta que entra en la unidad tiene una P_{O_2} de 40 mm Hg y una P_{CO_2} de 45 mm Hg. La P_{O_2} alveolar de 100 mm Hg está determinada por un equilibrio entre la adición de O_2 por la ventilación y su retirada por el flujo sanguíneo. La P_{CO_2} normal de 40 mm Hg se establece de forma similar.

Supongamos ahora que el cociente ventilación-perfusión de la unidad disminuye gradualmente al obstruir su ventilación, dejando el flujo sanguíneo invariable (fig. 5-6B). Está claro que el O_2 en la unidad descenderá y que el CO_2 se elevará, aunque los cambios relativos de ambos no son evidentes de forma inmediata[1]. Sin embargo, podemos predecir fácilmente lo que ocurrirá al final cuando la ventilación se elimine por completo (cociente ventilación-perfusión de cero). El O_2 y el CO_2 del aire alveolar y de la sangre al final de los capilares deben ser, ahora, iguales a los de la sangre venosa mixta. (En la práctica, unidades completamente obstruidas se colapsan finalmente, pero podemos dejar a un lado estos efectos a largo plazo en este momento.) Obsérvese que estamos suponiendo que lo que sucede en una unidad pulmonar de entre un gran número de ellas no afecta a la composición de la sangre venosa mixta.

Supongamos, en su lugar, que el cociente ventilación-perfusión aumenta por la obstrucción gradual del flujo sanguíneo (fig. 5-6C). Ahora, el O_2 aumenta y el CO_2 disminuye, alcanzando finalmente la composición del aire inspirado cuando desaparezca el flujo sanguíneo (cociente ventilación-perfusión de infinito). Así, cuando se altera el cociente ventilación-perfusión de la unidad, la composición de sus gases se aproxima a la de la sangre venosa mixta o a la del aire inspirado.

Un modo conveniente de representar estos cambios es usando el esquema O_2-CO_2 (fig. 5-7). En él, la P_{O_2} se representa en el eje de abscisas (X) y la P_{CO_2} en

---

[1] La ecuación del gas alveolar no puede aplicarse aquí, porque el cociente de intercambio respiratorio no es constante. La ecuación adecuada es:

$$\frac{\dot{V}_A}{\dot{Q}} = 8{,}63 \ R \ \frac{Ca_{O_2} - C\bar{v}_{O_2}}{P_{A_{CO_2}}}$$

Se denomina ecuación del cociente ventilación-perfusión.

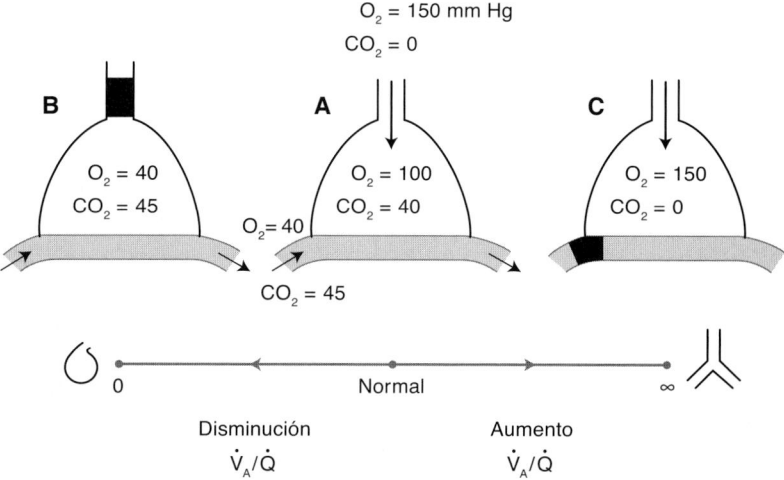

$O_2 = 150$ mm Hg

$CO_2 = 0$

B

A

C

$O_2 = 40$
$CO_2 = 45$

$O_2 = 40$

$O_2 = 100$
$CO_2 = 40$

$O_2 = 150$
$CO_2 = 0$

$CO_2 = 45$

0

Normal

∞

Disminución

$\dot{V}_A/\dot{Q}$

Aumento

$\dot{V}_A/\dot{Q}$

Figura 5-6. Efecto de la alteración del cociente ventilación-perfusión sobre la P_{O_2} y la P_{CO_2} en una unidad pulmonar.

el eje de ordenadas (Y). En primer lugar, se localiza la composición normal del aire alveolar, o punto A ($P_{O_2} = 100$, $P_{CO_2} = 40$). Si suponemos que la sangre se equilibra con el aire alveolar al final del capilar (v. fig. 3-3), este punto puede representar igual de bien la sangre al final del capilar. A continuación, encontramos el punto de la sangre venosa mixta, $\bar{v}$ ($P_{O_2} = 40$, $P_{CO_2} = 45$). La barra sobre la v significa «mixta», o «media». Finalmente, encontramos el punto de aire inspirado I ($P_{O_2} = 150$, $P_{CO_2} = 0$). También aquí, obsérvense las similitudes entre las figuras 5-6 y 5-7.

La línea que une $\bar{v}$ e I pasando por A muestra los cambios en la composición del aire alveolar (y la sangre al final del capilar) que pueden producirse cuando el cociente ventilación-perfusión disminuye por debajo de lo normal (A → $\bar{v}$) o aumenta por encima de lo normal (A → I). En realidad, esta línea indica *todas* las posibles composiciones del aire alveolar en un pulmón al que llega aire de composición I y sangre de composición $\bar{v}$. Por ejemplo, un pulmón así no podría contener un alvéolo con una P_{O_2} de 70 mm Hg y una P_{CO_2} de 30 mm Hg, porque este punto no se encuentra en la línea de ventilación-perfusión. Sin embargo, esta composición alveolar *podría* existir si se cambiara la sangre venosa mixta o el aire inspirado de modo que la línea pasara entonces por ese punto.

▶ Intercambio regional de gases en el pulmón

El modo en que el cociente ventilación-perfusión de una unidad pulmonar determina su intercambio de gases puede ilustrarse gráficamente observando las diferencias que se producen al descender por un pulmón en posición vertical. En las figuras 2-7 y 4-7, se mostraba que la ventilación aumenta lentamente desde el vértice pulmonar hasta la base, y el flujo sanguíneo aumenta más rápidamente

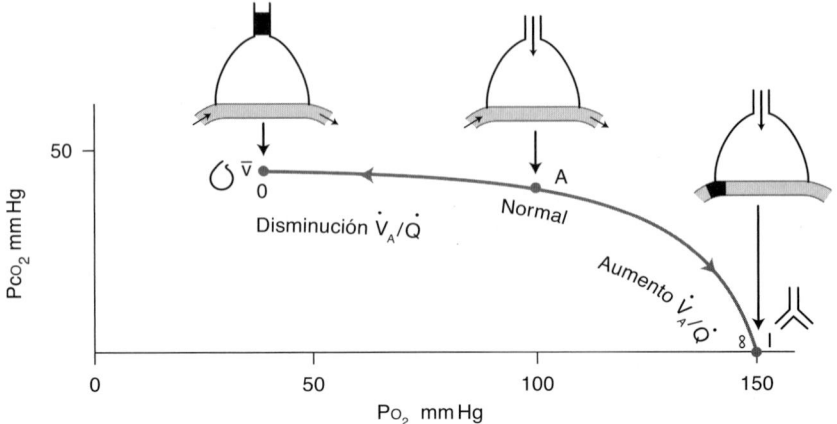

Figura 5-7. Esquema O_2–CO_2 que muestra una línea de cociente ventilación-perfusión. La P_{O_2} y la P_{CO_2} de una unidad pulmonar se desplazan a lo largo de esta línea desde el punto venoso mixto hasta el punto del aire inspirado I, a medida que el cociente ventilación-perfusión aumenta (compárese con la fig. 5-6).

(fig. 5-8). Debido a ello, el cociente ventilación-perfusión es anormalmente alto en el vértice pulmonar (donde el flujo sanguíneo es mínimo) y mucho menor en la base. Podemos usar estas diferencias regionales del cociente ventilación-perfusión en un esquema O_2-CO_2 (fig. 5-7), para representar las diferencias resultantes en el intercambio de gases.

La figura 5-9 muestra el pulmón en posición vertical dividido en «cortes» horizontales imaginarios, cada uno de ellos localizado en la línea ventilación-perfu-

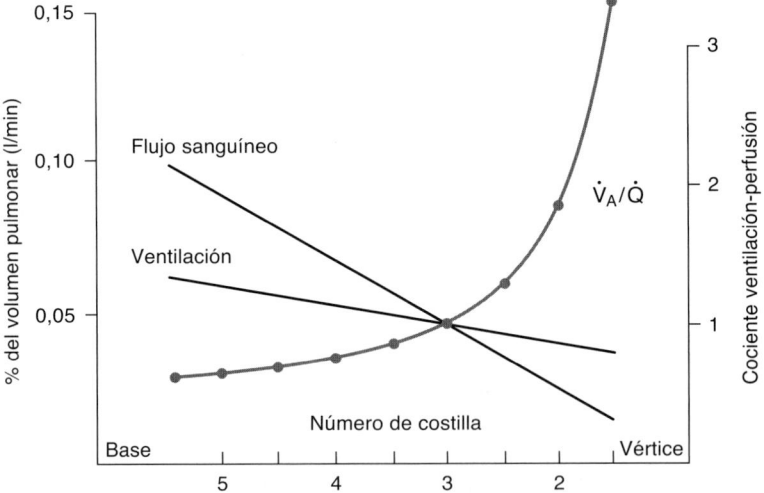

Figura 5-8. Distribución de la ventilación y del flujo sanguíneo al descender por un pulmón en posición vertical (compárense las figs. 2-7 y 4-7). Obsérvese que el cociente ventilación-perfusión disminuye al descender por el pulmón.

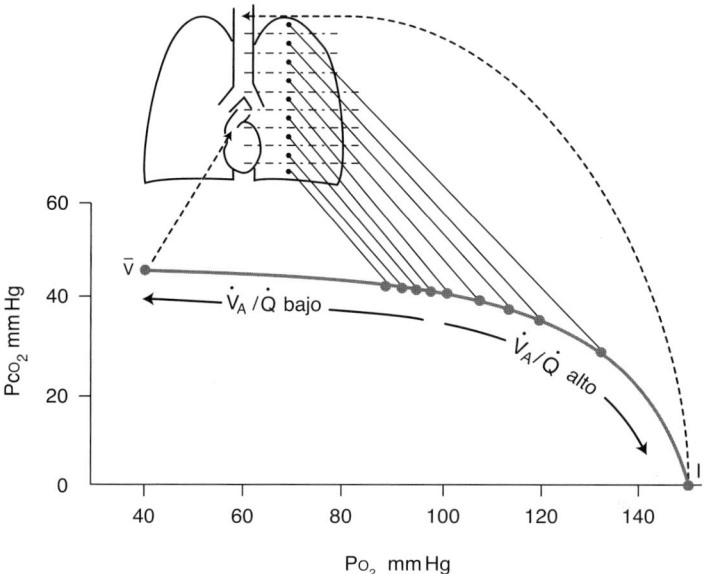

Figura 5-9. Resultado de la combinación del patrón de la desigualdad del cociente ventilación-perfusión que se muestra en la figura 5-8 con los efectos de esto sobre el intercambio de gases como se muestra en la figura 5-7. Obsérvese que el elevado cociente ventilación-perfusión en el vértice produce una P_{O_2} elevada y una P_{CO_2} baja allí. En la base, se observa lo contrario.

sión por su propio cociente ventilación-perfusión. Este cociente es elevado en el vértice, por lo que este punto se encuentra hacia el extremo derecho de la línea, mientras que la base pulmonar se localiza hacia la izquierda de la normalidad (compárese con la fig. 5-7). Está claro que la P_{O_2} de los alvéolos (eje horizontal) disminuye mucho al descender por el pulmón, mientras que la P_{CO_2} (eje vertical) aumenta mucho menos.

La figura 5-10 ilustra los valores que pueden leerse en un esquema como la figura 5-9. (Por supuesto, habrá variaciones entre las personas; el objetivo principal de este método es describir los principios subyacentes al intercambio de gases.) Obsérvese en primer lugar que el volumen del pulmón en los cortes es menor cerca del vértice que hacia la base. La ventilación es menor en el vértice que en la base, pero las diferencias de flujo sanguíneo son más importantes. En consecuencia, el cociente ventilación-perfusión disminuye al descender por el pulmón, y todas las diferencias en el intercambio de gases se deducen de esto. Obsérvese que la P_{O_2} cambia más de 40 mm Hg, mientras que la diferencia de P_{CO_2} entre el vértice y la base es mucho menor. (Incidentalmente, la elevada P_{O_2} en el vértice probablemente se debe a la preferencia de la tuberculosis del adulto por esta región, ya que proporciona un entorno más favorable para este microorganismo.) La variación de P_{N_2} es, en efecto, por defecto porque la presión total en el aire alveolar es la misma en todo el pulmón.

Las diferencias regionales de P_{O_2} y P_{CO_2} implican diferencias en las concentraciones de estos gases al final de los capilares, que pueden obtenerse a partir de las

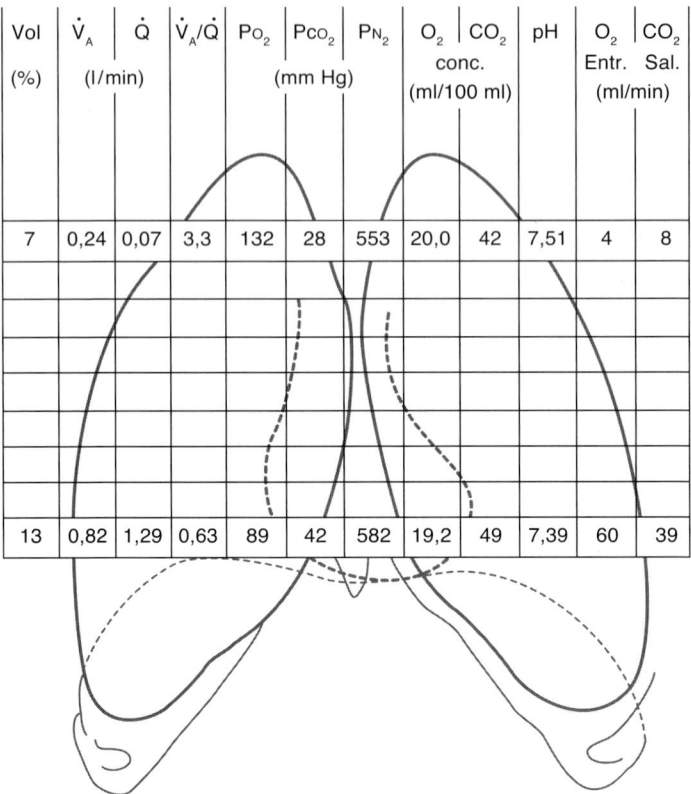

Vol (%)	$\dot{V}_A$ (l/min)	$\dot{Q}$ (l/min)	$\dot{V}_A/\dot{Q}$	P_{O_2} (mm Hg)	P_{CO_2} (mm Hg)	P_{N_2} (mm Hg)	O_2 conc. (ml/100 ml)	CO_2 conc. (ml/100 ml)	pH	O_2 Entr. (ml/min)	CO_2 Sal. (ml/min)
7	0,24	0,07	3,3	132	28	553	20,0	42	7,51	4	8
13	0,82	1,29	0,63	89	42	582	19,2	49	7,39	60	39

Figura 5-10. Diferencias regionales en el intercambio de gases al descender por el pulmón sano. Para una mayor claridad, sólo se muestran los valores apicales y basales.

curvas de disociación adecuadas (v. cap. 6). Obsérvese la diferencia sorprendentemente grande de pH en el pulmón, que refleja la considerable variación de la P_{CO_2} de la sangre. La contribución mínima a la captación global de O_2 que realiza el vértice pulmonar puede atribuirse, fundamentalmente, al escaso flujo sanguíneo aquí. La diferencia en la salida de CO_2 entre el vértice y la base es mucho menor, ya que puede mostrarse que está relacionada más estrechamente con la ventilación. A causa de ello, el cociente de intercambio respiratorio (producción de CO_2/ captación de O_2) es mayor en el vértice que en la base. Con el esfuerzo, cuando la distribución del flujo sanguíneo se hace más uniforme, el vértice asume una mayor parte de la captación de O_2.

▶ Efecto del desequilibrio ventilación-perfusión en el intercambio global de gases

Aunque las diferencias regionales en el intercambio de gases comentadas anteriormente son interesantes, más interesante para el organismo como un todo es si la ventilación desigual y el flujo sanguíneo afectan al intercambio de gases global de los pulmones, es decir, su capacidad para captar O_2 y expulsar CO_2. Parece que un pulmón con desequilibrio ventilación-perfusión no puede transferir tanto O_2 y CO_2 como un pulmón que está uniformemente ventilado y perfundido, siendo lo demás igual. O, si se están transfiriendo iguales cantidades de gases (porque se han establecido por las demandas metabólicas del organismo), el pulmón con desequilibrio ventilación-perfusión no puede mantener una P_{O_2} arterial tan elevada o una P_{CO_2} tan baja como lo hace un pulmón homogéneo, siendo de nuevo aquí todo lo demás igual.

La razón por la que un pulmón con ventilación y flujo sanguíneo desigual tiene dificultad para oxigenar la sangre arterial puede ilustrarse observando las diferencias a lo largo del pulmón en posición vertical (fig. 5-11). Aquí, la P_{O_2} en el vértice es unos 40 mm Hg superior a la de la base pulmonar. Sin embargo, la parte principal de la sangre que abandona los pulmones procede de las zonas inferiores, donde la P_{O_2} es baja. Debido a esto, disminuye la P_{O_2} arterial. Por el contrario, el aire alveolar espirado procede más uniformemente del vértice y la base, porque las diferencias de ventilación son mucho menores que las de flujo sanguíneo (fig. 5-8). Por el mismo motivo, la P_{CO_2} arterial se elevará, porque es mayor en la base que en el vértice pulmonar (fig. 5-10).

En la figura 5-12, se muestra otra razón por la que la ventilación y el flujo sanguíneo desiguales disminuyen la P_{O_2} arterial. Se representan tres grupos de alvéolos con cocientes ventilación-perfusión bajo, normal y elevado. Las concentraciones de O_2 de la sangre que sale son de 16, 19,5 y 20 ml/100 ml, respectivamente. Debido a ello, las unidades con el cociente ventilación-perfusión elevado añaden relativamente poco oxígeno a la sangre, en comparación con la disminución causada por los alvéolos con el cociente ventilación-perfusión bajo. Así, la sangre capilar mixta tiene una menor concentración de O_2 que la de las unidades con un cociente

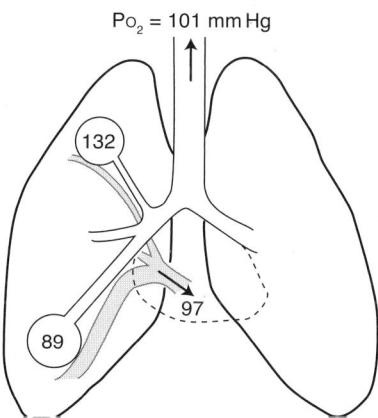

Figura 5-11. Disminución de la P_{O_2} arterial por desequilibrio ventilación-perfusión. En este esquema de los pulmones en posición vertical, sólo se muestran dos grupos de alvéolos, uno en el vértice y otro en la base. Los tamaños relativos de las vías respiratorias y los vasos sanguíneos indican sus ventilaciones y flujos sanguíneos relativos. Como la mayor parte de la sangre procede de la base poco oxigenada, es inevitable la disminución de la P_{O_2}.

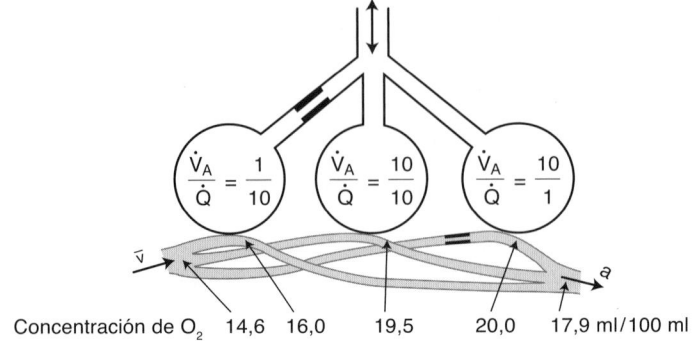

Concentración de O_2 14,6   16,0   19,5   20,0   17,9 ml/100 ml

Figura 5-12. Otra razón para la disminución de la P_{O_2} arterial por desajuste entre la ventilación y el flujo sanguíneo. Las unidades pulmonares con un cociente ventilación-perfusión elevado añaden relativamente poco oxígeno a la sangre, comparado con la disminución causada por los alvéolos con un cociente ventilación-perfusión bajo.

ventilación-perfusión normal. Esto puede explicarse por la forma no lineal de la curva de disociación del oxígeno, que indica que, aunque las unidades con un cociente ventilación-perfusión elevado tienen una P_{O_2} relativamente elevada, esto no aumenta mucho la concentración de oxígeno de su sangre. Esta razón añadida para la depresión de la P_{O_2} no se aplica a la elevación de la P_{CO_2}, porque la disociación de la curva es casi lineal en el intervalo de estudio.

El resultado neto de estos mecanismos es una disminución de la P_{O_2} arterial por debajo de la P_{O_2} alveolar mixta, es decir, la denominada diferencia alveoloarterial de O_2. En el pulmón sano en posición vertical, esta diferencia es insignificante, tan sólo de unos 4 mm Hg, por el desequilibrio ventilación-perfusión. Su aparición se describe aquí sólo para ilustrar el modo en que la ventilación y el flujo desiguales deben producir una disminución de la P_{O_2} arterial. En las neumopatías, la disminución de la P_{O_2} arterial por este mecanismo puede ser extrema.

▶ Distribuciones de los cocientes ventilación-perfusión

Es posible obtener información sobre la distribución de cocientes ventilación-perfusión en pacientes con afecciones pulmonares inyectando, en una vena periférica, una mezcla de gases inertes disueltos que tienen un margen de solubilidades, y medir después las concentraciones de los gases en la sangre arterial y en el aire espirado. Los detalles de esta técnica son demasiado complejos para describirlos aquí, y se usa con fines de investigación, más que en el laboratorio de función pulmonar. La técnica proporciona una distribución de ventilación y flujo sanguíneo representada frente al cociente ventilación-perfusión con 50 compartimientos igualmente espaciados en una escala logarítmica.

La figura 5-13 muestra un resultado típico de una persona joven sana. Obsérvese que toda la ventilación y el flujo sanguíneo se dirigen a compartimientos

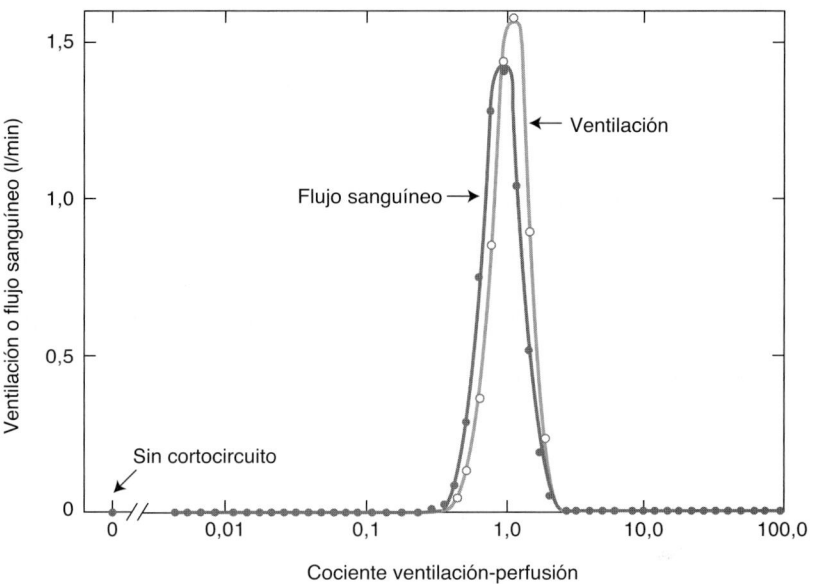

Figura 5-13. Distribución del cociente ventilación-perfusión en una persona joven y sana. Obsérvese la estrecha dispersión y la ausencia de cortocircuito.

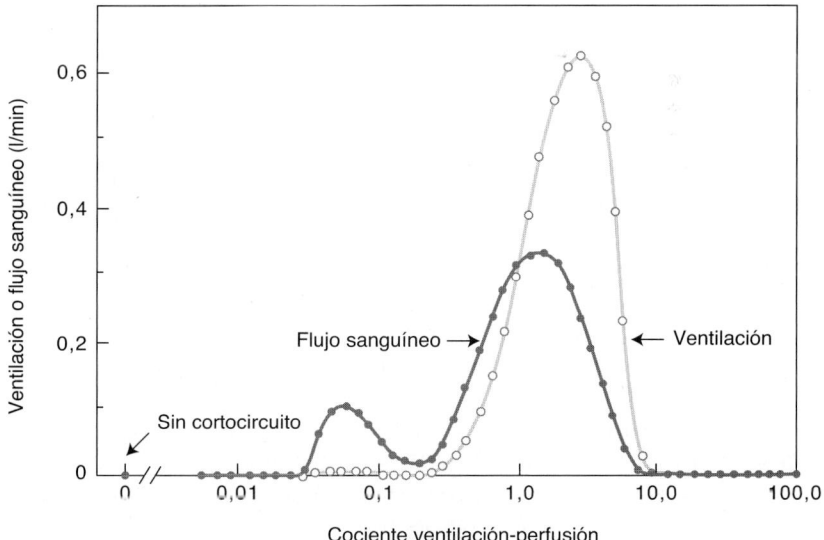

Figura 5-14. Distribución de los cocientes ventilación-perfusión en un paciente con bronquitis crónica y enfisema. Obsérvese particularmente el flujo sanguíneo hacia unidades pulmonares con cocientes ventilación-perfusión muy bajos. Compárese con la figura 5-13.

cercanos al cociente ventilación-perfusión normal de alrededor de 1 y, en particular, aquí no hay flujo sanguíneo hacia el compartimiento no ventilado (cortocircuito). Las distribuciones en pacientes con neumopatías son, a menudo, muy diferentes. En la figura 5-14, se muestra un ejemplo de un paciente con bronquitis crónica y enfisema. Obsérvese que aunque gran parte de la ventilación y el flujo sanguíneo va a compartimientos con cocientes ventilación-perfusión cercanos a la normalidad, una parte considerable de flujo sanguíneo se dirige a compartimientos con cocientes ventilación-perfusión de entre 0,03 y 0,3. La sangre de estas unidades se oxigenará mal y disminuirá la P_{O_2} arterial. También hay excesiva ventilación hacia unidades pulmonares con cocientes ventilación-perfusión de hasta 10. Estas unidades no son eficaces para eliminar CO_2. Este paciente concreto tenía hipoxemia arterial, aunque la P_{CO_2} arterial era normal (v. más adelante). En otros tipos de neumopatías, se observan otros patrones.

▶ Desequilibrio ventilación-perfusión como causa de retención de CO_2

Imagínese un pulmón uniformemente ventilado y perfundido, y que está transfiriendo cantidades normales de O_2 y CO_2. Supongamos que, de forma algo mágica, el equilibrio entre ventilación y flujo sanguíneo se altera repentinamente, permaneciendo todo lo demás sin cambios. ¿Qué ocurriría con el intercambio de gases? Parece que el efecto de este desequilibrio ventilación-perfusión «puro» (es decir, con todo lo demás constante) es reducir *tanto* la captación de O_2 *como* la salida de CO_2 de los pulmones. En otras palabras, el pulmón se vuelve menos eficiente como intercambiador para ambos gases. Por tanto, la desigualdad entre ventilación y flujo sanguíneo debe causar hipoxemia e hipercapnia (retención de CO_2), permaneciendo lo demás constante.

Desequilibrio ventilación-perfusión

- El desequilibrio ventilación-perfusión ($\dot{V}_A / \dot{Q}$) determina el intercambio de gases en cualquier unidad pulmonar.
- Las diferencias regionales de $\dot{V}_A / \dot{Q}$ en el pulmón humano en posición vertical causan un patrón de intercambio de gases regional.
- El desequilibrio $\dot{V}_A / \dot{Q}$ altera la captación o la eliminación de todos los gases por los pulmones.
- Aunque la eliminación de CO_2 está alterada por el desequilibrio $\dot{V}_A / \dot{Q}$, esto puede corregirse aumentando la ventilación alveolar.
- Por el contrario, la hipoxemia causada por el desequilibrio $\dot{V}_A / \dot{Q}$ no puede eliminarse por aumentos de la ventilación.
- El comportamiento diferente de los dos gases se debe a las diferentes formas de las curvas de disociación.

Sin embargo, en la práctica, los pacientes con desequilibrio ventilación-perfusión indudable tienen, a menudo, una P_{CO_2} arterial normal. La razón es que siempre que los quimiorreceptores perciben una elevación de la P_{CO_2}, existe un aumento del impulso ventilatorio (cap. 8). El consiguiente aumento de la ventilación alveolar suele ser eficaz en el regreso de la P_{CO_2} arterial a la normalidad. Sin embargo, estos pacientes sólo pueden mantener una P_{CO_2} normal a expensas de este aumento de ventilación hacia los alvéolos; la ventilación excesiva con respecto a la que se necesitaría normalmente se denomina, a veces, *ventilación malgastada* o *inútil*, y es necesaria porque las unidades pulmonares con cocientes ventilación-perfusión anormalmente elevados no son eficaces para eliminar CO_2. Se dice que estas unidades constituyen un *espacio muerto alveolar.*

Aunque el aumento de la ventilación en un pulmón con desequilibrio ventilación-perfusión suele ser eficaz para disminuir la P_{CO_2} arterial, lo es mucho menos para aumentar la P_{O_2} arterial. La razón del diferente comportamiento de los dos gases se encuentra en las formas de las curvas de disociación de CO_2 y O_2 (cap. 6). La curva de disociación del CO_2 es casi recta en el intervalo fisiológico, y un aumento de la ventilación aumentará la salida de CO_2 de unidades pulmonares con cocientes ventilación-perfusión altos y bajos. Por el contrario, la parte superior casi plana de la curva de disociación del O_2 significa que sólo unidades con cocientes ventilación-perfusión moderadamente bajos se beneficiarán de forma apreciable del aumento de ventilación. Esas unidades que aparecen muy arriba en la curva de disociación (cociente ventilación-perfusión elevado) aumentan muy poco la concentración de O_2 de la sangre que sale de ellas (fig. 5-12). De las unidades que tienen un cociente ventilación-perfusión muy bajo sigue saliendo sangre con una concentración de O_2 cercana a la de la sangre venosa mixta. El resultado neto es que la P_{O_2} arterial mixta sólo aumenta modestamente, y siempre queda algo de hipoxemia.

▶ Medición del desequilibrio ventilación-perfusión

¿Cómo se puede valorar la magnitud del desequilibrio ventilación-perfusión en los pulmones enfermos? Pueden usarse gases radioactivos para definir diferencias topográficas de ventilación y flujo sanguíneo en el pulmón sano en posición vertical (v. figs. 2-7 y 4-7), pero en la mayoría de los pacientes, existen grandes desigualdades entre unidades muy adyacentes, y esto no pueden distinguirlo los contadores colocados sobre el tórax. En la práctica, observamos índices basados en la alteración resultante del intercambio de gases[1].

Una medida útil es la *diferencia alveoloarterial* de P_{O_2}, obtenida restando la P_{O_2} arterial de la P_{O_2} alveolar denominada «ideal». Esta última es la P_{O_2} que *tendría* el pulmón si no hubiera desequilibrio ventilación-perfusión y hubiera intercambio de gases con el mismo cociente de intercambio respiratorio que en el pulmón real. Se obtiene a partir de la ecuación del gas alveolar:

---

[1] Puede encontrar más detalles sobre este complicado tema en JB West, *Fisiopatología pulmonar*, 7.ª ed. Lippincott Williams & Wilkins. Barcelona, 2008.

$$P_{A_{O_2}} = P_{I_{O_2}} - \frac{P_{A_{CO_2}}}{R} + F$$

La P_{CO_2} arterial se usa para el valor alveolar.

Un ejemplo aclarara todo esto. Supongamos que un paciente que está respirando aire a nivel del mar tiene una P_{O_2} arterial de 50 mmHg y una P_{CO_2} arterial de 60 mmHg, y un cociente de intercambio respiratorio de 0,8. ¿Puede explicarse la hipoxemia arterial por hipoventilación?

A partir de la ecuación del gas alveolar, la P_{O_2} alveolar ideal viene dada por:

$$P_{A_{O_2}} = 149 - \frac{60}{0,8} + F = 7,4 \, mmHg$$

donde la P_{O_2} del aire inspirado es de 149 mmHg, e ignoramos el pequeño factor F. Así, la diferencia alveoloarterial de P_{O_2} es de, aproximadamente, $(74 - 50) = 24$ mmHg. Es anormalmente elevada, e indica que existe un desequilibrio ventilación-perfusión.

En el capítulo 10 puede encontrarse más información sobre la determinación del desequilibrio ventilación-perfusión.

CONCEPTOS CLAVE

1. Las cuatro causas de hipoxemia son: hipoventilación, limitación de la difusión, cortocircuito y desequilibrio ventilación-perfusión.
2. Las dos causas de hipercapnia, o retención de CO_2, son la hipoventilación y el desequilibrio ventilación-perfusión.
3. El cortocircuito es la única causa de hipoxemia en la que la P_{O_2} arterial no se eleva hasta el nivel esperado cuando se administra a un paciente O_2 al 100 %.
4. El cociente ventilación-perfusión determina la P_{O_2} y la P_{CO_2} en cualquier unidad pulmonar. Como el cociente es elevado en el vértice pulmonar, la P_{O_2} está aquí elevada y la P_{CO_2} es baja.
5. El desequilibrio ventilación-perfusión disminuye la eficacia del intercambio de gases en los pulmones, para todos los gases. Sin embargo, muchos pacientes con desequilibrio ventilación-perfusión tienen una P_{CO_2} arterial normal porque aumentan la ventilación de los alvéolos. Por el contrario, la P_{O_2} arterial es siempre baja. El comportamiento diferente de los dos gases puede atribuirse a las formas diferentes de las dos curvas de disociación.
6. La diferencia alveoloarterial de P_{O_2} es una medida útil del desequilibrio ventilación-perfusión. La P_{O_2} alveolar se calcula a partir de la ecuación del gas alveolar, usando la P_{CO_2} arterial.

PREGUNTAS

Elija la mejor respuesta para cada pregunta.

1. Un alpinista alcanza una altitud de 4 500 m, donde la presión atmosférica es de 447 mmHg. La P_{O_2} del aire húmedo inspirado (en mmHg) es:

A. 47
B. 63
C. 75
D. 84
E. 98

2. Un hombre con los pulmones sanos y una P_{CO_2} arterial de 40 mm Hg ingiere una sobredosis de barbitúricos que reduce a la mitad la ventilación alveolar pero que no altera la eliminación de CO_2. Si su cociente de intercambio respiratorio es de 0,8, ¿cuál será su P_{O_2} arterial (en mm Hg), aproximadamente?
   A. 40
   B. 50
   C. 60
   D. 70
   E. 80

3. En la situación descrita en la pregunta 2, ¿cuánto tiene que aumentar la concentración (%) de O_2 inspirado para que la P_{O_2} arterial regrese a su nivel original?
   A. 7
   B. 11
   C. 15
   D. 19
   E. 23

4. En un cateterismo, se observa que un paciente con los pulmones sanos y un cortocircuito de derecha a izquierda presenta concentraciones de oxígeno en sangre arterial y venosa mixta de 18 y 14 ml/100 ml, respectivamente. Si la concentración de O_2 de la sangre que abandona los capilares pulmonares se calcula que es de 20 ml/100 ml, ¿qué cortocircuito presenta, como porcentaje de su gasto cardíaco?
   A. 23
   B. 33
   C. 43
   D. 53
   E. 63

5. Si en la cima del monte Everest (presión atmosférica de 247 mm Hg) un alpinista mantiene una P_{O_2} alveolar de 34 mm Hg y se encuentra en situación estable (R ≤ 1), su P_{CO_2} alveolar (en mm Hg) no puede ser mayor de:
   A. 5
   B. 8
   C. 10
   D. 12
   E. 15

6. Un paciente con enfermedad pulmonar obstructiva crónica grave, que produce un importante desequilibrio ventilación-perfusión, tiene una P_{O_2} arterial de 50 mm Hg y una P_{CO_2} arterial de 40 mm Hg. La P_{CO_2} es normal a pesar de la hipoxemia porque:
   A. El desequilibrio ventilación-perfusión no interfiere en la eliminación de CO_2.
   B. Gran parte del CO_2 es transportado como bicarbonato.
   C. La formación de ácido carbónico se acelera por la anhidrasa carbónica.
   D. El CO_2 difunde más rápido a través de los tejidos que el O_2.
   E. Las curvas de disociación del CO_2 y el O_2 tienen diferentes formas.

7. El vértice del pulmón humano en posición vertical en comparación con la base tiene:
   A. Mayor P_{O_2}.
   B. Mayor ventilación.
   C. Menor pH en la sangre al final de los capilares.
   D. Mayor flujo sanguíneo.
   E. Alvéolos más pequeños.

8. Si el cociente ventilación-perfusión de una unidad pulmonar disminuye por obstrucción bronquial parcial, mientras el resto del pulmón no se altera, la unidad pulmonar afectada presentará:
   A. Aumento de la P_{O_2} alveolar.
   B. Disminución de la P_{CO_2} alveolar.
   C. Ningún cambio en la P_{N_2} alveolar.
   D. Aumento del pH de la sangre al final de los capilares.
   E. Disminución de la captación de oxígeno.

9. Un paciente con neumopatía que respira aire tiene una P_{O_2} y una P_{CO_2} arteriales de 49 y 48 mm Hg, respectivamente, y un cociente de intercambio respiratorio de 0,8. La diferencia alveoloarterial aproximada de la P_{O_2} (en mm Hg) es:
   A. 10
   B. 20
   C. 30
   D. 40
   E. 50

Transporte de gases por la sangre

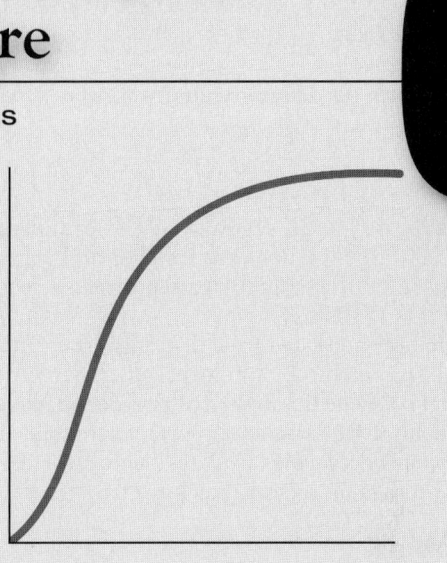

6

▶ CÓMO LOS GASES
SE DESPLAZAN
HASTA LOS
TEJIDOS
PERIFÉRICOS

Consideraremos ahora el transporte de los gases de la respiración, oxígeno y dióxido de carbono, por la sangre. En primer lugar, comentaremos la curva de disociación del oxígeno, incluyendo los factores que afectan a la afinidad de la hemoglobina por el oxígeno. A continuación, el dióxido de carbono, que se transporta en la sangre en tres formas. Consideraremos, después, el estado acidobásico de la sangre, y las cuatro alteraciones principales: acidosis y alcalosis respiratorias, y acidosis y alcalosis metabólicas. Finalmente, hablaremos brevemente del intercambio de gases en los tejidos periféricos.

▶ Oxígeno

El O_2 se transporta por la sangre en dos formas: disuelto y combinado con la hemoglobina.

O_2 disuelto

Obedece a la ley de Henry, según la cual, la cantidad disuelta es proporcional a la presión parcial (fig. 6-1). Por cada mm Hg de Po_2, existe 0,003 ml O_2/100 ml de sangre. De este modo, la sangre arterial normal, es decir, con una Po_2 de 100 mm Hg contiene 0,3 ml O_2/100 ml.

Resulta fácil ver que esta forma de transportar O_2 no debe ser adecuada. Supongamos que el gasto cardíaco durante el esfuerzo intenso es de 30 l/min. Dado que la sangre arterial contiene 0,3 ml O_2/100 ml de sangre (es decir, 3 ml O_2/l de sangre) como O_2 disuelto, la cantidad total aportada a los tejidos es sólo de $30 \times 3 = 90$ ml/min. Sin embargo, las necesidades tisulares pueden ser de hasta 3 000 ml O_2/min. Está claro que se necesita un método adicional para transportar O_2.

Hemoglobina

El hemo es un compuesto de hierro y porfirina; se une a la proteína globina, que consta de cuatro cadenas polipeptídicas. Las cadenas son de dos tipos, α y β, y las diferencias en sus secuencias de aminoácidos dan lugar a varios tipos de hemoglobina humana. La hemoglobina normal del adulto se denomina A. La hemoglobina F (fetal) forma parte de la hemoglobina del recién nacido, y se sustituye, gradual-

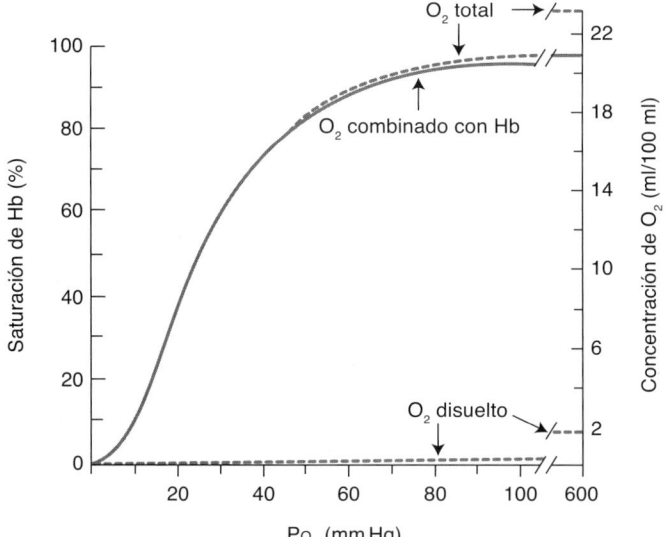

Figura 6-1. Curva de disociación del O_2 *(línea continua)* para pH 7,4, Pco_2 40 mm Hg y 37 °C. Se muestra también la concentración total de O_2 en sangre para una concentración de hemoglobina de 15 g/100 ml de sangre.

mente, durante el primer año, aproximadamente, de vida posnatal. La hemoglobina S (*sickle*, falciforme) tiene valina en lugar de ácido glutámico en las cadenas β. Esto produce una disminución de la afinidad por el O_2 y una desviación de la curva de disociación hacia la derecha, pero, y más importante, la forma desoxigenada es poco soluble y cristaliza en el interior del hematíe. Debido a ello, la forma del hematíe cambia, dejando de ser bicóncava para tener forma de media luna o falciforme, con una mayor fragilidad y una tendencia a la formación de trombos. Se han descrito otras muchas formas de hemoglobina, algunas con afinidades extrañas por el O_2. Si desea más información sobre la hemoglobina, podrá encontrarla en un tratado de bioquímica.

En la hemoglobina normal A, el ión ferroso puede estar oxidado en la forma férrica por la acción de diversos fármacos, entre ellos los nitritos, las sulfamidas y la acetanilida. Esta forma férrica se denomina metahemoglobina. Se trata de una alteración congénita en la que existe un déficit de la enzima metahemoglobina reductasa en el hematíe. Otra forma anómala es la sulfehemoglobina. Estos compuestos no son útiles para transportar O_2.

Curva de disociación del O_2

El O_2 forma una combinación reversible con la hemoglobina (Hb) para dar oxihemoglobina: $O_2 + Hb \leftrightharpoons HbO_2$. Supongamos que contamos con un número de recipientes de cristal (tonómetros), cada uno de ellos con un pequeño volumen de sangre, y añadimos aire con varias concentraciones de O_2. Tras dejar un tiempo para que el aire y la sangre alcancen un equilibrio, medimos la P_{O_2} del aire y la concentración de O_2 de la sangre. Sabiendo que en cada 100 ml de sangre/mmHg P_{O_2} se disolverán 0,003 ml O_2, podemos calcular el O_2 combinado con la Hb (fig. 6-1). Obsérvese que la cantidad de O_2 transportada por la Hb aumenta rápidamente hasta una P_{O_2} de unos 50 mmHg, pero por encima de ésta, la curva se aplana mucho.

La cantidad máxima de O_2 que se puede combinar con la Hb es lo que se denomina *capacidad de O_2*, y significa que todos los lugares de unión disponibles están ocupados por O_2. Puede medirse exponiendo la sangre a una P_{O_2} muy elevada (600 mmHg) y restando el O_2 disuelto. Un gramo de Hb pura puede combinarse con 1,39 ml de O_2[1], y como la sangre normal tiene unos 15 g de Hb/100 ml, la capacidad de O_2 es de unos 20,8 ml O_2/100 ml de sangre.

La *saturación de O_2* de la Hb es el porcentaje de lugares de unión disponibles que tienen O_2 fijado, y viene dada por:

$$\frac{O_2 \text{ combinado con Hb}}{\text{capacidad de } O_2} \times 100$$

La saturación de O_2 de la sangre arterial con P_{O_2} de 100 mmHg es de, aproximadamente, el 97,5 %, mientras que la de la sangre venosa mixta con una P_{O_2} de 40 mmHg es de alrededor del 75 %.

---

[1] Algunas mediciones dan 1,34 o 1,36 ml. La razón es que, en condiciones normales del organismo, parte de la hemoglobina se encuentra en formas como la metahemoglobina, que no pueden combinarse con el O_2.

El cambio en la Hb desde el estado totalmente oxigenado a su estado desoxigenado se acompaña de un cambio de conformación en la molécula. La forma oxigenada es el estado R (relajado), mientras que la forma desoxigenada es el estado T (tenso). Es importante entender las relaciones entre la P_{O_2}, la saturación de O_2 y la concentración de O_2 (v. fig. 6-2). Por ejemplo, supongamos que un paciente con anemia grave tiene una concentración de Hb de sólo 10 g/100 ml de sangre, pulmones sanos y una P_{O_2} arterial de 100 mm Hg. La capacidad de O_2 de este paciente será de $20,8 \times 10/15 = 13,9$ ml/100 ml. La saturación de O_2 del paciente será de 97,5 % (a pH, P_{CO_2} y temperatura normales), pero el O_2 combinado con Hb será sólo de 13,5 ml/100 ml. El O_2 disuelto contribuirá con 0,3 ml, dando una concentración total de O_2 de 13,8 ml/100 ml de sangre. En general, la concentración de oxígeno de la sangre viene dada (en ml de O_2/100 ml de sangre) por:

$$\left(1,39 \times Hb \times \frac{Sat}{100}\right) + 0,003 \; P_{O_2}$$

donde Hb es la concentración de hemoglobina en g/100 ml, Sat es el porcentaje de saturación de la hemoglobina y la P_{O_2} está en mm Hg.

La forma curva de la curva de disociación del O_2 tiene varias ventajas fisiológicas. La parte superior aplanada significa que, incluso si la P_{O_2} del gas alveolar desciende algo, la carga de O_2 se afectará poco. Además, a medida que el hematíe capta O_2 a lo largo del capilar pulmonar (fig. 6-3), sigue existiendo una gran diferencia de presión parcial entre el aire alveolar y la sangre cuando la mayor parte del O_2 se ha transferido. Como resultado, se acelera el proceso de difusión. La parte inferior empinada de la curva de disociación significa que los tejidos periféricos pueden retirar grandes cantidades de O_2 con sólo un pequeño descenso de la P_{O_2} capilar. Este mantenimiento de la P_{O_2} de la sangre ayuda a la difusión de O_2 al interior de las células tisulares.

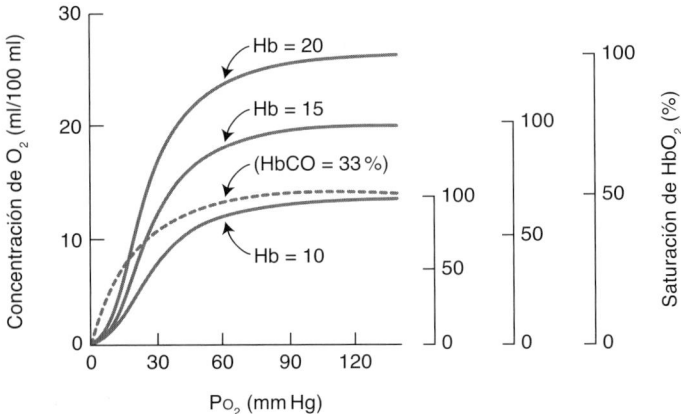

Figura 6-2. Efectos de la anemia y la policitemia sobre la concentración y la saturación de O_2. Además, la *línea discontinua* muestra la curva de disociación del O_2 cuando una tercera parte de la hemoglobina normal está unida a CO. Obsérvese que la curva está desviada hacia la izquierda.

Como la Hb reducida es de color morado, una baja saturación arterial de O_2 causa *cianosis*. Sin embargo, no es un signo fiable de desaturación leve porque su reconocimiento depende de demasiadas variables, como condiciones de iluminación y pigmentación cutánea. Como lo importante es la cantidad de Hb reducida, la cianosis es notable, a menudo, cuando hay policitemia, pero es difícil de detectar en un paciente con anemia.

La curva de disociación del O_2 se desplaza a la derecha, es decir, la afinidad de la Hb por el O_2 es reducida, por un aumento de la concentración de hidrogeniones (H^+), P_{CO_2}, temperatura y la concentración de 2,3-difosfoglicerato (DPG) en los hematíes (fig. 6-3). Cambios opuestos la desvían hacia la izquierda. La mayor parte del efecto de la P_{CO_2}, que se conoce como *efecto Bohr*, puede atribuirse a su acción sobre la concentración de hidrogeniones. Una desviación hacia la derecha significa más descarga de O_2 para una P_{O_2} determinada en un capilar tisular. Una forma sencilla de recordar estas desviaciones es que un músculo en ejercicio es ácido, hipercápnico y está caliente, y que se beneficia del aumento de la descarga de O_2 desde sus capilares.

El entorno de la Hb en el interior del hematíe también afecta a la curva de disociación. Un aumento del 2,3-difosfoglicerato, que es un producto final del metabolismo de los hematíes, desplaza la curva a la derecha. Un aumento de la concentración del 2,3-DPG se produce en la hipoxia crónica, por ejemplo, a gran altitud o en presencia de una neumopatía crónica. A causa de ello, se favorece la

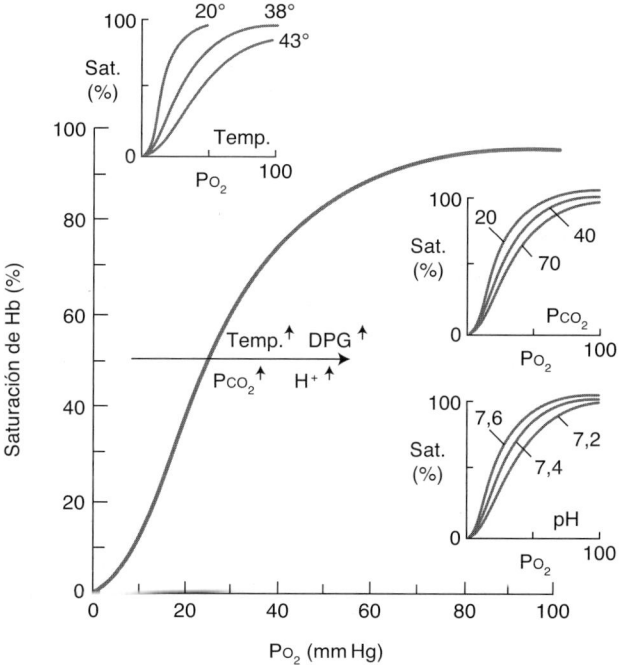

Figura 6-3. Desviación hacia la derecha de la curva de disociación del O_2 por aumento de H^+, P_{CO_2}, temperatura y 2,3-difosfoglicerato (DPG).

descarga de O_2 a los tejidos periféricos. Por el contrario, la sangre almacenada en un banco de sangre puede tener agotado el 2,3-DPG y, por lo tanto, se altera la descarga de O_2. Una medida útil de la posición de la curva de disociación es la P_{O_2} para una saturación de O_2 del 50 %. Es lo que se conoce como P_{50}, y su valor normal en la sangre humana es de unos 27 mm Hg.

Curva de disociación del oxígeno

- Puntos «de fijación» útiles: P_{O_2} 40, S_{O_2} 75 %; P_{O_2} 100, S_{O_2} 97 %.
- La curva se desvía a la derecha con los aumentos de la temperatura, la P_{CO_2}, la concentración de H^+ y el 2,3-DPG.
- Una adición pequeña de CO a la sangre causa una desviación a la izquierda.

El monóxido de carbono interfiere con la función de transporte de O_2 de la sangre al combinarse con la Hb para formar carboxihemoglobina (COHb). El CO tiene una afinidad por la Hb 240 veces superior a la del O_2, lo que significa que el CO se combinará con la misma cantidad de Hb que el O_2 cuando la presión parcial de CO es 240 veces menor. De hecho, la curva de disociación del CO tiene una forma casi idéntica a la curva de disociación del O_2 de la figura 6-3, con la excepción de que el eje de la P_{CO} está muy comprimido. Por ejemplo, para una P_{CO} de 0,16 mm Hg, el 75 % de la Hb está combinado con CO en forma de COHb. Por esta razón, pequeñas cantidades de CO pueden unirse a una gran cantidad de Hb de la sangre, haciendo que no esté disponible para el transporte de O_2. Si esto sucede, la concentración de Hb y la P_{O_2} de la sangre pueden tener valores normales, pero la concentración de O_2 está muy disminuida. La presencia de COHb también desplaza la curva de disociación hacia la izquierda (fig. 6-2), con lo que interfiere con la descarga de O_2. Es una característica adicional de la toxicidad del CO.

▶ Dióxido de carbono

Transporte del CO_2

El CO_2 se transporta en la sangre de tres formas: disuelto, como bicarbonato y en combinación con proteínas como compuestos carbamino (fig. 6-4).

1. El *CO_2 disuelto*, al igual que el O_2, obedece a la ley de Henry, pero el CO_2 es unas 20 veces más soluble que el O_2, siendo su solubilidad de 0,067 ml/dl/mm Hg. Como resultado, el CO_2 disuelto desempeña un importante papel en su transporte, de forma que alrededor del 10 % del gas que pasa a los pulmones desde la sangre se encuentra en la forma disuelta (fig. 6-4).

2. El *bicarbonato* se forma en la sangre por la siguiente secuencia:

$$CO_2 + H_2O \overset{AC}{\rightleftharpoons} H_2CO_3 \rightleftharpoons H^+ + HCO_3^-$$

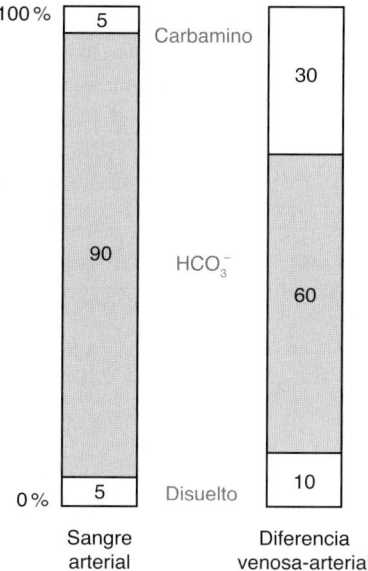

Figura 6-4. La primera columna muestra las proporciones de la concentración total de CO_2 en sangre arterial. La segunda columna muestra las proporciones que constituyen la diferencia venosa-arterial.

La primera reacción es muy lenta en el plasma, aunque es rápida en el interior del hematíe debido a la presencia aquí de la enzima *anhidrasa carbónica* (AC). La segunda reacción, la disociación iónica del ácido carbónico, es rápida sin la acción de enzima alguna. Cuando la concentración de estos iones aumenta en el hematíe, el HCO_3^- difunde hacia el exterior, pero el H^+ no puede hacerlo fácilmente porque la membrana celular es relativamente impermeable a los cationes. Así, para mantener una neutralidad eléctrica, iones de Cl^- se desplazan al interior de la célula desde el plasma; es lo que se denomina *desviación de cloruro* (fig. 6-5). El desplazamiento de cloruro se produce de acuerdo con el equilibrio de Gibbs-Donnan.

Algunos de los hidrogeniones liberados se unen a hemoglobina reducida:

$$H^+ + HbO_2 \rightleftharpoons H^+ \cdot Hb + O_2$$

Esto se produce porque la Hb reducida es menos ácida (mejor aceptor de protones) que la forma oxigenada. Así, la presencia de Hb reducida en la sangre periférica contribuye a la carga de CO_2, mientras que la oxigenación que se produce en el capilar pulmonar ayuda en la descarga. El hecho de que la desoxigenación de la sangre aumente su capacidad para transportar CO_2 es lo que se conoce como *efecto Haldane*.

Estos acontecimientos asociados a la captación de CO_2 por la sangre aumentan el contenido osmolar del hematíe y, en consecuencia, entra agua en la célula, con lo que aumenta su volumen. Cuando las células pasan a través de los pulmones, éstos se encogen un poco.

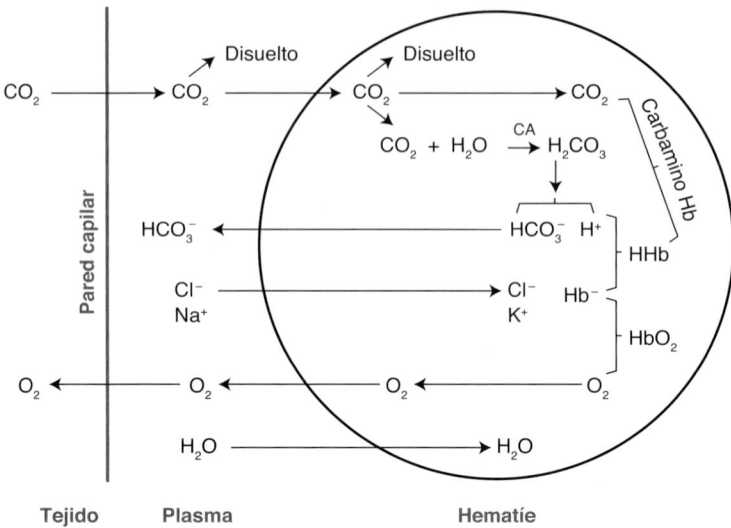

Figura 6-5. Esquema de la captación de CO_2 y liberación de O_2 en los capilares sistémicos. En los capilares pulmonares, se produce exactamente lo opuesto.

3. Los *compuestos carbamino* se forman por la combinación de CO_2 con los grupos amino terminales de las proteínas sanguíneas. La proteína más importante es la globina de la hemoglobina: $Hb \cdot NH_2 + CO_2 \leftrightharpoons Hb \cdot NH \cdot COOH$, dando carbaminohemoglobina. Esta reacción se produce rápidamente sin acción enzimática, y la Hb reducida puede unir más CO_2 como carbaminohemoglobina que la HbO_2. Así, de nuevo, la descarga de O_2 en los capilares periféricos facilita la carga de CO_2, mientras que la oxigenación tiene el efecto opuesto.

En la figura 6-4, se resumen las contribuciones relativas de las diversas formas de CO_2 en la sangre a la concentración total de CO_2. Obsérvese que la mayor parte del CO_2 está en forma de bicarbonato. La cantidad disuelta es pequeña, así como la que está en forma de carbaminohemoglobina. Sin embargo, estas proporciones no reflejan los cambios que se producen cuando la sangre carga o descarga CO_2. De la diferencia venosa-arterial total, un 60 % puede atribuirse al HCO_3^-, un 30 % a los compuestos carbamino y un 10 % al CO_2 disuelto.

Curva de disociación del CO_2

En la figura 6-6, se muestra la relación entre la P_{CO_2} y la concentración total de CO_2 de la sangre. Por analogía con el O_2, a menudo se habla de curva de disociación del CO_2, y es mucho más lineal que la curva de disociación del O_2 (fig. 6-1). Obsérvese también que cuanto menor es la saturación de la Hb con O_2, mayor es la concentración de CO_2 para una P_{CO_2} determinada. Como ya hemos visto, este *efecto Haldane* puede explicarse por la mejor capacidad de la Hb reducida para tomar los hidrogeniones producidos cuando se disocia el ácido carbónico, y la mayor facilidad de la Hb reducida para formar carbaminohemoglobina. La fi-

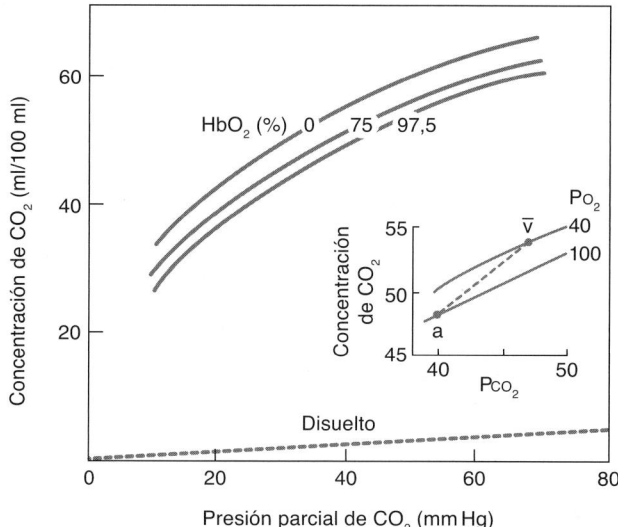

Figura 6-6. Curvas de disociación del CO_2 en sangre con diferentes saturaciones de O_2. Obsérvese que la sangre oxigenada transporta menos CO_2 para la misma P_{CO_2}. La *gráfica pequeña* muestra la curva fisiológica entre la sangre arterial y venosa mixta.

gura 6-7 muestra que la curva de disociación del CO_2 es considerablemente más empinada que la del O_2. Por ejemplo, en el intervalo de 40 a 50 mm Hg, la concentración de CO_2 cambia alrededor de 4,7, en comparación con una concentración de O_2 de sólo 1,7 ml/100 ml. Esta es la razón por la que la diferencia de P_{O_2} entre la sangre arterial y la venosa mixta es grande (habitualmente, de unos 60 mm Hg), aunque la diferencia de P_{CO_2} es pequeña (unos 5 mm Hg).

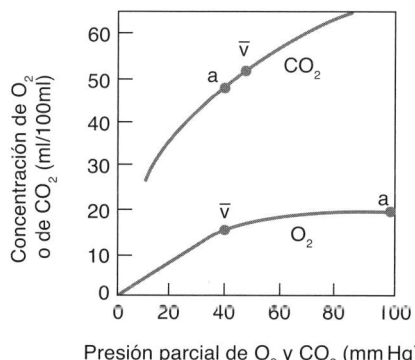

Figura 6-7. Curvas de disociación típicas del O_2 y del CO_2 representadas a la misma escala. Obsérvese que la curva del CO_2 es mucho más empinada. *a* y $\bar{v}$ indican sangre arterial y venosa mixta, respectivamente.

Curva de disociación del dióxido de carbono

- El CO_2 se transporta disuelto, en forma de bicarbonato o en compuestos carbamino.
- La curva del CO_2 tiene una mayor pendiente y es más lineal que la curva del O_2.
- La curva del CO_2 se desvía a la derecha si se producen aumentos de la So_2.

▶ Estado acidobásico

El transporte de CO_2 tiene un efecto profundo sobre el estado acidobásico de la sangre y el organismo como un todo. Los pulmones excretan más de 10000 mEq de ácido carbónico al día, comparado con menos de 100 mEq de ácidos fijados por los riñones. Por lo tanto, alterando la ventilación alveolar y, así, la eliminación de CO_2, el cuerpo tiene mayor control sobre su equilibrio acidobásico. Este tema sólo se tratará brevemente, ya que se superpone al área de la fisiología renal.

El pH que resulta de la disolución del CO_2 en la sangre y la consiguiente disociación de ácido carbónico viene dado por la ecuación de Henderson-Hasselbalch. En la ecuación:

$$H_2CO_3 \leftrightharpoons H^+ + HCO_3^-$$

la ley de acción de masas da la constante de disociación del ácido carbónico, K'_A, como:

$$\frac{(H^+) \times (HCO_3^-)}{(H_2CO_3)}$$

Como la concentración de ácido carbónico es proporcional a la concentración de dióxido de carbono disuelto, podemos cambiar la constante y escribir:

$$K_A = \frac{(H^+) \times (HCO_3^-)}{(CO_2)}$$

Tomando logaritmos,

$$\log K_A = \log (H^+) + \log \frac{(HCO_3^-)}{(CO_2)}$$

de donde:

$$-\log (H^+) = -\log K_A + \log \frac{(HCO_3^-)}{(CO_2)}$$

Como el pH es el logaritmo negativo,

$$pH = pK_A + \log \frac{(HCO_3^-)}{(CO_2)}$$

Como el CO_2 obedece a la ley de Henry, la concentración de CO_2 (en mmol/l) puede sustituirse por ($P_{CO_2} \times 0,03$). La ecuación queda:

$$pH = pK_A + \log \frac{(HCO_3^-)}{0,03\, P_{CO_2}}$$

El valor de pK_A es de 6,1, y la concentración normal de HCO_3^- en la sangre arterial es de 24 mmol/l. Sustituyendo:

$$pH = 6,1 + \log \frac{24}{0,03 \times 40} = 6,1 + \log 20 = 6,1 + 1,3$$

Por lo tanto,

$$pH = 7,4$$

Obsérvese que mientras el cociente entre la concentración de bicarbonato y ($P_{CO_2} \times 0,03$) permanece igual a 20, el pH permanecerá en 7,4. La concentración de bicarbonato viene determinada, principalmente, por los riñones, y la P_{CO_2}, por los pulmones.

Las relaciones entre pH, P_{CO_2} y HCO_3^- se muestran de forma conveniente en un esquema o diagrama de Davenport (fig. 6-8). Los dos ejes muestran HCO_3^- y pH, y líneas de igual P_{CO_2} se extienden a través del diagrama. El plasma normal se representa por el punto A. La línea CAB muestra la relación entre el HCO_3^- y el pH cuando se añade ácido carbónico a la sangre total, es decir, es parte de la curva de titulación de la sangre, y se denomina *línea amortiguadora*. También, la pendiente de esta línea es más empinada que la medida en plasma separado de sangre, a causa de la presencia de hemoglobina, que tiene una acción amortiguadora adicional. La pendiente de la línea medida en sangre total *in vitro* suele ser un poco diferente de la que se observa en un paciente, debido a la acción amortiguadora del líquido intersticial y otros tejidos corporales.

Si los riñones alteran la concentración plasmática de bicarbonato, la línea amortiguadora se desplaza. Un aumento de la concentración de bicarbonato desplaza la línea amortiguadora hacia arriba, como se muestra, por ejemplo, con la línea DE de la figura 6-8. En este caso, el exceso de bases está aumentado, y viene dado por la distancia vertical entre las dos líneas amortiguadoras DE y BAC. Por el contrario, una disminución de la concentración de bicarbonato desplaza la línea amortiguadora hacia abajo (línea GF), y ahora existe un exceso de bases negativo, o *déficit de bases*.

El cociente entre el bicarbonato y la P_{CO_2} puede alterarse de cuatro formas: tanto la P_{CO_2} como el bicarbonato pueden aumentar o disminuir. Cada una de estas cuatro alteraciones origina un cambio acidobásico característico.

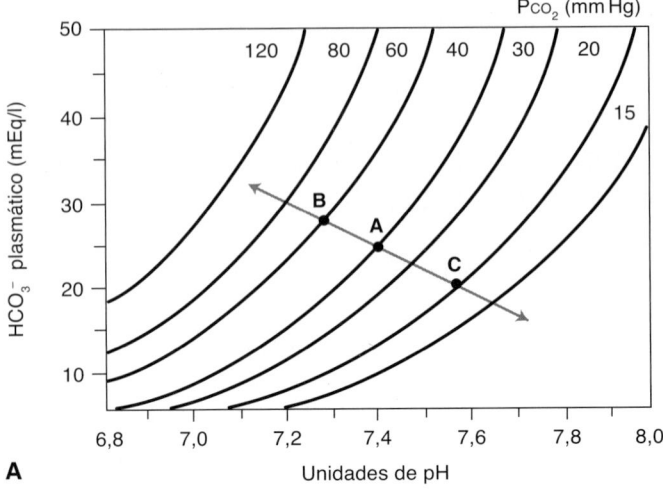

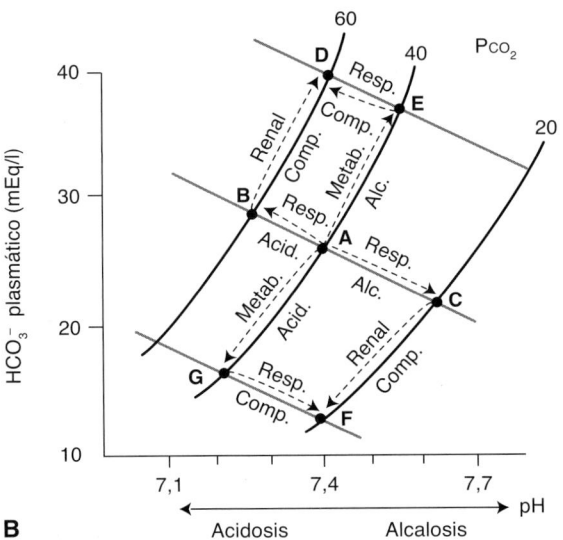

Figura 6-8. Diagrama de Davenport que muestra las relaciones entre HCO$_3^-$, pH y P$_{CO_2}$. **A)** Muestra la línea amortiguadora normal BAC. **B)** Muestra los cambios que se producen en la acidosis y la alcalosis respiratorias y metabólicas (v. texto). La distancia vertical entre las líneas amortiguadoras DE y BAC es el exceso de bases, y la distancia entre las líneas GF y BAC es el déficit de bases (o exceso de bases negativo).

Acidosis respiratoria

La acidosis respiratoria se debe a un aumento de la P_{CO_2}, que disminuye el cociente HCO_3^-/P_{CO_2} y, por tanto, desciende el pH. Se corresponde con un desplazamiento desde A a B, véase en la figura 6-8. Siempre que la P_{CO_2} aumenta, el bicarbonato debe también aumentar en alguna medida, a causa de la disociación del ácido carbónico producida. Esto se refleja por la pendiente hacia arriba izquierda de la línea amortiguadora en la figura 6-8. Sin embargo, el cociente HCO_3^-/P_{CO_2} disminuye. La retención de CO_2 puede estar causada por hipoventilación o por desequilibrio ventilación-perfusión.

Si la acidosis respiratoria persiste, los riñones responden conservando HCO_3^-. Lo que les impulsa a hacerlo es el aumento de la P_{CO_2} en las células tubulares renales, que excretan entonces una orina más ácida, secretando hidrogeniones (H^+). Éstos se excretan en forma de $H_2PO_4^-$ o NH_4^+; los iones HCO_3^- se reabsorben. El aumento resultante del HCO_3^- plasmático desplaza el cociente HCO_3^-/P_{CO_2} hacia su nivel normal. Esto corresponde al desplazamiento de B a D a lo largo de la línea de $P_{CO_2} = 60$ mm Hg en la figura 6-8, y se conoce como *acidosis respiratoria compensada*. Los acontecimientos típicos serán:

$$pH = 6,1 + \log \frac{24}{0,03 \times 40} = 6,1 + \log 20 = 7,4 \quad \text{(Normal)}$$

$$pH = 6,1 + \log \frac{28}{0,03 \times 60} = 6,1 + \log 15,6 = 7,29 \quad \text{(Acidosis respiratoria)}$$

$$pH = 6,1 + \log \frac{33}{0,03 \times 60} = 6,1 + \log 18,3 = 7,36 \quad \text{(Acidosis respiratoria compensada)}$$

La compensación renal, habitualmente, es incompleta, por lo que el pH no regresa totalmente al nivel normal de 7,4. La extensión de la compensación renal puede determinarse a partir del *exceso de bases*, es decir, la distancia vertical entre las líneas amortiguadoras BA y DE.

Alcalosis respiratoria

Se debe a una disminución de la P_{CO_2}, que aumenta el cociente HCO_3^-/P_{CO_2} y, por tanto, aumenta el pH (desplazamiento de A a C en la fig. 6-8). Una disminución de la P_{CO_2} está causada por hiperventilación, por ejemplo, a gran altitud (cap. 9). La compensación renal se produce mediante un aumento de la excreción de bicarbonato, con lo que el cociente HCO_3^-/P_{CO_2} regresa hacia su valor normal (C a F a lo largo de la línea de $P_{CO_2} = 20$ mm Hg). Tras una estancia prolongada a una gran altitud, la compensación renal puede ser casi completa. Existe un exceso de bases negativo, o *déficit de bases*.

Tabla 6-1.	Cuatro tipos de alteraciones acidobásicas:	
	$$pH = pK + \log \dfrac{HCO_3^-}{0,03\ Pco_2}$$	
	Primaria	Compensación
Acidosis		
Respiratoria	$Pco_2\uparrow$	$HCO_3^-\uparrow$
Metabólica	$HCO_3^-\downarrow$	$Pco_2\downarrow$
Alcalosis		
Respiratoria	$Pco_2\downarrow$	$HCO_3^-\downarrow$
Metabólica	$HCO_3^-\uparrow$	A menudo, ninguna

Acidosis metabólica

En este contexto, «metabólica» significa un cambio primario del HCO_3^-, es decir, el numerador de la ecuación de Henderson-Hasselbalch. En la acidosis metabólica, disminuye el cociente entre HCO_3^- y Pco_2, con lo que disminuye el pH. El HCO_3^- puede disminuir por la acumulación de ácidos en la sangre, como en una diabetes mellitus no controlada, o tras hipoxia tisular, que libera ácido láctico. El cambio correspondiente en la figura 6-8 es un desplazamiento desde A hacia G.

En este caso, la compensación respiratoria se produce mediante un aumento de la ventilación, que disminuye la Pco_2 y eleva el cociente HCO_3^-/Pco_2 disminuido. El estímulo para aumentar la ventilación es, fundamentalmente, la acción de los hidrogeniones sobre los quimiorreceptores periféricos (cap. 8). En la figura 6-8, el punto se desplaza desde G hacia F (aunque no llega a F). Existe un déficit de bases o exceso de bases negativo.

Alcalosis metabólica

Un aumento de HCO_3^- eleva el cociente HCO_3^-/Pco_2 y, por tanto, el pH. Las causas son una ingestión excesiva de álcalis y la pérdida de secreción gástrica de ácido por vómitos. En la figura 6-8, el desplazamiento se produce desde A hacia E. A veces, se produce una cierta compensación respiratoria mediante una disminución de la ventilación alveolar, que eleva la Pco_2. El punto E se desplaza, entonces, hacia D (aunque no todo el camino). Sin embargo, la compensación respiratoria de la alcalosis metabólica suele ser pequeña y puede faltar. El exceso de bases está aumentado.

Obsérvese que, con frecuencia, se producen alteraciones respiratorias y metabólicas mixtas, y puede ser difícil desenmarañar la secuencia de acontecimientos.

▶ Intercambio de gases entre la sangre y los tejidos

El O_2 y el CO_2 se desplazan entre la sangre de los capilares sistémicos y las células de los tejidos por difusión simple, igual que se desplazan entre la sangre capilar y el aire alveolar en los pulmones. Se comentó en el capítulo 3 que la velocidad de transferencia de un gas a través de una lámina tisular es proporcional a la superficie tisular y a la diferencia de presión parcial del gas entre ambos lados, e inversamente proporcional al grosor. El grosor de la membrana alveolocapilar es menor de 0,5 μm, pero la distancia entre capilares abiertos en el músculo en reposo es del orden de 50 μm. Durante el ejercicio, cuando el consumo de O_2 en el músculo aumenta, se abren más capilares, con lo que disminuye la distancia de difusión y aumenta el área para la misma. Como el CO_2 difunde unas 20 veces más rápido que el O_2 a través de los tejidos (v. fig. 3-1), la eliminación de CO_2 es un problema mucho menor que el aporte de O_2.

En la figura 6-9, se muestra esquemáticamente el modo en que la Po_2 disminuye en el tejido entre capilares abiertos adyacentes. Cuando el O_2 difunde hacia el exterior del capilar, el tejido lo consume, y la Po_2 disminuye. En *A*, el equilibrio entre consumo y aporte de O_2 (determinado por la Po_2 capilar y la distancia entre capilares) produce una Po_2 adecuada en todo el tejido. En *B*, la distancia intercapilar o el consumo de O_2 ha aumentado hasta que la Po_2 en un punto del tejido desciende a cero. Es lo que se denomina una situación *crítica*. En *C*, existe una región anóxica donde es imposible el metabolismo aerobio (es decir, que utiliza O_2). En esta situación, el tejido puede volver a la glucólisis anaerobia, con formación de ácido láctico.

Hay datos que indican que gran parte del descenso de la Po_2 en los tejidos periféricos se produce en la vecindad inmediata de la pared del capilar, y que la Po_2 de las células musculares, por ejemplo, es muy baja (1 a 3 mm Hg) y casi uniforme. Este patrón puede explicarse por la presencia de mioglobina en la célula, que actúa como reservorio de O_2 y fomenta su difusión en la célula.

¿Cuánto puede descender la Po_2 tisular antes de que disminuya la utilización de O_2? En las mediciones en suspensiones de mitocondrias hepáticas *in vitro*, el consumo de O_2 continúa a la misma velocidad hasta que la Po_2 desciende a la región de 3 mm Hg. Así pues, parece que el objetivo de la Po_2 mucho más elevada en la sangre capilar es asegurar una presión adecuada para la difusión de O_2 a las mitocondrias, y que en los lugares de utilización de O_2 la Po_2 puede ser muy baja.

Cuando la Po_2 es anormalmente baja en los tejidos, se dice que existe hipoxia tisular. Con frecuencia, esto se debe a un escaso aporte de O_2, que puede expresarse como gasto cardíaco multiplicado por la concentración arterial de O_2, o

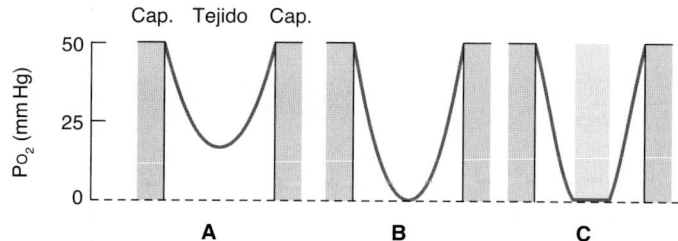

Figura 6-9. Esquema que muestra el descenso de Po_2 entre capilares adyacentes abiertos. **A)** El aporte de oxígeno no es adecuado. **B)** Crítico. **C)** Inadecuado para el metabolismo aerobio en el núcleo tisular central.

Tabla 6-2.	Características de diferentes tipos de hipoxemia o hipoxia tisular[a]

	$P_{A_{O_2}}$	$P_{A_{CO_2}}$	Pa_{O_2}	Pa_{CO_2}	Ca_{O_2}	Sa_{O_2}	$P\bar{v}_{O_2}$	$C\bar{v}_{O_2}$	¿Administración de O_2 útil?
Pulmones									
Hipoventilación	↓	↑	↓	↑	↓	↓	↓	↓	Sí
Alteración de la difusión	O	O	↓	O	↓	↓	↓	↓	Sí
Cortocircuito	O	O	↓	O	↓	↓	↓	↓	Sí[b]
Desequilibrio $\dot{V}_A/\dot{Q}$	Varía	↑uO	↓	↑uO	↓	↓	↓	↓	Sí
Sangre									
Anemia	O	O	O	O	↓	O	↓	↓	Sí[b]
Intoxicación por CO	O	O	O	O	↓	O[c]	↓	↓	Sí[b]
Tejidos									
Intoxicación por cianuro	O	O	O	O	O	O	↑	↑	No

[a]O, normal; ↑, aumentado; ↓, disminuido.
[b]De algún valor (aunque limitado) a causa del aumento de oxígeno disuelto.
[c]Si se calcula la saturación de O_2 para hemoglobina no unida a CO.

$\dot{Q} \times Ca_{O_2}$. Los factores que determinan la Ca_{O_2} se comentaron en la pág. 80. La hipoxia tisular puede deberse a: *a)* una P_{O_2} baja en la sangre arterial causada, por ejemplo, por una enfermedad pulmonar («hipoxia hipóxica»); *b)* una disminución de la capacidad de la sangre para transportar O_2, como en la anemia o la intoxicación con monóxido de carbono («hipoxia anémica»), o *c)* una disminución del flujo sanguíneo tisular, ya sea generalizado, como en el shock, o bien debido a obstrucción local («hipoxia circulatoria»). Otra causa añadida es alguna sustancia tóxica que interfiera con la capacidad de los tejidos para utilizar O_2 disponible («hipoxia histotóxica»). Un ejemplo es el cianuro, que impide el uso del O_2 por la citocromo oxidasa. En este caso, la concentración de O_2 de la sangre venosa es alta, y el consumo de O_2 de los tejidos es extremadamente bajo, porque están relacionados por el principio de Fick al aplicarse al consumo de O_2 periférico. La tabla 6-2 resume algunas de las características de los diferentes tipos de hipoxemia e hipoxia tisular.

CONCEPTOS CLAVE

1. La mayor parte del O_2 transportado en la sangre está unido a la hemoglobina. La cantidad máxima que se puede unir se denomina capacidad de O_2. La saturación de O_2 es la cantidad combinada con la hemoglobina dividido por la capacidad, y es igual a la proporción de lugares de unión que están ocupados por O_2.
2. La curva de disociación de O_2 se desplaza a la derecha (es decir, disminuye la afinidad del O_2 de la hemoglobina) si aumenta la P_{CO_2}, los hidrogeniones, la temperatura y el 2,3-difosfoglicerato.

3. La mayor parte del CO_2 en la sangre se encuentra en forma de bicarbonato, y hay pequeñas cantidades disuelto o en compuestos carbamino.
4. La curva de disociación del CO_2 es mucho más empinada y más lineal que la del O_2.
5. El estado acidobásico de la sangre está determinado por la ecuación de Henderson-Hasselbalch y, especialmente, el cociente entre la concentración de bicarbonato y la P_{CO_2}. Las alteraciones acidobásicas son la acidosis y la alcalosis respiratorias y metabólicas.
6. En algunos tejidos, la P_{O_2} es inferior a 5 mm Hg, y el objetivo de la P_{O_2} mucho mayor de la sangre capilar es proporcionar un gradiente adecuado para la difusión. Los factores que determinan el aporte de O_2 a los tejidos son la concentración sanguínea de O_2 y el flujo sanguíneo.

PREGUNTAS

Elija la mejor respuesta para cada pregunta.

1. ¿Cuántas veces, aproximadamente, la presencia de hemoglobina en la sangre arterial normal aumenta la concentración de oxígeno?
   A. 10
   B. 30
   C. 50
   D. 70
   E. 90

2. La afinidad del O_2 por la hemoglobina aumenta al aumentar:
   A. Temperatura.
   B. P_{CO_2}.
   C. Concentración de H^+.
   D. 2,3-DPG.
   E. Monóxido de carbono añadido a la sangre.

3. Un paciente con una intoxicación con monóxido de carbono se trata con oxígeno hiperbárico, que aumenta la P_{O_2} arterial a 2 000 mm Hg. La cantidad de oxígeno disuelto en la sangre arterial (en ml/100 ml) es:
   A. 2
   B. 3
   C. 4
   D. 5
   E. 6

4. En un paciente con una anemia grave y los pulmones sanos, se esperaría:
   A. P_{O_2} arterial baja.
   B. Saturación arterial de O_2 baja.
   C. Concentración arterial de O_2 normal.
   D. Concentración de oxígeno baja en sangre venosa mixta.
   E. P_{O_2} tisular normal.

5. En una intoxicación por monóxido de carbono, se esperaría:
   A. P_{O_2} arterial disminuida.
   B. Concentración de oxígeno normal en sangre arterial.
   C. Disminución de la concentración de oxígeno en sangre venosa mixta.
   D. Curva de disociación del O_2 desviada a la derecha.
   E. El monóxido de carbono con un olor característico.

6. El informe del laboratorio muestra la siguiente gasometría arterial en un paciente con una neumopatía grave que está respirando aire: P_{O_2} 60 mm Hg, P_{CO_2} 110 mm Hg, pH 7,20. Su conclusión es que:

   A. El paciente tiene una P_{O_2} normal.
   B. El paciente tiene una P_{CO_2} normal.
   C. Existe alcalosis respiratoria.
   D. Existe alcalosis respiratoria parcialmente compensada.
   E. Los valores de P_{O_2} y P_{CO_2} no son compatibles.

7. La mayor parte del dióxido de carbono transportado en la sangre está en forma:

   A. Disuelto.
   B. Bicarbonato.
   C. Fijado a la hemoglobina.
   D. Compuestos carbamino.
   E. Ácido carbónico.

8. Un paciente con una neumopatía crónica tiene una P_{O_2} y una P_{CO_2} arteriales de 50 y 60 mm Hg, respectivamente, y un pH de 7,35. ¿Cómo se describe mejor este estado acidobásico?

   A. Normal.
   B. Alcalosis respiratoria parcialmente compensada.
   C. Acidosis respiratoria parcialmente compensada.
   D. Acidosis metabólica.
   E. Alcalosis metabólica.

9. La P_{O_2} (en mm Hg) en las células del músculo esquelético durante el esfuerzo está más cerca de:

   A. 3
   B. 10
   C. 20
   D. 30
   E. 40

10. Un paciente con neumopatía crónica es sometido a una intervención quirúrgica de urgencia. En el postoperatorio, los valores arteriales de la P_{O_2}, la P_{CO_2} y el pH son de 50 mm Hg, 50 mm Hg y 7,20, respectivamente. ¿Cómo se describe mejor el estado acidobásico?

    A. Acidosis respiratoria y metabólica mixta.
    B. Acidosis respiratoria no compensada.
    C. Acidosis respiratoria totalmente compensada.
    D. Acidosis metabólica no compensada.
    E. Acidosis metabólica totalmente compensada.

11. El laboratorio proporciona el siguiente informe de la sangre arterial de un paciente: P_{CO_2} 32 mm Hg, pH 7, 25, concentración de HCO_3^- 25 mmol/l. Su conclusión es que existe:

    A. Alcalosis respiratoria con compensación metabólica.
    B. Acidosis respiratoria aguda.
    C. Acidosis metabólica con compensación respiratoria.
    D. Alcalosis metabólica con compensación respiratoria.
    E. Un error del laboratorio.

12. Un paciente con disnea está respirando aire a nivel del mar, y en una muestra de sangre arterial se obtienen los siguientes valores: P_{O_2} 90 mm Hg, P_{CO_2} 32 mm Hg, pH 7,30. Suponiendo que el cociente de intercambio respiratorio es de 0,8, estos datos indican:

    A. Alcalosis respiratoria primaria con compensación metabólica.
    B. Diferencia alveoloarterial de P_{O_2} normal.
    C. Saturación arterial de O_2 inferior al 70 %.
    D. La muestra se tomó, por error, de una vena.
    E. Acidosis metabólica parcialmente compensada.

Mecánica de la respiración

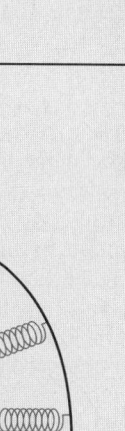

CÓMO SE
SOSTIENEN
Y SE MUEVEN
LOS PULMONES

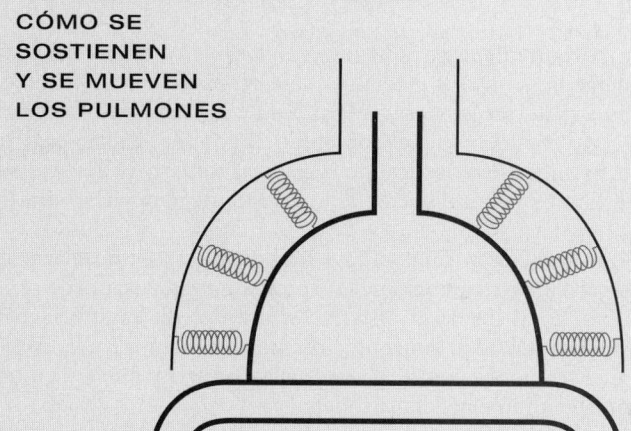

En el capítulo 2, vimos que el aire llega y sale de los alvéolos por el proceso de ventilación. Veremos ahora las fuerzas que mueven los pulmones y la pared torácica, y las resistencias que superan. En primer lugar, comentaremos los músculos de la respiración, tanto de la inspiración como de la espiración. A continuación, veremos los factores que determinan las propiedades elásticas del pulmón, entre ellos los elementos tisulares y la tensión de la superficie aire-líquido. Examinaremos después los mecanismos de las diferencias regionales en la ventilación y también el cierre de pequeñas vías respiratorias. Igual que el pulmón es elástico, la pared torácica también lo es, y observaremos la interacción entre ambos. Se considerarán los principios físicos de la resistencia de las vías respiratorias, junto con su medición, lugar principal en el pulmón y factores fisiológicos que la afectan. Se analizará la compresión dinámica de las vías respiratorias durante una espiración forzada y, finalmente, el trabajo necesario para mover los pulmones y la pared torácica.

▶ Músculos de la respiración

Inspiración

El músculo más importante de la inspiración es el *diafragma*, que consiste en una lámina muscular delgada, en forma de cúpula, que se inserta en las costillas inferiores, y que está inervado por los nervios frénicos de los segmentos cervicales 3, 4 y 5. Cuando se contrae, se empuja el contenido abdominal hacia abajo y hacia delante, y aumenta la dimensión vertical de la cavidad torácica. Además, los márgenes costales de levantan y alejan, haciendo que aumente el diámetro transversal del tórax (fig. 7-1).

En la respiración corriente normal, el nivel del diafragma se desplaza, aproximadamente, 1 cm, pero en la inspiración y la espiración forzadas, puede producirse un desplazamiento total de hasta 10 cm. Cuando el diafragma se paraliza, *asciende*, en lugar de *descender*, con la inspiración, porque disminuye la presión intratorácica. Es lo que se conoce como *movimiento paradójico*, y puede demostrarse mediante radioscopia cuando el paciente inhala.

Los *músculos intercostales externos* conectan costillas adyacentes y se mueven hacia abajo y hacia delante (fig. 7-2). Cuando se contraen, empujan las costillas hacia arriba y hacia delante, haciendo que aumenten los diámetros lateral y anteroposterior del tórax. La dimensión lateral aumenta a causa del movimiento en «asa de cubo» de las costillas. Los músculos intercostales están inervados por los nervios intercostales, que proceden de la médula espinal al mismo nivel. La parálisis de los músculos intercostales solos no afecta gravemente a la respiración, porque el diafragma es muy eficaz.

Los *músculos accesorios de la inspiración* son los músculos escalenos, que elevan las dos primeras costillas, y el esternocleidomastoideo, que eleva el esternón. Existe escasa actividad, o ninguna, en estos músculos durante la respiración en reposo, pero durante el esfuerzo pueden contraerse enérgicamente. Otros mús-

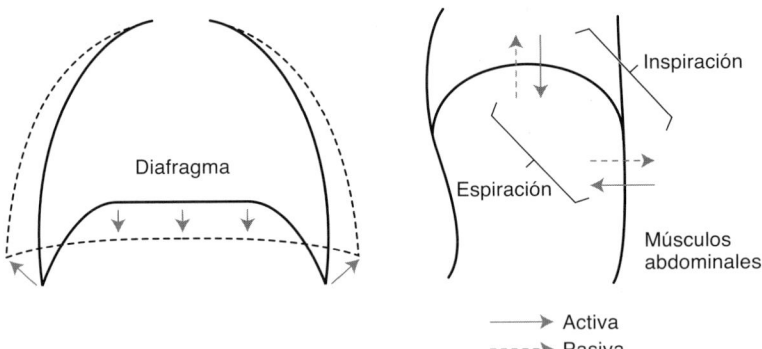

Figura 7-1. En la inspiración, el diafragma en forma de cúpula se contrae, se empuja hacia abajo y delante el contenido abdominal, y se ensancha la caja torácica. Ambos aumentan el volumen del tórax. En la espiración forzada, los músculos abdominales se contraen y empujan el abdomen hacia arriba.

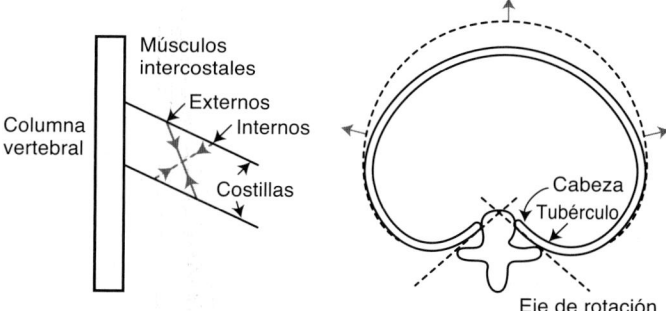

Figura 7-2. Cuando se contraen los músculos intercostales externos, las costillas se empujan hacia arriba y hacia delante, y rotan sobre un eje que une la cabeza con el tubérculo costal. Como resultado, aumentan los diámetros lateral y anteroposterior. Los intercostales internos ejercen una acción opuesta.

culos que pueden desempeñar un papel menor son los alares de la nariz, que producen el movimiento de las aletas de la nariz, y pequeños músculos en la cabeza y el cuello.

Espiración

Es pasiva durante la respiración en reposo. El pulmón y la pared torácica son elásticos, y tienden a regresar a sus posiciones de equilibrio tras expandirse activamente en el transcurso de la inspiración. Durante el esfuerzo y la hiperventilación voluntaria, la espiración pasa a ser activa. Los músculos más importantes de la espiración son los de la *pared abdominal*, entre ellos los rectos abdominales, los músculos oblicuos externos e internos y el transverso abdominal. Cuando estos músculos se contraen, aumenta la presión intraabdominal, y el diafragma sufre un empuje hacia arriba. La contracción de estos músculos se fuerza durante la tos, el vómito y la defecación.

Los *músculos intercostales internos* contribuyen a la espiración activa empujando las costillas hacia abajo y hacia dentro (acción opuesta a la de los músculos intercostales externos), con lo que disminuye el volumen torácico. Además, ponen rígidos los espacios intercostales para evitar que sobresalgan hacia fuera durante la tensión. Estudios experimentales muestran que las acciones de los músculos respiratorios, especialmente los intercostales, son más complicadas de lo que esta breve explicación indica.

Músculos respiratorios

- La inspiración es activa; la espiración es pasiva durante el reposo.
- El diafragma es el músculo más importante de la respiración; está inervado por el nervio frénico, con un origen alto en la región cervical.
- Otros músculos son los intercostales, los abdominales y los accesorios.

▶ Propiedades elásticas de los pulmones

Curva presión-volumen

Supongamos que tomamos los pulmones extirpados de un animal, canulamos la tráquea y lo colocamos en un frasco (fig. 7-3). Cuando la presión en el interior del frasco disminuye por debajo de la presión atmosférica, el pulmón se expande, y puede medirse su variación de volumen con un espirómetro. Se mantiene la presión a cada nivel, como indican los puntos, durante unos segundos, para permitir al pulmón que vuelva a la situación de reposo. De este modo, puede representarse la curva de presión-volumen del pulmón.

En la figura 7-3, la presión que se expande alrededor del pulmón está generada por una bomba, pero en los seres humanos, se produce por un aumento del volumen de la caja torácica. El hecho de que el espacio intrapleural entre el pulmón y la pared torácica es mucho menor que el espacio entre el pulmón y la botella de la figura 7-3 no supone una diferencia esencial. El espacio intrapleural contiene sólo unos mililitros de líquido.

La figura 7-3 muestra que las curvas que sigue el pulmón durante la insuflación y el desinflado son diferentes. Este comportamiento se denomina *histéresis*. Obsérvese que el volumen pulmonar para cualquier presión concreta durante el desinflado es mayor que durante la insuflación. Obsérvese también que el pulmón sin presión de expansión tiene algo de aire en su interior. De hecho, incluso si la presión que rodea al pulmón aumenta por encima de la presión atmosférica, es escaso el aire adicional que se pierde, porque se cierran pequeñas vías respiratorias, atrapando aire en los alvéolos (compárese con la fig. 7-9). Este *cierre de vías respiratorias* se produce con mayores volúmenes pulmonares al aumentar la edad y también en algunos tipos de neumopatías.

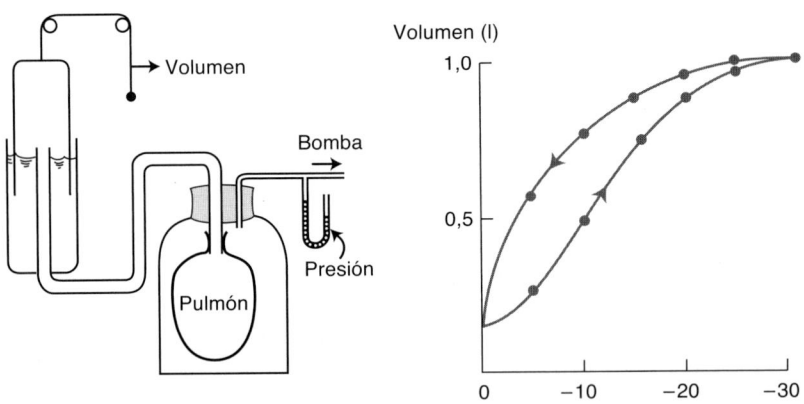

Figura 7-3. Medición de la curva presión-volumen en un pulmón extirpado. El pulmón se mantiene a cada presión durante unos segundos, mientras se mide su volumen. La curva no es lineal, y se aplana con presiones de expansión elevadas. Obsérvese que las curvas de insuflación y desinflado no son iguales; es lo que se denomina histéresis.

En la figura 7-3, la presión en el interior de las vías respiratorias y los alvéolos pulmonares es la misma que la presión atmosférica, que es de cero en el eje horizontal. Así, este eje también mide la diferencia de presión entre el interior y el exterior del pulmón. Es lo que se conoce como *presión transpulmonar*, y es numéricamente igual a la presión que rodea al pulmón cuando la presión alveolar es la atmosférica. También puede medirse la relación presión-volumen del pulmón que se muestra en la figura 7-3 insuflándolo con presión positiva y dejando la superficie pleural expuesta a la atmósfera. En este caso, el eje horizontal podría denominarse «presión de la vía respiratoria», y los valores serían positivos. Las curvas serían idénticas a las que se muestran en la figura 7-3.

Distensibilidad

La pendiente de la curva de presión-volumen, o el cambio de volumen por unidad de presión, es lo que se conoce como *distensibilidad*. En el intervalo normal (presión de expansión de unos −5 a −10 cm H_2O), el pulmón es muy distensible. La distensibilidad del pulmón humano es de unos 200 ml/cm H_2O. Sin embargo, con presiones de expansión elevadas, el pulmón es más rígido, y su distensibilidad es menor, tal como muestra la pendiente más aplanada de la curva.

Una *disminución* de la distensibilidad se produce por un aumento del tejido fibroso pulmonar (fibrosis pulmonar); también disminuye por edema alveolar, que impide la insuflación de algunos alvéolos, así como en caso de que el pulmón no ventile durante un largo período, especialmente si su volumen es bajo. Esto puede deberse, en parte, a atelectasia (colapso) de algunas unidades, pero también se producen aumentos de la tensión superficial (v. más adelante). La distensibilidad también disminuye algo si la presión venosa pulmonar aumenta y el pulmón se congestiona con sangre. Se produce un *aumento* de la distensibilidad en el enfisema pulmonar y en el pulmón sano de más edad. En ambos casos, la causa probable será una alteración del tejido elástico de los pulmones. También aumenta durante una crisis asmática, pero no están claros los motivos.

La distensibilidad de un pulmón depende de su tamaño. Claramente, el cambio de volumen por unidad de cambio de presión será mayor en un pulmón humano que, por ejemplo, en el pulmón de un ratón. Por este motivo, a veces, se mide la distensibilidad por unidad de volumen del pulmón, o *distensibilidad específica*, cuando se desea extraer conclusiones sobre las propiedades elásticas intrínsecas del tejido pulmonar.

La presión que rodea a los pulmones es menor que la presión atmosférica en la figura 7-3 (y en el tórax en vida) debido a la retracción elástica del pulmón. ¿Cuál es la causa del comportamiento elástico del pulmón, es decir, de su tendencia a regresar a su volumen de reposo después de la distensión? Un factor es el tejido elástico, que puede verse en los cortes histológicos. Pueden observarse fibras de elastina y colágeno en las paredes alveolares y alrededor de vasos y bronquios. Probablemente, el comportamiento elástico del pulmón tiene menos que ver con el simple alargamiento de estas fibras que con su disposición geométrica. Una analogía sería una media de nailon, que es muy distensible a causa de su estructura de malla, aunque es muy difícil estirar las fibras de nailon por separado. Los cambios en la retracción elástica que se producen en el pulmón al avanzar la edad y en el enfisema se deben, probablemente, a cambios en este tejido elástico.

Tensión superficial

Otro factor importante en el comportamiento de la presión-volumen pulmonar es la tensión superficial de la película de líquido que tapiza los alvéolos. La tensión superficial es la fuerza (en dinas, por ejemplo) que actúa a través de una línea imaginaria de 1 cm de longitud en la superficie del líquido (fig. 7-4A). Se origina porque las fuerzas de atracción entre moléculas adyacentes del líquido son mucho más intensas que las fuerzas entre el líquido y el aire, con lo que la superficie del líquido se hace tan pequeña como le es posible. Este comportamiento puede verse claramente en una burbuja de jabón al final de un tubo (fig. 7-4B). Las superficies de la burbuja se contraen cuanto pueden, formando una esfera (la menor superficie para un determinado volumen) y generando una presión que puede preverse por la ley de Laplace: presión = (4 × tensión superficial)/radio. Cuando sólo interviene una superficie en un alvéolo esférico tapizado de líquido, el numerador tiene el número 2 en lugar del 4.

Curva presión-volumen en los pulmones

- No es lineal, y los pulmones se vuelven más rígidos con mayores volúmenes.
- Muestra histéresis entre la insuflación y el desinflado.
- La distensibilidad es la pendiente $\Delta V/\Delta P$.
- El comportamiento depende tanto de las proteínas estructurales (colágeno, elastina) como de la tensión superficial.

El primer dato de que la tensión superficial podría contribuir al comportamiento de la presión-volumen del pulmón se obtuvo cuando se demostró que los pulmones insuflados con solución salina tienen una distensibilidad mucho mayor (se distienden con mayor facilidad) que los pulmones llenos de aire (fig. 7-5). Como la solución salina eliminaba las fuerzas de tensión superficial, pero probablemente no afectaba a las fuerzas tisulares del pulmón, esta observación significó que la tensión superficial contribuía en gran medida a la fuerza de retracción estática del pulmón.

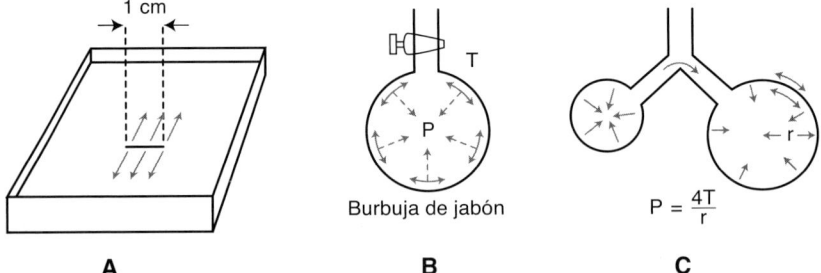

Figura 7-4. A) La tensión superficial es la fuerza (p. ej., en dinas) que actúa a través de una línea imaginaria de 1 cm de longitud en una superficie líquida. **B)** Las fuerzas superficiales en una burbuja de jabón tienden a reducir el área de la superficie, y generan una presión en el interior de la burbuja. **C)** Como la burbuja más pequeña genera una mayor presión, aumenta la burbuja mayor.

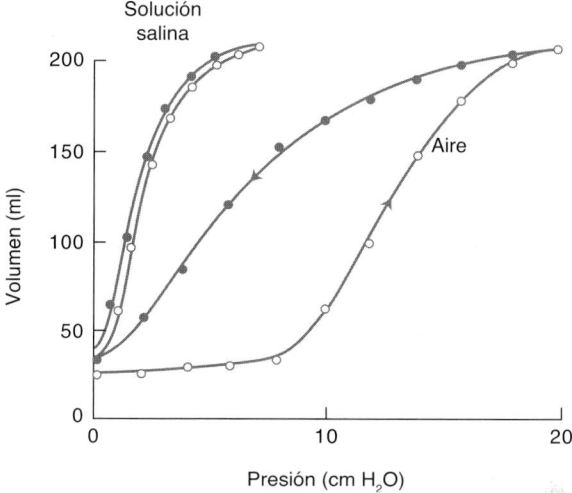

Figura 7-5. Comparación de curvas de presión-volumen de pulmones llenos de aire y llenos de solución salina (gato). *Círculos vacíos*, insuflación; *círculos llenos*, desinflado. Obsérvese que los pulmones llenos con solución salina tienen una mayor distensibilidad y, también, una histéresis mucho menor que los que están llenos de aire.

Algún tiempo después, fisiólogos que estudiaban la espuma del edema que procedía de pulmones de animales expuestos a gases nocivos observaron que diminutas burbujas de aire de la espuma eran enormemente estables. Reconocieron que esto indicaba que existía una tensión superficial muy baja, una observación que condujo al importante descubrimiento del *surfactante* o *agente tensioactivo* pulmonar.

Se sabe, actualmente, que algunas de las células que tapizan los alvéolos secretan una sustancia que disminuye profundamente la tensión superficial del líquido que tapiza los alvéolos. El agente tensioactivo es un fosfolípido, y la dipalmitoil fosfatidilcolina (DPPC) es un constituyente importante. Las células del epitelio alveolar son de dos tipos. Las células de tipo I tienen forma de huevo frito, con largas extensiones citoplásmicas que se extienden ligeramente sobre las paredes alveolares (v. fig. 1-1). Las células de tipo II son más compactas (fig. 7-6), y la microscopía electrónica muestra cuerpos lamelados en su interior, que se expulsan a los alvéolos y se transforman en agente tensioactivo. Parte de éste puede eliminarse de pulmones de animales aclarándolos con solución salina.

El fosfolípido DPPC se sintetiza en los pulmones a partir de ácidos grasos que se extraen de la sangre o que se sintetizan en los pulmones. La síntesis es rápida, y el recambio de agente tensioactivo es veloz. Si desaparece el flujo sanguíneo hacia una región pulmonar a consecuencia de un émbolo, por ejemplo, puede desaparecer el agente tensioactivo allí. Esta sustancia se forma relativamente tarde en la vida fetal, y los recién nacidos sin cantidades adecuadas de agente tensioactivo presentarán dificultad respiratoria y pueden fallecer.

Los efectos de esta sustancia sobre la tensión superficial pueden estudiarse con una balanza de superficie (fig. 7-7), que consiste en una bandeja con solución salina en la que se coloca una pequeña cantidad de material de prueba. El área de la superficie se expande y comprime, alternativamente, con una barrera móvil, mientras

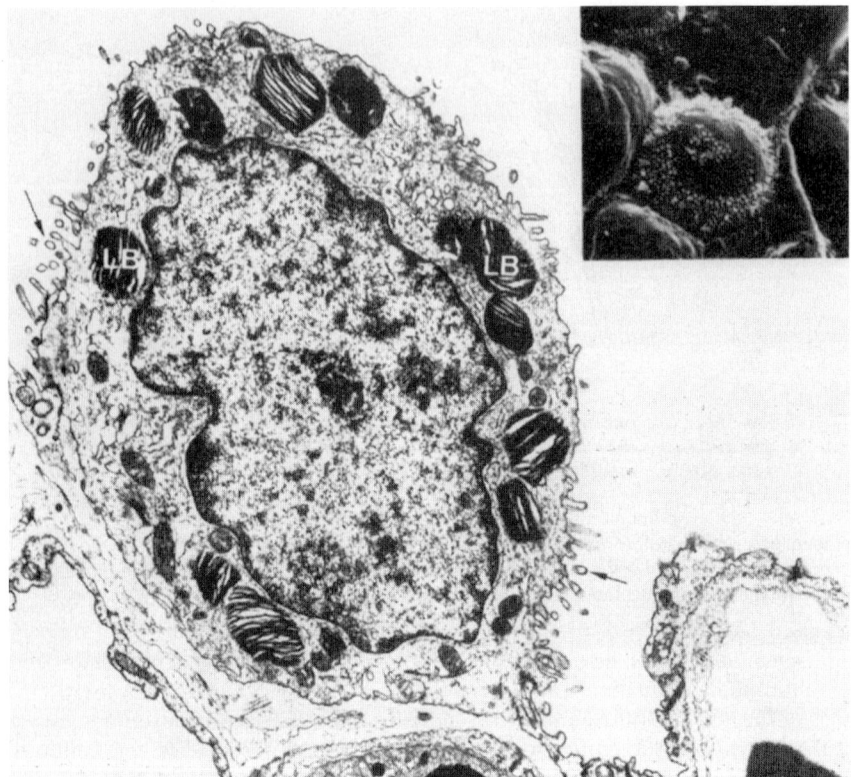

Figura 7-6. Microfotografía electrónica de una célula de tipo II del epitelio alveolar (× 10 000). Obsérvense los cuerpos lamelados (LB), el gran núcleo y las microvellosidades *(flechas)*. El *recuadro superior derecho* es una microfotografía electrónica que muestra la superficie de una célula de tipo II con su característica distribución de microvellosidades (× 3 400).

se mide la tensión superficial a partir de la fuerza ejercida sobre una tira de platino. La solución salina pura proporciona una tensión superficial de unas 70 dinas/cm (70 mN/m), independientemente del área de su superficie. Si se añade detergente, se reduce la tensión superficial, pero esto es, de nuevo, independientemente del área. Cuando se colocan los lavados pulmonares en la solución salina, se obtiene la curva que se muestra en la figura 7-7B. Obsérvese que la tensión superficial cambia enormemente con el área de la superficie, y que existe histéresis (compárese la fig. 7-3). Obsérvese también que la tensión superficial desciende a valores extremadamente bajos cuando el área es pequeña.

¿Cómo reduce tanto la tensión superficial el agente tensioactivo? Aparentemente, las moléculas de DPPC son hidrófobas en un extremo e hidrófilas en el otro, y se alinean en la superficie. Cuando esto sucede, sus fuerzas de repulsión intermolecular se oponen a las fuerzas de atracción normales entre las moléculas de la superficie del líquido que son responsables de la tensión superficial. La disminución de la tensión superficial es mayor cuando se comprime la película, porque las moléculas de DPPC se apiñan más y se repelen más entre sí.

¿Cuáles son las ventajas fisiológicas del agente tensioactivo? En primer lugar, una baja tensión superficial en los alvéolos aumenta la distensibilidad del pulmón y disminuye el trabajo de expandirlo con cada respiración. Además, se promueve la estabilidad de los alvéolos. Los 500 millones de alvéolos parecen ser inherentemente inestables, porque se forman con frecuencia áreas de atelectasia (colapso) cuando existe alguna patología. Se trata de un tema complejo, pero una forma de contemplar el pulmón es considerarlo como una agrupación de millones de burbujas diminutas (aunque esto es, claramente, una simplificación excesiva). En una disposición así, las burbujas pequeñas tienden a colapsarse y formar otras grandes. La figura 7-4C muestra que la presión generada por las fuerzas superficiales en una burbuja es inversamente proporcional a su radio, con el resultado de que, si las tensiones superficiales son las mismas, la presión en el interior de una burbuja pequeña es mayor que la de una burbuja grande. Sin embargo, la figura 7-7 muestra que cuando hay lavados pulmonares, una superficie pequeña se asocia a una pequeña tensión superficial. Así, la tendencia de los alvéolos pequeños a vaciarse en otros alvéolos grandes, aparentemente, se reduce.

Una tercera función del agente tensioactivo es contribuir a mantener secos los alvéolos. Igual que las fuerzas de tensión superficial tienden a colapsar los alvéolos, también tienden a succionar líquido al interior de los espacios alveolares de los capilares. En efecto, la tensión superficial de la superficie alveolar curva disminuye la presión hidrostática en el tejido por fuera de los capilares. Al reducir estas fuerzas de superficie, el agente tensioactivo evita la trasudación de líquido.

¿Cuáles son las consecuencias de la pérdida de agente tensioactivo? Basándonos en sus funciones comentadas anteriormente, cabría esperar que fueran: pulmones rígidos (escasa distensibilidad), áreas de atelectasia y alvéolos llenos de trasudado. Realmente, se trata de características fisiopatológicas del síndrome de dificultad respiratoria del recién nacido, enfermedad causada por una ausencia de esta sustancia esencial. Actualmente, se puede tratar a estos recién nacidos mediante la instilación de agente tensioactivo sintético en los pulmones.

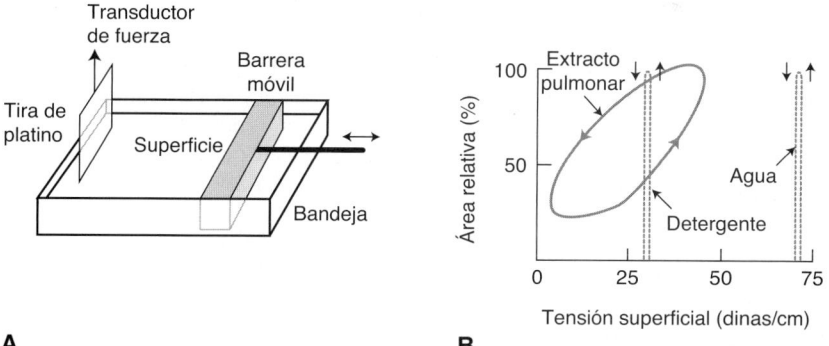

Figura 7-7. A) Equilibrio superficial. El área de la superficie se altera, y se mide la tensión superficial a partir de la fuerza ejercida sobre una tira de platino colocada en la superficie. **B)** Representaciones de la tensión superficial y el área obtenidas con un equilibrio de superficie. Obsérvese que los lavados pulmonares muestran un cambio en la tensión superficial con el área, y que la tensión mínima es muy pequeña. Los ejes se eligen para permitir una comparación con la curva de presión-volumen del pulmón (figs. 7-3 y 7-5).

Existe otro mecanismo que aparentemente contribuye a la estabilidad de los alvéolos en los pulmones. Las figuras 1-2, 1-7 y 4-3 nos recuerdan que todos los alvéolos (excepto los inmediatamente adyacentes a la superficie pleural) están rodeados por otros alvéolos y, por lo tanto, se sostienen entre sí. En una estructura como ésta, con muchos lazos de conexión, cualquier tendencia de un grupo de unidades de reducir o aumentar su volumen con respecto al resto de la estructura se opone. Por ejemplo, si un grupo de alvéolos tiende a colapsarse, se desarrollarán grandes fuerzas de expansión sobre ellos, porque el parénquima circundante se expande.

Agente tensioactivo pulmonar

- Disminuye la tensión superficial de la capa que tapiza los alvéolos.
- Está producido por células de tipo II del epitelio alveolar.
- Contiene dipalmitoil fosfatidicolina.
- Su ausencia produce disminución de la distensibilidad pulmonar, atelectasia alveolar y tendencia al edema pulmonar.

El sostén ofrecido a las unidades pulmonares por las que les rodean se denomina *interdependencia*. Los mismos factores explican la aparición de presiones bajas alrededor de grandes vasos sanguíneos y vías respiratorias cuando el pulmón se expande (v. fig. 4-2).

▶ Causa de las diferencias regionales en la ventilación

En la figura 2-7, se mostraba que las regiones más inferiores de los pulmones ventilan más que las zonas superiores, y éste es un buen momento para comentar la causa de estas diferencias topográficas. Ya se ha mostrado que la presión intrapleural es menos negativa en la base que en el vértice pulmonar (fig. 7-8), y la razón es el peso del órgano. Todo lo que se sostiene necesita una mayor presión abajo que la que se necesita arriba, para equilibrar las fuerzas del peso, que actúan hacia abajo, y los pulmones, que se sostienen en parte por la caja torácica y el diafragma, no son una excepción. Así pues, la presión en la base es mayor (menos negativa) que en el vértice.

La figura 7-8 muestra la forma en que el volumen de una parte del pulmón (p. ej., un lóbulo) se expande cuando disminuye la presión que le rodea (compárese con la fig. 7-3). La presión en el interior del pulmón es la misma que la presión atmosférica. Obsérvese que el pulmón es más fácil de inflar a volúmenes bajos que a volúmenes elevados, cuando se vuelve más rígido. Como la presión de expansión en la base pulmonar es pequeña, esta región tiene un volumen de reposo pequeño. Sin embargo, como se sitúa en una parte empinada de la curva de presión-volumen, se expande bien con la inspiración. Por el contrario, el vértice del pulmón tiene una gran presión de expansión, un gran volumen en reposo y cambios pequeños de volumen en la inspiración[1].

---

[1] La explicación es una simplificación excesiva porque el comportamiento presión-volumen de una parte de una estructura como el pulmón puede no ser idéntica a la del órgano entero.

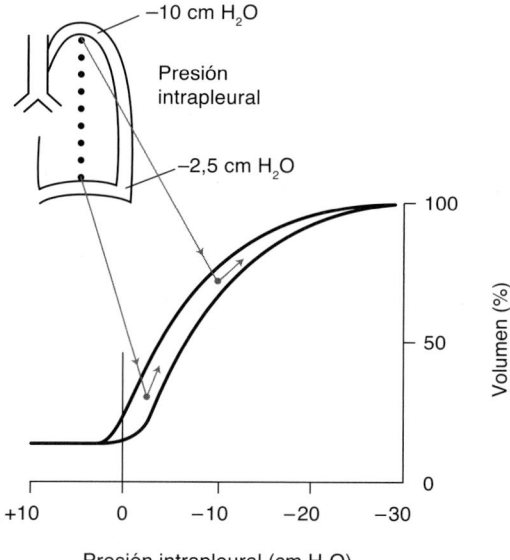

Figura 7-8. Explicación de las diferencias regionales de la ventilación al descender por el pulmón. Debido al peso de éste, la presión intrapleural es menos negativa en la base que en el vértice. Como consecuencia, la base pulmonar está relativamente comprimida en situación de reposo, pero se expande más con la inspiración que el vértice.

Cuando hablamos ahora de diferencia regional en la ventilación, queremos decir cambio de volumen por unidad de volumen en reposo. Está claro en la figura 7-8 que la base del pulmón tiene un mayor cambio de volumen y un volumen de reposo menor que el vértice, con lo que la ventilación es mayor. Obsérvese la paradoja de que, aunque la base del pulmón se expande relativamente poco, en comparación con el vértice, está mejor ventilada. Puede darse la misma explicación para la mayor ventilación del pulmón declive tanto en decúbito supino como en decúbito lateral.

Con volúmenes pulmonares bajos, se produce un cambio importante en la distribución de la ventilación. La figura 7-9 es similar a la 7-8 salvo en que representa la situación con volumen residual (es decir, tras una espiración completa; fig. 2-2). Ahora, las presiones intrapleurales son menos negativas porque el pulmón no se expande tan bien, y las fuerzas de retracción elástica son menores. Sin embargo, siguen existiendo las diferencias entre el vértice y la base, a causa del peso del pulmón. Obsérvese que la presión intrapleural en la base ahora supera realmente la presión de la vía respiratoria (atmosférica). En estas condiciones, la base pulmonar no se expande, sino que se comprime, y la ventilación es imposible hasta que la presión intrapleural local desciende por debajo de la presión atmosférica. Por el contrario, el vértice pulmonar se encuentra en una parte favorable de la curva de presión-volumen, y ventila bien. Por tanto, la distribución normal de la ventilación está invertida, y las regiones superiores ventilan mejor que las zonas inferiores.

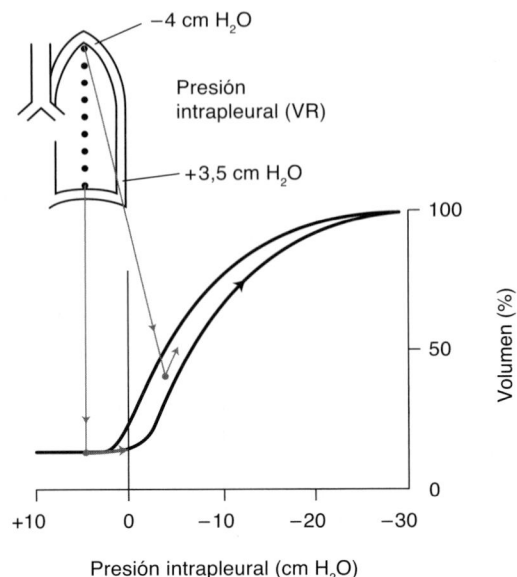

Figura 7-9. Situación con volúmenes pulmonares muy bajos. Aquí, las presiones intrapleurales son menos negativas, y la presión en la base excede realmente la presión de las vías respiratorias (atmosférica). Como consecuencia, se produce el cierre de vías respiratorias en esta zona, y con las inspiraciones pequeñas no entra aire. VR, volumen residual.

Cierre de las vías respiratorias

La región pulmonar comprimida en la base no ha expulsado todo el aire. En la práctica, pequeñas vías respiratorias, probablemente en la región de los bronquíolos respiratorios (v. fig. 1-4), se cierran antes, con lo que atrapan aire en los alvéolos distales. Este *cierre de vías respiratorias* sólo se produce con volúmenes pulmonares muy pequeños, en personas jóvenes y sanas. Sin embargo, en personas de edad aparentemente sanas, el cierre de vías respiratorias en las regiones pulmonares más inferiores se produce con volúmenes más elevados, y puede existir con capacidad residual funcional (v. fig. 2-2). La razón es que el pulmón envejecido pierde parte de su retracción elástica, y las presiones intrapleurales, por lo tanto, se vuelven menos negativas, acercándose a la situación que se muestra en la figura 7-9. En estas circunstancias, las regiones declive (las más bajas) del pulmón sólo pueden ventilar de forma intermitente, lo que conduce a un déficit en el intercambio de gases (cap. 5). Se observa, frecuentemente, una situación similar en pacientes con algunos tipos de neumopatía crónica.

▶ Propiedades elásticas de la pared torácica

Al igual que es elástico el pulmón, también lo es la caja torácica. Esto puede ilustrarse introduciendo aire en el espacio intrapleural (neumotórax). La figura 7-10 muestra que la presión normal en el exterior del pulmón es subatmosférica, como lo es en el recipiente de la figura 7-3. Cuando se introduce aire en el espacio intrapleural, elevando la presión a atmosférica, el pulmón se colapsa hacia dentro, y la pared torácica se dirige hacia fuera. Esto muestra que, en situaciones de equilibrio, la pared torácica es empujada hacia dentro mientras el pulmón lo es hacia fuera, equilibrándose los empujes entre sí.

Estas interacciones pueden verse más claramente si representamos una curva de presión-volumen para el pulmón y la pared torácica (fig. 7-11). Para ello, la persona inspira o espira desde un espirómetro, y luego relaja los músculos respiratorios mientras se mide la presión en la vía respiratoria («presión de relajación»). Incidentalmente, esto es difícil para alguien no entrenado. La figura 7-11 muestra que, en la capacidad residual funcional (FRC), la presión de relajación del pulmón y la pared torácica es atmosférica. En realidad, la FRC es el volumen de equilibrio cuando la retracción elástica del pulmón se equilibra por la tendencia normal de la pared torácica de ir hacia fuera. Con volúmenes por encima de éste, la presión es positiva, y con volúmenes más pequeños, la presión es subatmosférica.

La figura 7-11 también muestra la curva para el pulmón solo. Es similar a la de la figura 7-3, salvo que, por claridad, no se indica histéresis y las presiones son positivas, en lugar de negativas. Son las presiones que se encontrarían en el experimento de la figura 7-3 si, una vez que el pulmón ha alcanzado un determinado volumen, se pinzara la vía hacia el espirómetro, se abriera el recipiente a la atmósfera (de modo que el pulmón se relajara contra la vía respiratoria cerrada) y se midiera la presión en la vía respiratoria. Obsérvese que a presión cero el pulmón está a su *volumen mínimo*, que se encuentra por debajo del volumen residual (VR).

La tercera curva es sólo para la pared torácica. Podemos imaginar que se mide en una persona con una pared torácica normal y sin pulmón. Obsérvese que, en la FRC, la presión de relajación es negativa. En otras palabras, para este volumen, la caja torácica tiende a ir hacia fuera. La presión de relajación no es atmosférica hasta que el volumen no aumenta hasta 75 % de la capacidad vital, es decir, que la pared torácica ha encontrado su posición de equilibrio. Para cualquier volumen, la presión de relajación del pulmón más la pared torácica es la suma de las presiones para el pulmón y la pared torácica medidas por separado. Como la presión (para un determinado volumen) es inversamente proporcional a la distensibilidad, esto supone que la distensibilidad total del pulmón y la pared torácica es la suma de los recíprocos de las distensibilidades del pulmón y la pared torácica medidas por separado, o $1/C_T = 1/C_L + 1/C_{CW}$.

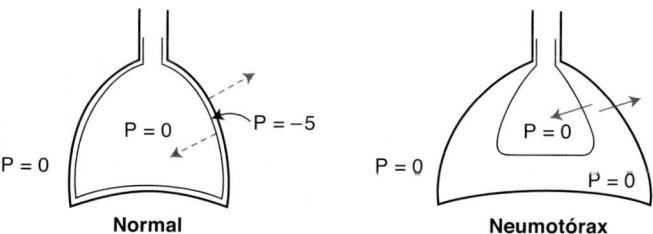

Figura 7-10. La tendencia del pulmón a retraerse a su volumen desinflado se equilibra con la tendencia de la caja torácica a expandirlo. Como resultado, la presión intrapleural es subatmosférica. El neumotórax permite que el pulmón se colapse y que el tórax se expanda.

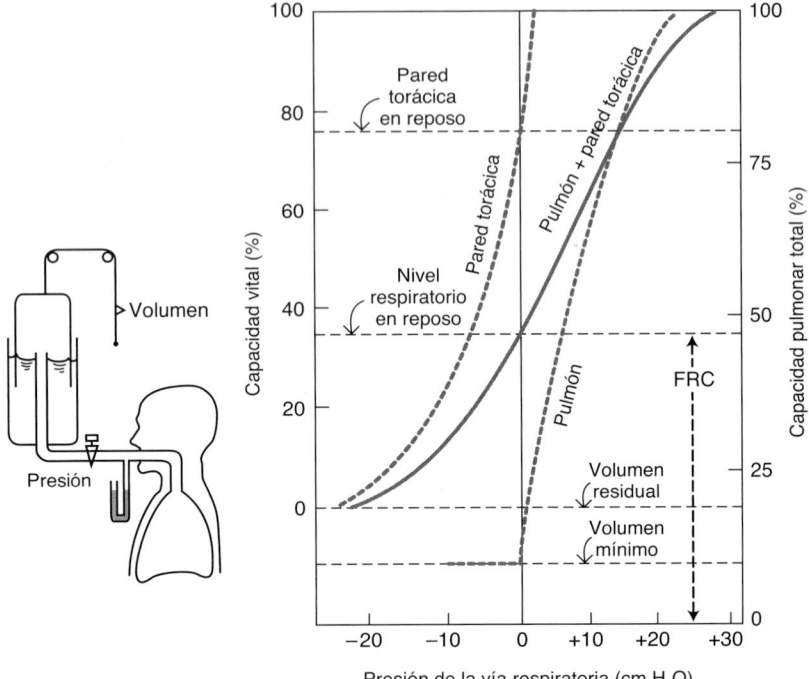

Figura 7-11. Curva de relajación de presión-volumen del pulmón y la pared torácica. El paciente inspira (o espira) hasta un determinado volumen del espirómetro, se cierra la llave y el individuo relaja sus músculos respiratorios. La curva pulmón + pared torácica puede explicarse por la adición de las curvas individuales de los pulmones y de la pared torácica.

Curva de relajación presión-volumen

- Las propiedades elásticas de los pulmones y de la pared torácica determinan su volumen combinado.

- En la FRC, el empuje hacia dentro del pulmón se equilibra por la tendencia hacia fuera de la pared torácica.

- El pulmón se retrae a todos los volúmenes por encima del volumen mínimo.

- La pared torácica tiende a expandir todos los volúmenes hasta, aproximadamente, el 75% de la capacidad vital.

▶ Resistencia de las vías respiratorias

Flujo aéreo a través de tubos

Si el aire fluye a través de un tubo (fig. 7-12), existe una diferencia de presión entre los extremos. La diferencia de presión depende de la velocidad y el patrón del flujo.

Con velocidades de flujo bajas, las líneas de la corriente son paralelas a los laterales del tubo (*A*); es lo que se conoce como flujo laminar. Cuando aumenta la velocidad del flujo, aparece inestabilidad, especialmente en las ramas. Aquí, puede producirse la separación de las líneas de la corriente de la pared, con la formación de remolinos locales (*B*). Con velocidades de flujo todavía elevadas, se observa una completa desorganización de las líneas de la corriente; es lo que se llama turbulencia (*C*).

Las características de presión y flujo del *flujo laminar* las describió por primera vez el médico francés Poiseuille. En tubos circulares rectos, la velocidad de flujo del volumen viene dada por:

$$\dot{V} = \frac{P\pi r^4}{8nl}$$

donde P es la presión impulsora (ΔP en la fig. 7-12A), r es el radio, n es la viscosidad, y l es la longitud. Puede observarse que la presión impulsora es proporcional a la velocidad de flujo, o P = KV. Como la resistencia al flujo R es la presión impulsora dividida por el flujo (compárese con la pág. 40), tenemos:

$$R = \frac{8nl}{\pi r^4}$$

Obsérvese la vital importancia del radio del tubo; si el radio se reduce a la mitad, ¡la resistencia aumenta 16 veces! Sin embargo, si se duplica la longitud, la resistencia sólo se multiplica por dos. Obsérvese también que la viscosidad del aire, y no la densidad, afecta a la relación presión-flujo en situaciones de flujo laminar.

Otra característica del flujo laminar cuando está totalmente desarrollado es que el aire del centro del tubo se desplaza a una velocidad que duplica la velocidad promedio. Así, hay una punta de aire que se desplaza rápidamente por el eje del

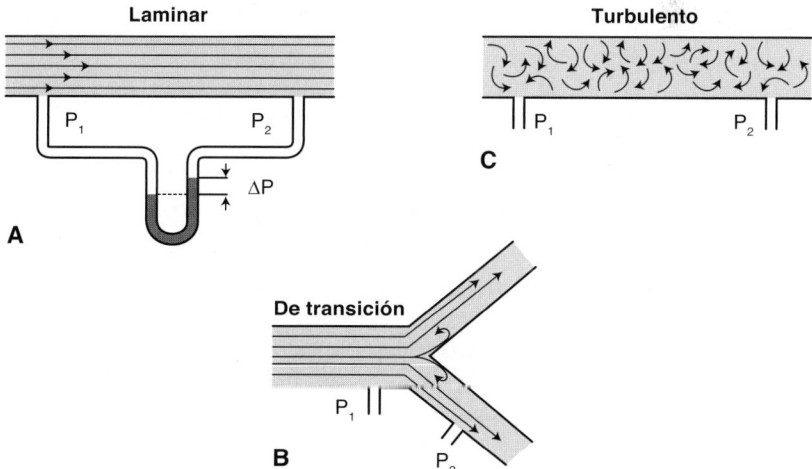

Figura 7-12. Patrones de flujo de aire en tubos. **A)** El flujo es laminar. **B)** Transitorio con formación de remolinos en las ramificaciones. **C)** Turbulento. La resistencia es $(P_1 - P_2)$/flujo.

tubo (fig.7-12A). Esta velocidad cambiante a través del diámetro del tubo es lo que se conoce como *perfil de velocidad*.

El *flujo turbulento* tiene propiedades diferentes. En este caso, la presión no es proporcional a la velocidad de flujo, sino que lo es, aproximadamente, a su cuadrado: $P = K\dot{V}^2$. Además, la viscosidad del aire se hace relativamente poco importante, aunque un aumento de la densidad del aire aumenta la caída de presión para un determinado flujo. El flujo turbulento no presenta la elevada velocidad de flujo axial que es característica del flujo laminar.

Que el flujo sea laminar o turbulento depende en gran medida del número de Reynolds, Re, que viene dado por:

$$Re = \frac{2rvd}{n}$$

donde d es densidad, v es velocidad promedio, r es radio y n es viscosidad. Como la densidad y la velocidad están en el numerador, y la viscosidad en el denominador, la expresión proporciona el cociente de fuerzas de inercia con respecto a fuerzas viscosas. En tubos rectos y finos, es probable que exista turbulencia cuando el número de Reynolds sea mayor de 2 000. La expresión muestra que es más probable que se produzca turbulencia cuando la velocidad de flujo es alta y el diámetro del tubo es grande (para una velocidad determinada). Obsérvese también que un gas de densidad baja, como el helio, tiende a producir menos turbulencia.

En un sistema complicado de tubos como el árbol bronquial con sus numerosas ramificaciones, cambios de calibre y superficies irregulares de las paredes, la aplicación de los principios anteriores es difícil. En la práctica, para que se produzca flujo laminar, son vitales las condiciones de entrada del tubo. Si se forman remolinos aguas arriba en un punto de la ramificación, la alteración se transporta aguas abajo una cierta distancia, antes de desaparecer. Así, en un sistema de rápida ramificación como es el pulmón, es probable que sólo se produzca un flujo laminar totalmente desarrollado (fig. 7-12A) en las vías respiratorias muy pequeñas, donde los números de Reynolds son muy bajos (aproximadamente 1 en los bronquíolos terminales). En la mayor parte del árbol bronquial, el flujo es de transición (*B*), mientras que la turbulencia real puede producirse en la tráquea, especialmente con el esfuerzo, cuando las velocidades de flujo son elevadas. En general, la presión impulsora está determinada tanto por la velocidad de flujo como por su cuadrado: $P = K_1\dot{V} + K_2\dot{V}^2$.

Flujo turbulento y laminar

- En el flujo laminar, la resistencia es inversamente proporcional a la cuarta potencia del radio del tubo.
- En el flujo laminar, el perfil de la velocidad muestra una punta central de aire más rápido.
- El flujo turbulento es más probable que se produzca con números de Reynolds elevados, es decir, cuando las fuerzas de inercia dominan sobre las fuerzas de la viscosidad.

Medición de la resistencia de las vías respiratorias

La resistencia de las vías respiratorias es la diferencia de presión entre los alvéolos y la boca, dividida por una velocidad de flujo (fig. 7-12). La presión en la boca se mide fácilmente con un manómetro. La presión alveolar puede deducirse a partir de mediciones realizadas en un pletismógrafo corporal. En las págs. 167-169, se ofrece más información sobre esta técnica.

Presiones durante el ciclo respiratorio

Supongamos que medimos las presiones en los espacios intrapleural y alveolar durante una respiración normal[2]. La figura 7-13 muestra que antes de que se inicie la inspiración, la presión intrapleural es de –5 cm H_2O, a causa de la retracción elástica del pulmón (compárense figs. 7-3 y 7-10). La presión alveolar es cero (atmosférica) porque si no hay flujo de aire, no hay caída de presión a lo largo de las vías respiratorias. Sin embargo, para que se produzca el flujo inspiratorio, la presión alveolar desciende, con lo que se establece la presión impulsora (fig. 7-12). En realidad, la magnitud del descenso depende de la velocidad del flujo y de la resistencia de las vías respiratorias. En las personas sanas, el cambio en la presión alveolar es sólo de 1 cm H_2O, aproximadamente, pero en los pacientes con obstrucción de las vías respiratorias, puede multiplicarse muchas veces.

La presión intrapleural desciende durante la inspiración por dos razones. En primer lugar, cuando el pulmón se expande, aumenta la retracción elástica (fig. 7-3). Esto solo haría que la presión intrapleural se desplazara a lo largo de la línea de trazos ABC. Además, no obstante, la disminución de la presión alveolar produce un descenso adicional de la presión intrapleural[3], representado por el área sombreada, de modo que el camino real es AB'C. Así, la distancia vertical entre las líneas ABC y AB'C refleja la presión alveolar en cualquier instante. Como una ecuación de presiones, (boca – intrapleural) = (boca – alveolar) + (alveolar – intrapleural).

En la espiración, se producen cambios similares. Aquí, la presión intrapleural es menos negativa de lo que sería si no hubiera resistencia de la vía respiratoria porque la presión alveolar es positiva. Realmente, con una espiración forzada, la presión intrapleural está por encima de cero. Obsérvese que la forma del trazado de la presión alveolar es similar a la del flujo. En realidad, serían idénticas si la resistencia de las vías respiratorias permaneciera constante durante el ciclo. También, la curva ABC de la presión intrapleural tendría la misma forma que el trazado de volumen si la distensibilidad pulmonar permaneciera constante.

Principal ubicación de la resistencia de las vías respiratorias

Al penetrar hacia la periferia del pulmón, las vías respiratorias se vuelven más numerosas, pero mucho más estrechas (v. figs. 1-3 y 1-5). Basándose en la ecuación de Poiseuille con su término (radio)[4], sería natural pensar que la principal parte de la resistencia se encuentra en las vías respiratorias muy estrechas. Eso fue lo que se pensó, realmente, durante muchos años. Sin embargo, se ha demostrado, mediante

---

[2] La presión intrapleural puede calcularse colocando una sonda con globo en el esófago.
[3] Existe también una contribución debida a la resistencia tisular, que se considera más adelante, en este capítulo.

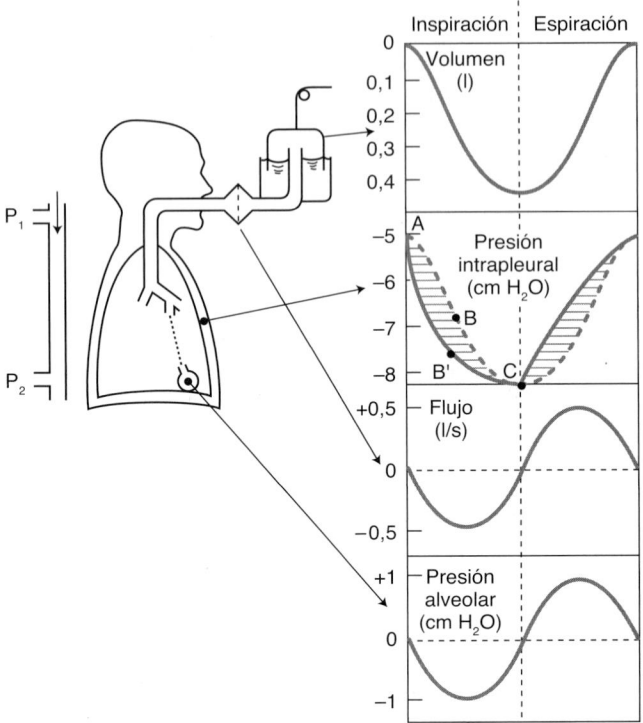

Figura 7-13. Presiones durante el ciclo respiratorio. Si no hay resistencia de la vía respiratoria, la presión alveolar permanecería en cero, y la presión intrapleural seguiría la *línea discontinua* ABC, que está determinada por la retracción elástica pulmonar. El descenso de la presión alveolar es responsable de la parte *sombreada* de presión intrapleural (v. texto).

mediciones directas de la caída de presión a lo largo del árbol bronquial, que el principal punto de resistencia son los bronquios de mediano tamaño, y que los bronquíolos muy pequeños contribuyen relativamente poco a la resistencia. La figura 7-14 muestra que la mayor parte de la caída de presión se produce en las vías respiratorias hasta generación 7. Menos del 20 % puede atribuirse a vías respiratorias de diámetro inferior a 2 mm (la generación 8, aproximadamente). La razón para esta aparente paradoja es el prodigioso número de pequeñas vías respiratorias.

El hecho de que las vías respiratorias contribuyan tan poco a la resistencia es importante en la detección de enfermedades de la vía respiratoria en fase inicial. Como constituyen una «zona silente», es probable que pueda existir una afectación considerable de las pequeñas vías respiratorias antes de que las mediciones habituales de resistencia de las vías respiratorias puedan detectar una alteración. En el capítulo 10, se comentará el tema con más detalle.

Factores que determinan la resistencia de las vías respiratorias

El volumen pulmonar tiene un efecto importante sobre la resistencia de las vías respiratorias. Al igual que los vasos sanguíneos extraalveolares (v. fig. 4-2), los bronquios se sostienen por la tracción radial del tejido pulmonar circundante, y su calibre aumenta cuando el pulmón se expande (compárese la fig. 4-6). La figura 7-15 muestra que cuando disminuye el volumen pulmonar, la resistencia de la vía respiratoria aumenta rápidamente. Si se representa el recíproco de la resistencia (conductancia) frente al volumen pulmonar, se obtiene una relación aproximadamente lineal.

Con volúmenes pulmonares muy pequeños, las pequeñas vías respiratorias pueden cerrarse completamente, especialmente en la base pulmonar, donde el pulmón se expande peor (fig. 7-9). Los pacientes con un aumento de la resistencia de las vías respiratorias respiran, a menudo, con grandes volúmenes pulmonares, lo que contribuye a disminuir la resistencia de su vía respiratoria.

La contracción de la *musculatura lisa bronquial* estrecha las vías respiratorias y aumenta la resistencia de éstas. Esto puede producirse de forma refleja mediante la estimulación de receptores en la tráquea y los grandes bronquios, con sustancias irritantes como el humo de un cigarrillo. La inervación motora se realiza a través del nervio vago. El tono de la musculatura lisa está controlado por el sistema nervioso autónomo. La estimulación de receptores adrenérgicos causa broncodilatación, como lo hacen la epinefrina y la isoprenalina.

Los receptores adrenérgicos β son de dos tipos: los receptores β_1 se encuentran principalmente en el corazón, mientras que los receptores β_2 relajan la musculatura lisa de los bronquios, vasos sanguíneos y útero. Actualmente, se usan ampliamente agonistas adrenérgicos β_2 selectivos en los tratamientos del asma.

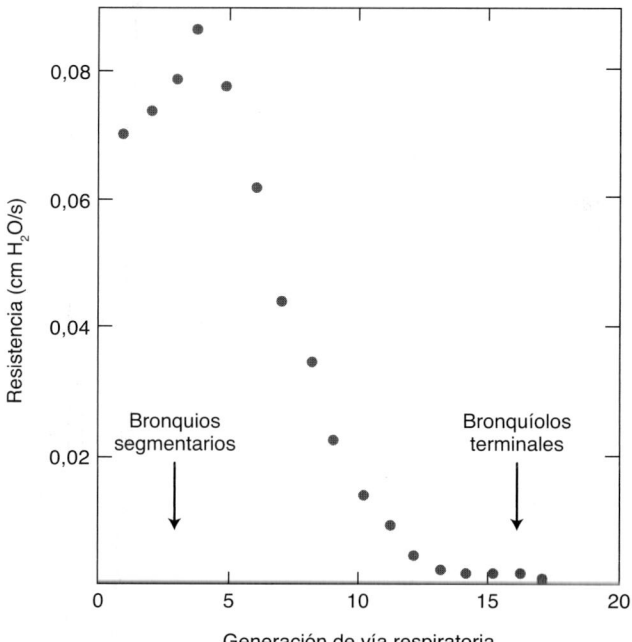

Figura 7-14. Localización del punto principal de resistencia de la vía respiratoria. Obsérvese que los bronquios de tamaño intermedio contribuyen a la mayoría de la resistencia, y que relativamente poca corresponde a las vías respiratorias muy pequeñas.

La actividad parasimpática causa broncoconstricción, como la acetilcolina. Un descenso de la P_{CO_2} del aire alveolar causa un aumento de la resistencia de las vías respiratorias, aparentemente como resultado de una acción directa sobre la musculatura lisa bronquial. La inyección de histamina en la arteria pulmonar causa la contracción de la musculatura lisa localizada en los conductos alveolares.

La *densidad* y la *viscosidad* del aire inspirado afecta a la resistencia que se ofrece al flujo. La resistencia aumenta durante una inmersión profunda, porque el aumento de presión eleva la densidad del aire, pero disminuye cuando se respira una mezcla de helio-O_2. El hecho de que los cambios de densidad, en lugar de los cambios en la viscosidad, tengan esa influencia sobre la resistencia es una prueba de que el flujo no es puramente laminar en las vías respiratorias de tamaño medio, donde reside el principal punto de resistencia (fig. 7-14).

Resistencia de las vías respiratorias

- Es máxima en los bronquios de tamaño medio, y baja en las vías respiratorias muy pequeñas.
- Disminuye cuando aumenta el volumen pulmonar, porque se mantienen abiertas las vías respiratorias.
- La musculatura lisa bronquial está controlada por el sistema nervioso autónomo; la estimulación de los receptores adrenérgicos β causa broncodilatación.
- Respirar un gas denso, como en la inmersión, aumenta la resistencia.

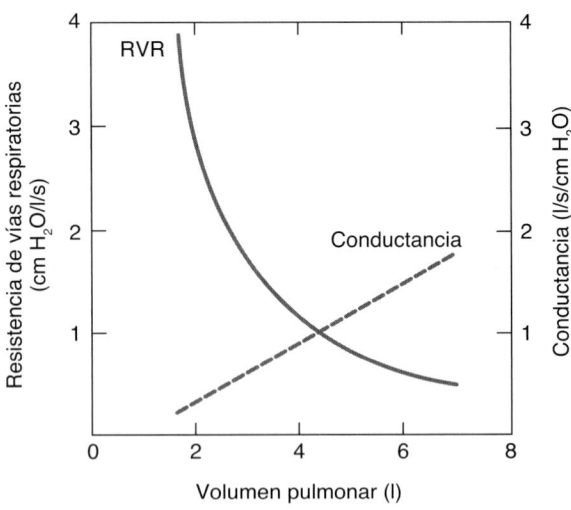

Figura 7-15. Variación de la resistencia de la vía respiratoria (RVR) con el volumen pulmonar. Si se representa la recíproca de la resistencia de las vías respiratorias (conductancia), la gráfica es una línea recta.

Compresión dinámica de las vías respiratorias

Supongamos que una persona inspira hasta la capacidad pulmonar total, y luego espira lo más posible hasta el volumen residual. Podemos registrar una *curva de flujo-volumen* como *A* en la figura 7-16, que muestra que el flujo aumenta rápidamente hasta un valor elevado, pero luego disminuye durante la mayor parte de la espiración. Una característica importante de esta gráfica flujo-volumen es que es prácticamente imposible atravesarla. Por ejemplo, independientemente de que empecemos a espirar lentamente y luego aceleremos, como en *B*, o que realicemos una espiración menos forzada, como en *C*, la parte descendente de la curva flujo-volumen sigue prácticamente el mismo camino. La velocidad de flujo es independiente del esfuerzo y el flujo espiratorio está poderosamente limitado en la mayor parte del volumen pulmonar.

Podemos obtener más información sobre este curioso estado de acontecimientos representando los datos de otra forma, como se muestra en la figura 7-17. Para ello, el paciente realiza una *serie* de inspiraciones (o espiraciones) máximas, y luego exhala (o inhala) totalmente con diversos grados de esfuerzo. Si se representan las velocidades de flujo y las presiones intrapleurales para el mismo volumen pulmonar y para cada espiración e inspiración, pueden obtenerse las denominadas *curvas isovolumétricas de presión-flujo*. Puede observarse que, con volúmenes pulmonares grandes, la velocidad del flujo espiratorio sigue aumentando con el esfuerzo, como cabría esperar. Sin embargo, con volúmenes medios o pequeños, la velocidad de flujo alcanza una meseta y no puede aumentar con aumentos adicionales de la presión intrapleural. En estas situaciones, el flujo es, por lo tanto, *independiente del esfuerzo*.

La razón para este llamativo comportamiento es la compresión de las vías respiratorias por la presión intratorácica. La figura 7-18 muestra esquemáticamente las fuerzas que actúan a través de una vía respiratoria en el interior del pulmón. La presión por fuera de la vía respiratoria se muestra como intrapleural, aunque sea

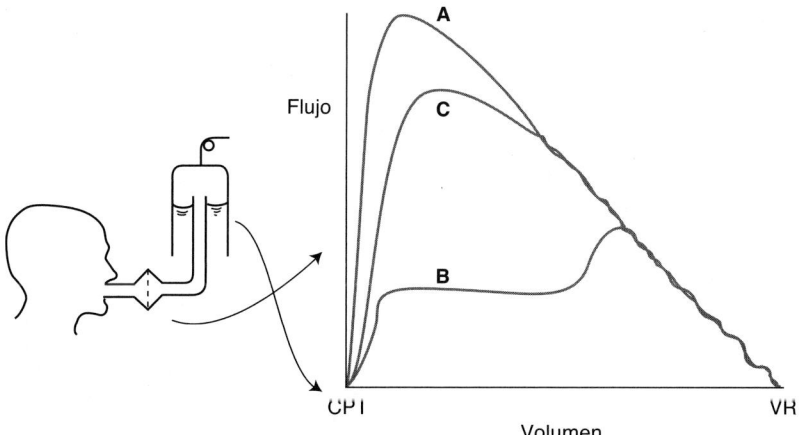

Figura 7-16. Curvas flujo-volumen. **A)** Una inspiración máxima se siguió con una espiración forzada. **B)** La inspiración fue inicialmente lenta, y luego forzada. **C)** El esfuerzo espiratorio fue submáximo. En los tres, las partes descendentes de las curvas están casi superpuestas. CPT, capacidad pulmonar total; VR, volumen residual.

una simplificación excesiva. En *A*, antes de que empiece la inspiración, la presión de la vía respiratoria es de cero (no hay flujo) en todas partes, y como la presión intrapleural es de –5 cm H_2O, hay una presión de 5 cm H_2O que mantiene abierta la vía respiratoria. Cuando empieza la inspiración *(B)*, tanto la presión intrapleural como la alveolar disminuyen 2 cm H_2O (el mismo volumen pulmonar que en *A*, y se desprecia la resistencia tisular), y se inicia el flujo. Debido a la caída de presión a lo largo de la vía respiratoria, la presión en el interior es de –1 cm H_2O, y existe una presión de 6 cm H_2O que mantiene abierta la vía respiratoria. Al final de la inspiración *(C)*, el flujo es de nuevo cero, y existe una presión transmural en la vía respiratoria de 8 cm H_2O.

Finalmente, al principio de la espiración forzada *(D)*, tanto la presión intrapleural como la presión alveolar aumentan 38 cm H_2O (el mismo volumen pulmonar que en *(C)*. A causa de la caída de presión a lo largo de la vía respiratoria cuando se inicia el flujo, existe ahora una presión de 11 cm H_2O, que tiende a *cerrar* la vía respiratoria. Se produce la compresión de la vía respiratoria, y la presión aguas abajo que limita el flujo pasa a ser la presión por fuera de la vía respiratoria, o presión intrapleural. Así, la presión impulsora eficaz pasa a ser la presión alveolar menos la presión intrapleural. Es el mismo mecanismo resistor de Starling que limita el flujo sanguíneo en la zona 2 del pulmón, donde la presión venosa deja de ser

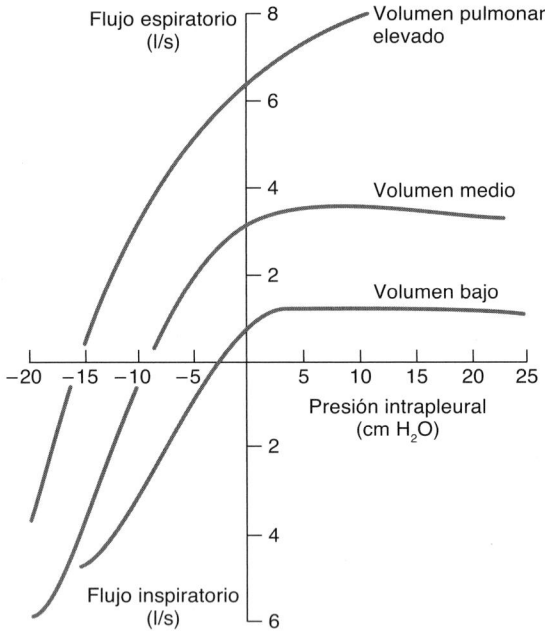

Figura 7-17. Curvas isovolumétricas de presión-volumen representadas para tres volúmenes pulmonares. Cada una de ellas se obtuvo de una serie de espiraciones e inspiraciones forzadas (v. texto). Obsérvese que, para el volumen más elevado, un aumento de la presión intrapleural (por aumento del esfuerzo espiratorio) produce un mayor flujo espiratorio. Sin embargo, para los volúmenes medio y bajo, el flujo se vuelve independiente del esfuerzo después de superar una determinada presión intrapleural.

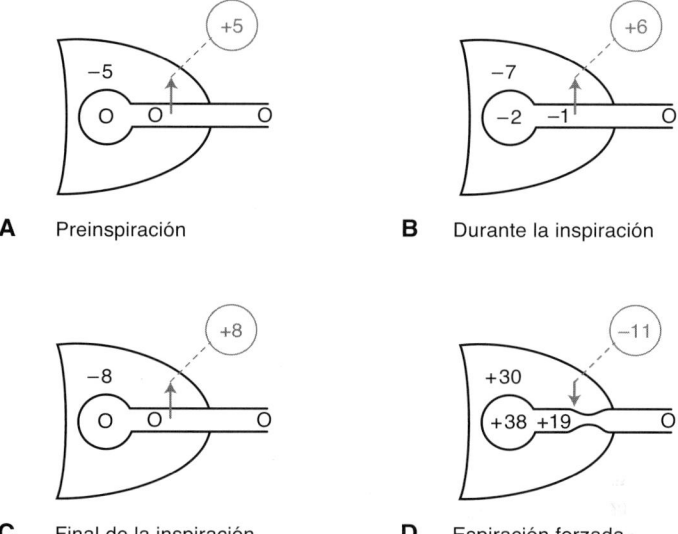

A Preinspiración   **B** Durante la inspiración

C Final de la inspiración   **D** Espiración forzada

Figura 7-18. Esquema que muestra por qué las vías respiratorias se comprimen durante la espiración forzada. Obsérvese que la diferencia de presión a través de la vía respiratoria la mantiene abierta, excepto durante una espiración forzada. En el texto se exponen más detalles.

importante, igual que deja de serlo aquí la presión en la boca (v. figs. 4-8 y 4-9). Obsérvese que si la presión intrapleural se eleva más por el aumento del esfuerzo muscular en un intento por expulsar aire, la presión impulsora eficaz no se altera porque la diferencia entre la presión alveolar y la presión intrapleural viene determinada por el volumen pulmonar. Por tanto, el flujo es independiente del esfuerzo.

El flujo máximo disminuye con el volumen pulmonar (fig. 7-16) porque la diferencia entre la presión alveolar y la presión intrapleural disminuye y las vías respiratorias se estrechan. Obsérvese también que el flujo es independiente de la resistencia de las vías respiratorias aguas abajo del punto de colapso, denominado *punto de igual presión*. Cuando la espiración progresa, la resistencia de las vías respiratorias aumenta a medida que el volumen pulmonar disminuye y, por lo tanto, la presión en las vías respiratorias desciende más rápidamente con la distancia de los alvéolos.

Compresión dinámica de las vías respiratorias

- Limita el flujo aéreo en personas sanas durante una espiración forzada.
- Puede darse en enfermedades pulmonares a velocidades de flujo espiratorio relativamente pequeñas, lo que disminuye la posibilidad de esfuerzo.
- Durante la compresión dinámica, el flujo se determina mediante la presión alveolar menos la presión pleural (no la presión en la boca) y es, por lo tanto, independiente del esfuerzo.
- Se exagera en algunas neumopatías, por la disminución de la retracción elástica pulmonar y la pérdida de tracción radial de las vías respiratorias.

Son varios los factores que exageran este mecanismo de limitación del flujo. Uno de ellos es cualquier aumento de la resistencia de las vías respiratorias periféricas, porque eso aumenta la caída de presión a través de ellas y, por tanto, disminuye la presión intrabronquial durante la espiración (19 cm H_2O en *D*). Otro es un volumen pulmonar pequeño, porque disminuye la presión impulsora (alveolar-intrapleural). Esta presión impulsora también disminuye si lo hace la presión de retracción, como en el enfisema. También en esta enfermedad, la tracción radial sobre las vías respiratorias está disminuida, y se comprimen más rápidamente. Realmente, mientras que este tipo de limitación de flujo se observa sólo durante la espiración forzada en personas sanas, puede suceder durante las espiraciones de una respiración normal en pacientes con una neumopatía grave.

En el laboratorio de función pulmonar, puede obtenerse información sobre la resistencia de las vías respiratorias de un paciente con una neumopatía midiendo la velocidad de flujo durante una espiración máxima. En la figura 7-19 se muestra el registro del espirómetro obtenido cuando una persona realiza una inspiración máxima y, a continuación, espira lo máximo que puede. El volumen espirado en el primer segundo se denomina volumen espiratorio forzado, o FEV_1, y el volumen total espirado es la capacidad vital forzada, o FVC (suele ser ligeramente menor que la capacidad vital medida en una espiración lenta, como en la fig. 2-2). Normalmente, el FEV_1 es aproximadamente el 80 % de la FVC.

En situaciones patológicas, pueden distinguirse dos patrones generales. En las enfermedades *restrictivas*, como la fibrosis pulmonar, tanto el FEV como la FVC están disminuidos, pero de forma característica el cociente FEV_1/FVC % es normal o está aumentado. En las enfermedades *obstructivas*, como la enfermedad pulmonar obstructiva crónica o el asma bronquial, el FEV_1 está mucho más disminuido que la FVC, lo que proporciona un cociente FEV_1/FVC % bajo. Con frecuencia, se observan patrones restrictivos y obstructivos mixtos.

Una medida relacionada es el *flujo espiratorio forzado*, o $FEF_{25-75\%}$, que es el promedio de la velocidad de flujo medida en la mitad de la espiración. Generalmente, está muy relacionado con el FEV_1, aunque en ocasiones está disminuido cuando el FEV_1 es normal. A veces, también se miden otros índices de la curva de espiración forzada.

Prueba de espiración forzada

- Mide el FEV y la FVC.
- Sencilla de realizar y suele proporcionar información.
- Distingue entre enfermedad restrictiva y obstructiva.

▶ Causas de la ventilación desigual

La causa de las diferencias regionales en la ventilación pulmonar se comentaron ya en la pág. 105. Aparte de estas diferencias topográficas, existe una cierta desi-

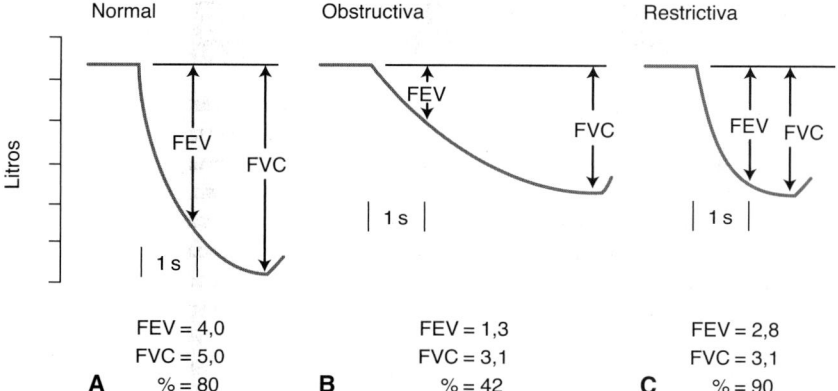

Figura 7-19. Medición del volumen espiratorio forzado (FEV_1) y la capacidad vital forzada (FVC).

gualdad de ventilación en cualquier nivel vertical concreto del pulmón sano, que se ve exagerado en algunas enfermedades.

En la figura 7-20, se muestra un mecanismo de ventilación desigual. Si consideramos una unidad pulmonar (v. fig. 2-1) como una cámara elástica conectada a la atmósfera por un tubo, la magnitud de la ventilación depende de la distensibilidad de la cámara y de la resistencia del tubo. En la figura 7-20, la unidad A tiene una distensibilidad y una resistencia de la vía respiratoria normales. Puede observarse que su cambio de volumen en la inspiración es grande y rápido, de modo que es completo antes de que empiece la espiración en todo el pulmón *(línea discontinua)*. Por el contrario, la unidad B tiene una escasa distensibilidad, y su cambio de volumen es rápido, pero pequeño. Finalmente, la unidad C tiene una gran resistencia de la vía respiratoria, de forma que la inspiración es lenta y no se completa antes de que el pulmón empiece a exhalar.

Obsérvese que cuanto menor es el tiempo disponible para la inspiración (frecuencia respiratoria rápida), menor es el volumen inspirado. Se dice que una unidad de este tipo tiene una *constante de tiempo* prolongada, cuyo valor viene dado por el producto de la distensibilidad y la resistencia. Así pues, la desigualdad en la ventilación puede deberse a alteraciones en la distensibilidad local o en la resistencia de la vía respiratoria, y el patrón de desigualdad dependerá de la frecuencia respiratoria.

Otro posible mecanismo de ventilación desigual es la difusión incompleta en las vías respiratorias de la zona respiratoria (v. fig. 1-4). Comentamos, en el capítulo 1, que el mecanismo dominante de la ventilación pulmonar más allá de los bronquíolos terminales es la difusión. Normalmente, esto sucede con tal rapidez que las diferencias en la concentración del aire en el ácino prácticamente desaparecen en una fracción de segundo. Sin embargo, si las vías respiratorias de la región de los bronquíolos respiratorios están dilatadas, como sucede en algunas enfermedades, la distancia que debe recorrerse por difusión puede estar muy aumentada. En estas circunstancias, el aire inspirado no se distribuye uniformemente en la zona respiratoria a causa de la ventilación desigual *a lo largo* de las unidades pulmonares.

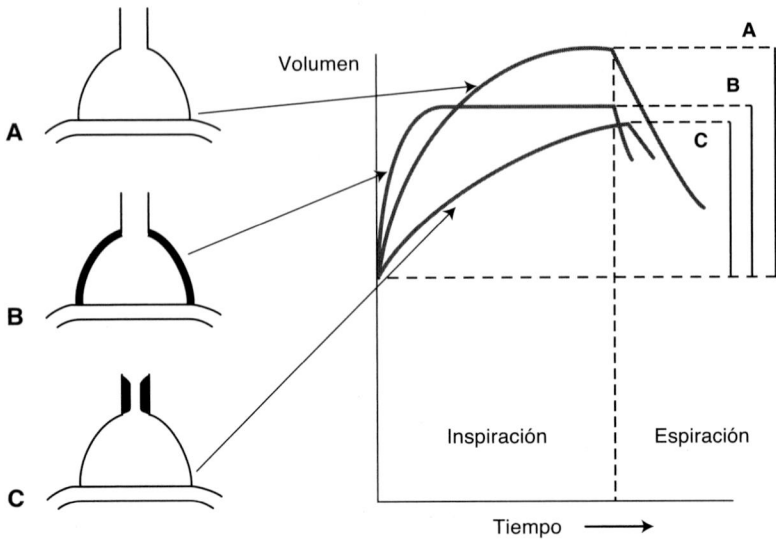

Figura 7-20. Efectos de la disminución de la distensibilidad **(B)** y del aumento de la resistencia de la vía respiratoria **(C)** sobre la ventilación de unidades pulmonares, comparado con la normalidad **(A).** En ambos casos, el aire inspirado es anormalmente bajo.

▶ Resistencia tisular

Cuando los pulmones y la pared torácica se mueven, se necesita cierta presión para superar las fuerzas viscosas de los tejidos cuando se deslizan unos sobre otros. Así, parte de la parte sombreada de la figura 7-13 debe atribuirse a estas fuerzas tisulares. Sin embargo, esta resistencia tisular es sólo el 20 %, aproximadamente, de la resistencia total (tejidos + vías respiratorias) en los pacientes jóvenes y sanos, si bien puede aumentar en algunas enfermedades. Esta resistencia total recibe, a veces, el nombre de *resistencia pulmonar*, para diferenciarla de la resistencia de las vías respiratorias.

▶ Trabajo respiratorio

Se necesita trabajo para mover los pulmones y la pared torácica. En este contexto, es más conveniente medir el trabajo como presión × volumen.

Trabajo realizado por los pulmones

Puede ilustrarse mediante una curva de presión-volumen (fig. 7-21. Durante la inspiración, la presión intrapleural sigue la curva ABC, y el trabajo realizado en los pulmones viene dado por el área 0ABCD0. De ésta, el trapezoide 0AECD0 representa el trabajo necesario para superar las fuerzas elásticas, y el área sombreada ABCEA representa el trabajo que supera la resistencia viscosa (vías respiratorias o tejidos) (compárese con la fig. 7-13). Cuanto mayor sea la resistencia de las vías

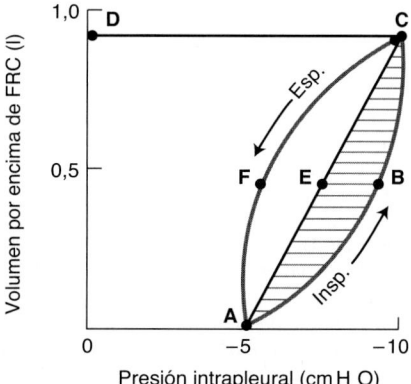

Figure 7-21. Curva de presión-volumen del pulmón que muestra el trabajo respiratorio realizado que supera las fuerzas elásticas *(área 0AECD0)* y las fuerzas viscosas *(área sombreada ABCEA).*

respiratorias o la velocidad del flujo inspiratorio, más negativo (hacia la derecha) será el desplazamiento de la presión intrapleural entre A y C, y mayor será el área.

En la espiración, el área AECFA es trabajo necesario para superar la resistencia de la vía respiratoria (+ tisular). Normalmente, cae en el trapezoide 0AECD0, y por tanto este trabajo puede realizarse con la energía almacenada en las estructuras elásticas expandidas, y liberada durante una espiración pasiva. La diferencia entre las áreas AECFA y 0AECD0 representa el trabajo disipado en forma de calor.

Cuanto mayor sea la frecuencia respiratoria, más rápido será el flujo y mayor el área ABCEA del trabajo viscoso. Por otro lado, cuanto mayor sea el volumen corriente, mayor será el área 0AECD0 del trabajo elástico.

Es interesante que los pacientes con una disminución de la distensibilidad (rigidez pulmonar) tienden a realizar respiraciones cortas y rápidas, mientras que los pacientes con una obstrucción importante de la vía respiratoria respiran lentamente. Estos patrones tienden a disminuir el trabajo realizado en los pulmones.

Trabajo respiratorio total

El trabajo total realizado con el movimiento de los pulmones y la pared torácica es difícil de medir, aunque se han realizado cálculos mediante la ventilación artificial de pacientes con parálisis (o voluntarios «completamente relajados») en un respirador del tipo del pulmón de acero. Por otro lado, el trabajo total puede calcularse midiendo el coste de O_2 de la respiración, y suponiendo una cifra para la eficacia, dada por:

$$\text{Eficacia (\%)} = \frac{\text{Trabajo útil}}{\text{Energía total gastada (o coste de } O_2)} \times 100$$

Se cree que la eficacia es de, aproximadamente, el 5 % al 10 %.

El coste de O_2 de la respiración reposada es enormemente pequeño, inferior al 5 % del consumo total de O_2 en reposo. Con la hiperventilación voluntaria se puede aumentar hasta el 30 %. En pacientes con neumopatía obstructiva, el coste de O_2 de la respiración puede limitar su capacidad para el esfuerzo.

CONCEPTOS CLAVE

1. La inspiración es activa, pero la espiración durante el reposo es pasiva. El músculo más importante de la respiración es el diafragma.
2. La curva de presión-volumen pulmonar no es lineal y muestra histéresis. La presión de retracción pulmonar puede atribuirse a su tejido elástico y a la tensión superficial de la capa que tapiza los alvéolos.
3. El agente tensioactivo (surfactante) pulmonar es un fosfolípido producido por las células de tipo II del epitelio alveolar. Si el sistema del surfactante es inmaduro, como sucede en algunos recién nacidos prematuros, los pulmones tienen una escasa distensibilidad, y son inestables y edematosos.
4. La pared torácica es elástica, al igual que el pulmón, pero normalmente tiende a expandirse. En la FRC, la retracción del pulmón hacia dentro y la retracción hacia fuera de la pared torácica están en equilibrio.
5. En el flujo laminar, como el que existe en las pequeñas vías respiratorias, la resistencia es inversamente proporcional a la cuarta potencia del radio.
6. La resistencia de la vía respiratoria pulmonar disminuye al aumentar el volumen pulmonar. Si se contrae el músculo liso de la vía respiratoria, como sucede en el asma, la resistencia se reduce mediante tratamiento con agonistas adrenérgicos β_2.
7. La compresión dinámica de las vías respiratorias durante una espiración forzada produce un flujo que no depende del esfuerzo. La presión impulsora es entonces la presión alveolar menos la presión intrapleural. En los pacientes con enfermedad pulmonar obstructiva, puede producirse compresión dinámica durante el esfuerzo leve, lo que causa una importante discapacidad.

PREGUNTAS

Elija la mejor respuesta para cada pregunta.

1. En cuanto a la contracción del diafragma:
   A. Los nervios responsables surgen de la médula espinal al nivel de la parte inferior del tórax.
   B. Tiende a aplanar el diafragma.
   C. Disminuye la distancia lateral entre los márgenes de las costillas inferiores.
   D. Hace que se mueva la pared abdominal anterior.
   E. Eleva la presión intrapleural.

2. En cuanto al comportamiento de la presión-volumen del pulmón:
   A. La distensibilidad disminuye con la edad.
   B. Si se llena los pulmones de un animal con solución salina, disminuye la distensibilidad.
   C. La extirpación de un lóbulo disminuye la distensibilidad pulmonar total.
   D. La ausencia de agente tensioactivo (surfactante) aumenta la distensibilidad.
   E. En el pulmón vertical, en la FRC, para un cambio concreto de la presión intrapleural, los alvéolos próximos a la base pulmonar se expanden menos que los que están junto al vértice.

3. Dos burbujas tienen la misma tensión superficial, pero la burbuja X tiene un diámetro tres veces superior al de la burbuja Y. El cociente entre la presión en la burbuja X y la presión en la burbuja Y es:
   A. 0,3:1
   B. 0,9:1
   C. 1:1
   D. 3:1
   E. 9:1

4. El agente tensioactivo pulmonar está producido por:

A. Macrófagos alveolares.
B. Células caliciformes.
C. Leucocitos.
D. Células alveolares de tipo I.
E. Células alveolares de tipo II.

5. Las regiones basales del pulmón humano en posición vertical están, normalmente, mejor ventiladas que las regiones superiores porque:

A. La resistencia de las vías respiratorias hacia las regiones superiores es mayor que la de las regiones inferiores.
B. Existe menos agente tensioactivo en las regiones superiores.
C. El flujo de sangre hacia las regiones inferiores es mayor.
D. Las regiones inferiores tienen un pequeño volumen en reposo y un aumento de volumen relativamente grande.
E. La P_{CO_2} de las regiones inferiores es relativamente alta.

6. El agente tensioactivo pulmonar:

A. Aumenta la tensión superficial del líquido que tapiza los alvéolos.
B. Lo secretan las células de tipo I del epitelio alveolar.
C. Es una proteína.
D. Aumenta el trabajo necesario para expandir el pulmón.
E. Ayuda a evitar la trasudación de líquido desde los capilares a los espacios alveolares.

7. En cuanto a la espiración normal durante situaciones de reposo:

A. La espiración la generan los músculos espiratorios.
B. La presión alveolar es menor que la presión atmosférica.
C. La presión intrapleural desciende gradualmente (se vuelve más negativa) durante la espiración.
D. La velocidad de flujo del aire (en cm/s) en las grandes vías respiratorias supera la de los bronquíolos terminales.
E. El diafragma desciende cuando se produce la espiración.

8. Un paciente anestesiado con los músculos respiratorios paralizados y pulmones sanos se ventila con presión positiva. Si el anestesista aumenta el volumen pulmonar 2 l por encima de la FRC y mantiene los pulmones a ese volumen durante 5 s, la combinación más probable de presiones (en cm H_2O) puede ser:

	Boca	Alveolar	Intrapleural
A.	0	0	−5
B.	0	+10	−5
C.	+10	+10	−10
D.	+20	+20	+5
E.	+10	0	−10

9. Cuando una persona sana sufre un neumotórax espontáneo en el pulmón derecho, se espera que suceda lo siguiente:

A. El pulmón derecho se contrae.
B. La pared torácica del lado derecho se contrae.
C. El diafragma del lado derecho asciende.
D. El mediastino se desplaza hacia la derecha.
E. Aumenta el flujo sanguíneo hacia el pulmón derecho.

10. Según la ley de Poiseuille, la disminución del radio de una vía respiratoria a una tercera parte, ¿cuántas veces aumentaría la resistencia?

   A. 1/3

   B. 3

   C. 9

   D. 27

   E. 81

11. En cuanto al flujo de aire en el pulmón:

   A. Es más probable que el flujo sea turbulento en vías respiratorias pequeñas que en la tráquea.

   B. Cuanto más baja es la viscosidad, menos probable es que aparezca turbulencia.

   C. En el flujo laminar puro, al reducir a la mitad el radio de la vía respiratoria, la resistencia aumenta ocho veces.

   D. Para que se produzca la inspiración, la presión en la boca debe ser menor que la presión alveolar.

   E. La resistencia de la vía respiratoria aumenta durante la inmersión con escafandra.

12. El factor limitante de la velocidad de flujo más importante durante la mayor parte de la espiración forzada a partir de la capacidad pulmonar total es:

   A. La velocidad de contracción de los músculos espiratorios.

   B. La acción del diafragma.

   C. La contracción de la musculatura lisa bronquial.

   D. La elasticidad de la pared torácica.

   E. La compresión de las vías respiratorias.

13. ¿Cuál de los siguientes factores aumenta la resistencia de las vías respiratorias?

   A. Aumento del volumen pulmonar por encima de la FRC.

   B. Aumento de la estimulación simpática de la musculatura lisa de las vías respiratorias.

   C. Ascender a gran altitud.

   D. Inhalación del humo de cigarrillos.

   E. Respiración de una mezcla de O_2 al 21 % y helio al 79 % (peso molecular de 4).

14. Una persona sana realiza un esfuerzo inspiratorio contra una vía respiratoria cerrada. Se espera que ocurra lo siguiente:

   A. Disminuye la tensión en el diafragma.

   B. Se activan los músculos intercostales internos.

   C. Aumenta la presión intrapleural (se vuelve menos negativa).

   D. La presión alveolar desciende más que la presión intrapleural.

   E. Desciende la presión en el interior de los capilares.

Control de la ventilación

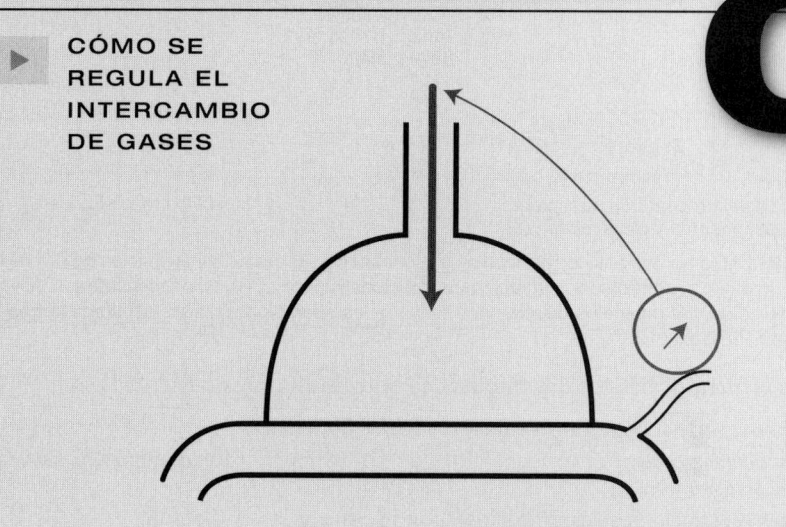

Ya hemos visto cómo la principal función de los pulmones es intercambiar O_2 y CO_2 entre la sangre y el aire, y mantener así los niveles normales de Po_2 y Pco_2 en la sangre arterial. En este capítulo, veremos que, a pesar de las demandas muy diferentes de captación de O_2 y expulsión de CO_2 por parte del organismo, la Po_2 y la Pco_2 arteriales suelen mantenerse dentro de unos límites estrechos. Esta importante regulación del intercambio de gases es posible gracias a que el nivel de ventilación está controlado cuidadosamente. En primer lugar, comentaremos el controlador central y, a continuación, los diversos quimiorreceptores y otros receptores que le proporcionan información. Se describen, finalmente, las respuestas integradas al dióxido de carbono, la hipoxia y el pH.

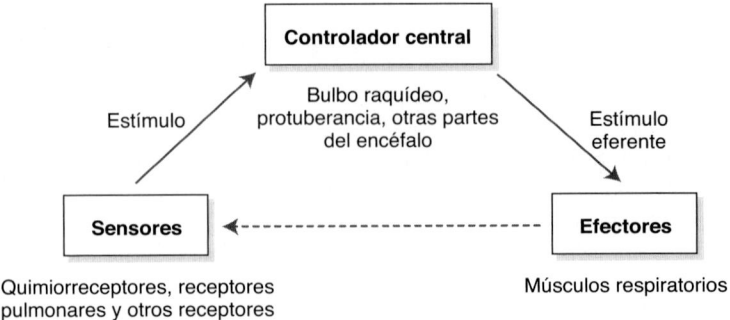

Figura 8-1. Elementos básicos del sistema de control respiratorio. La información de diversos sensores se dirige al controlador central, cuyos impulsos van a los músculos respiratorios. Al variar la ventilación, los músculos respiratorios reducen las alteraciones de los sensores (retroalimentación negativa).

Los tres elementos básicos del sistema de control respiratorio (fig. 8-1) son:

1. *sensores*, que recogen información y la conducen al

2. *controlador central* en el encéfalo, que coordina la información y, a su vez, envía impulsos a los

3. *efectores* (músculos respiratorios), que producen la ventilación.

Veremos que el aumento de actividad de los efectores suele disminuir, finalmente, el impulso sensitivo al encéfalo, por ejemplo, disminuyendo la P_{CO_2} arterial. Es una muestra de retroalimentación negativa.

▶ Controlador central

El proceso automático normal de la respiración se produce por impulsos que proceden del tronco encefálico. Si se desea un control voluntario, la corteza cerebral puede no hacer caso a estos centros. En determinadas situaciones, se producen impulsos adicionales en otras partes del encéfalo.

Tronco encefálico

La naturaleza periódica de la inspiración y la espiración está controlada por el generador del patrón central que comprende grupos de neuronas localizadas en la protuberancia y el bulbo raquídeo. En la actualidad, se reconocen tres grupos principales de neuronas.

1. *Centro respiratorio bulbar*, en la formación reticular del bulbo raquídeo, por debajo del suelo del cuarto ventrículo. Existe un grupo de células en la región ventrolateral, que se denominan *complejo pre-Botzinger*, que parece ser esencial en la generación del ritmo respiratorio. Además, un grupo de células de la región dorsal del bulbo raquídeo (*grupo respiratorio dorsal*) se asocia principalmente a la inspiración, y otro grupo (*grupo respiratorio ventral*) se asocia a la espiración. Estos grupos de células tienen la propiedad de descarga periódica intrínseca y son responsables del ritmo básico de la ventilación. Cuando se han eliminado todos los estímulos aferentes conocidos, estas células inspiratorias generan descargas repetitivas de potenciales de acción que producen impulsos nerviosos que se dirigen al diafragma y otros músculos inspiratorios.

El patrón del ritmo intrínseco del área inspiratoria empieza con un período latente de varios segundos, durante el cual no existe actividad. Empiezan a aparecer entonces potenciales de acción, que van aumentando durante los siguientes segundos. Durante este tiempo, la actividad de los músculos inspiratorios se hace más intensa, siguiendo un patrón de tipo «rampa». Finalmente, los potenciales de acción inspiratorios cesan, y el tono de los músculos inspiratorios desciende a su nivel preinspiratorio.

La rampa inspiratoria puede «desaparecer» prematuramente inhibiendo los impulsos del *centro neumotáxico* (v. más adelante). Así, se acorta la inspiración y, en consecuencia, aumenta la frecuencia respiratoria. El impulso de las células inspiratorias se modula además por impulsos de los nervios vago y glosofaríngeo. De hecho, éstos finalizan en el tracto solitario, que se localiza junto al área inspiratoria.

El *área espiratoria* está en reposo durante la respiración tranquila normal, porque la ventilación se realiza por contracción activa de los músculos inspiratorios (principalmente, el diafragma), seguido de la relajación pasiva de la pared torácica hasta su posición de equilibrio (cap. 7). Sin embargo, en la respiración más forzada, como durante el esfuerzo, la espiración es activa, a causa de la actividad de las células espiratorias. Obsérvese que no existe aún un acuerdo universal acerca del modo en que los centros bulbares producen el ritmo intrínseco de la respiración.

2. *Centro apnéusico* en la parte inferior de la protuberancia. Esta zona se denomina así porque si se secciona el encéfalo de un animal de laboratorio justo por encima de este punto, se observan boqueadas inspiratorias prolongadas (apneusis) interrumpidas por esfuerzos espiratorios transitorios. Aparentemente, los impulsos del centro tienen un efecto excitador sobre el área inspiratoria del bulbo, que tiende a prolongar los potenciales de acción en rampa. Se desconoce si este centro apnéusico desempeña un papel en la respiración normal en el ser humano, aunque en algunos tipos de lesión cerebral grave, se observa esta forma de respiración anómala.

3. *Centro neumotáxico* en la parte superior de la protuberancia. Como se señaló anteriormente, esta zona parece «apagar» o inhibir la inspiración, y regular así el volumen inspiratorio y, secundariamente, la frecuencia respiratoria. Se ha demostrado esto experimentalmente en animales de laboratorio mediante estimulación eléctrica directa del centro neumotáxico. Algunos investigadores creen que el papel que desempeña este centro es el de «sintonización precisa» del ritmo respiratorio, porque si este centro falta, puede existir un ritmo normal.

Centros respiratorios

- Responsables de la producción del patrón rítmico de inspiración y espiración.
- Se localizan en el bulbo raquídeo y la protuberancia del tronco encefálico.
- Reciben impulsos de los quimiorreceptores, los pulmones y otros receptores, así como de la corteza cerebral.
- El principal estímulo es hacia los nervios frénicos, pero también hay impulsos hacia otros músculos respiratorios.

Corteza cerebral

La respiración está bajo control voluntario en gran medida, y la corteza cerebral puede ignorar la función del tronco encefálico dentro de unos límites. No es difícil reducir a la mitad la P_{CO_2} arterial mediante hiperventilación, aunque la consiguiente alcalosis puede causar tetania, con contracción de los músculos de las manos y los pies (espasmo carpopedio). La reducción a la mitad de la P_{CO_2} aumenta el pH arterial en, aproximadamente, 0,2 unidades (v. fig. 6-8).

La hipoventilación voluntaria es más difícil. La duración de la contención de la respiración está limitada por varios factores, entre ellos la P_{CO_2} y la P_{O_2} arteriales. Un período preliminar de hiperventilación aumenta el tiempo de contención de la respiración, especialmente si se respira oxígeno. Sin embargo, intervienen otros factores, además de los químicos, y se demuestra por la observación que si, en el punto de interrupción de la contención respiratoria, se inhala una mezcla de gases que *eleva* la P_{CO_2} arterial y *disminuye* la P_{O_2}, es posible un período adicional de contención respiratoria.

Otras partes del encéfalo

Hay otras partes del encéfalo, como el sistema límbico y el hipotálamo, que pueden alterar el patrón de la respiración, por ejemplo, en estados emocionales como la ira y el miedo.

▶ Efectores

Los músculos respiratorios son el diafragma, los músculos intercostales, los músculos abdominales y los músculos accesorios como el esternocleidomastoideo. Al principio del capítulo 7, se describen las acciones de todos ellos. En el contexto del control de la ventilación, es de vital importancia que estos diversos grupos de músculos actúen de forma coordinada; ésta es la responsabilidad del controlador central. Hay datos que señalan que algunos recién nacidos, particularmente los prematuros, presentan una actividad no coordinada de la musculatura respiratoria, en especial durante el sueño. Por ejemplo, los músculos torácicos pueden tratar de inspirar mientras los músculos abdominales espiran. Esto puede ser un factor en el síndrome de la muerte súbita del lactante.

▶ Sensores

Quimiorreceptores centrales

Un quimiorreceptor es un receptor que responde a un cambio en la composición química de la sangre u otro líquido que le rodee. Los receptores más importantes que intervienen en el control minuto a minuto de la ventilación son los situados cerca de la superficie ventral del bulbo raquídeo, en la vecindad de la salida de los pares craneales IX y X. En los animales, la aplicación local de H^+ o CO_2 disuelto en esta zona estimula la respiración en unos segundos. En un tiempo, se pensó que el propio centro respiratorio bulbar era el lugar de acción del CO_2, pero actualmente se acepta que los quimiorreceptores están separados anatómicamente. Algunos datos indican que se encuentran unos 200 mm a 400 mm por debajo de la superficie ventral del bulbo raquídeo (fig. 8-2).

Los quimiorreceptores centrales están rodeados por líquido extracelular encefálico (LEE), y responden a cambios de la concentración de H^+. Un aumento de la concentración de H^+ estimula la ventilación, mientras que una disminución la inhibe. La composición del líquido extracelular alrededor de los receptores está regida por el líquido cefalorraquídeo (LCR), el flujo sanguíneo local y el metabolismo local.

De todos ellos, el LCR es, aparentemente, el más importante. Está separado de la sangre por la barrera hematoencefálica, que es relativamente impermeable a los iones H^+ y HCO_3^-, aunque el CO_2 molecular difunde a través de ella con facilidad. Cuando aumenta la P_{CO_2} sanguínea, el CO_2 difunde al LCR desde los vasos sanguíneos cerebrales, liberando iones H^+, que estimulan los quimiorreceptores. Así, el nivel de CO_2 en la sangre regula la ventilación, principalmente, por su efecto sobre el pH del LCR. La hiperventilación resultante disminuye la P_{CO_2} en la sangre y, por lo tanto, en el LCR. La vasodilatación cerebral que acompaña a un aumento de la P_{CO_2} arterial estimula la difusión de CO_2 al LCR y al líquido extracelular encefálico.

El pH normal del LCR es de 7,32 y, como este líquido contiene muchas menos proteínas que la sangre, tiene una capacidad de amortiguación mucho menor. A causa de esto, el cambio del pH del LCR para un determinado cambio de la P_{CO_2} es mayor que el que se produce en la sangre. Si el pH del LCR varía durante un tiempo prolongado, se produce un cambio compensador de HCO_3^- como resultado del transporte a través de la barrera hematoencefálica. Sin embargo, el pH del LCR no suele regresar del todo a 7,32. El cambio del pH del LCR se produce más rápido que el cambio del pH de la sangre arterial por compensación renal (fig. 6-8), un proceso que tarda 2 a 3 días. Como el pH del LCR regresa casi a su valor normal más rápidamente que el pH sanguíneo, tiene un efecto más importante sobre los cambios en el nivel de ventilación y la P_{CO_2} arterial.

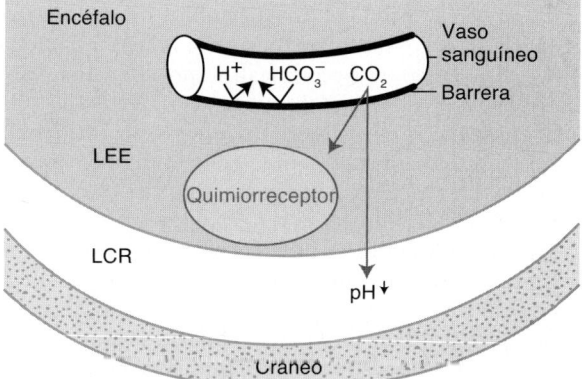

Figura 8-2. Entorno de los quimiorreceptores centrales. Están bañados por el líquido extracelular encefálico (LEE), a través del cual difunde fácilmente el CO_2 desde los vasos sanguíneos al líquido cefalorraquídeo (LCR). El CO_2 disminuye el pH del LCR, con lo que estimula el quimiorreceptor. Los iones H^+ y HCO_3^- no pueden atravesar fácilmente la barrera hematoencefálica.

Un ejemplo de estos cambios sería un paciente con neumopatía crónica y retención de CO_2 de larga duración que puede tener un pH en el LCR casi normal y, por lo tanto, una ventilación anormalmente baja para su P_{CO_2} arterial. Se observa una situación similar en personas sanas que están expuestas a una atmósfera que contiene CO_2 al 3 % durante unos días.

Quimiorreceptores centrales

- Se localizan junto a la superficie ventral del bulbo raquídeo.
- Son sensibles a la P_{CO_2}, pero no a la P_{O_2}, sanguíneas.
- Responde a la variación del pH en el LEE/LCR cuando el CO_2 difunde hacia el exterior de los capilares cerebrales.

Quimiorreceptores periféricos

Los quimiorreceptores periféricos se localizan en los cuerpos carotídeos, en la bifurcación de las arterias carótidas primitivas, y en los cuerpos aórticos, por encima y por debajo del arco o cayado aórtico. Los cuerpos carotídeos son los más importantes en el ser humano. Contienen células glómicas de dos tipos. Las células de tipo I muestran una intensa tinción fluorescente, debido a su gran contenido de dopamina, y están en estrecha aposición a las terminaciones del nervio del seno carotídeo aferente (fig. 8-3). El cuerpo carotídeo también contiene células de tipo II y abundantes capilares. El mecanismo preciso de los cuerpos carotídeos sigue en duda, aunque muchos fisiólogos creen que las células glómicas son los lugares de quimiorrecepción, y que la regulación de la liberación de neurotransmisores de las células glómicas mediante estímulos fisiológicos y químicos afecta al ritmo de descarga de las fibras aferentes del cuerpo carotídeo (fig. 8-3A).

Los quimiorreceptores periféricos responden a disminuciones de la P_{O_2} y el pH arteriales, y a aumentos de la P_{CO_2} arterial. Son característicos entre los tejidos corporales porque su sensibilidad a los cambios de la P_{O_2} arterial se inicia a unos 500 mm Hg. La figura 8-3B muestra que la relación entre la velocidad de descarga y la P_{O_2} arterial es muy poco lineal; se produce una respuesta relativamente escasa hasta que la P_{O_2} arterial disminuye por debajo de 100 mm Hg, pero luego la velocidad aumenta rápidamente. Los cuerpos carotídeos tienen un flujo sanguíneo muy abundante para su tamaño y, por lo tanto, a pesar de su elevado índice metabólico, la diferencia arteriovenosa de O_2 es escasa. Como resultado, responden más a la P_{O_2} arterial que a la venosa. La respuesta de estos receptores puede ser muy rápida; realmente, su frecuencia de descarga puede alterarse durante el ciclo respiratorio a causa de los pequeños cambios cíclicos en los gases sanguíneos. Los quimiorreceptores periféricos son responsables de todo aumento de ventilación que se produce en los seres humanos en respuesta a la hipoxemia arterial. En realidad, si estos receptores no existieran, la hipoxemia intensa podría disminuir la ventilación, probablemente a través de un efecto directo sobre los centros respiratorios. Se ha demostrado una pérdida completa del impulso ventilatorio hipóxico en pacientes con resección bilateral de los cuerpos carotídeos.

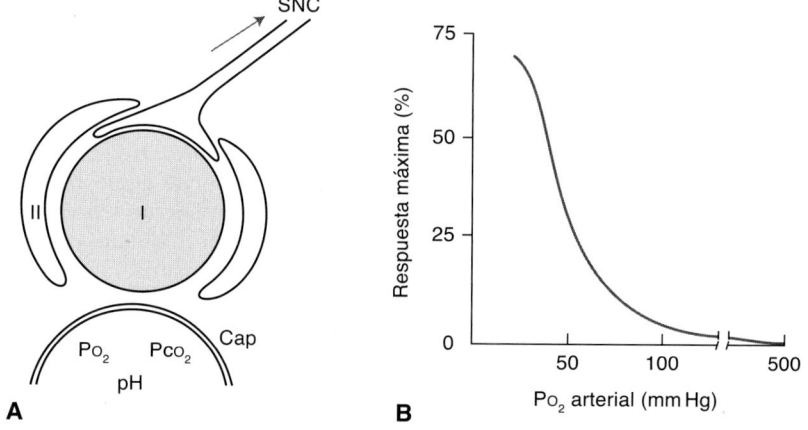

Figura 8-3. A) Esquema de un cuerpo carotídeo que contiene células de tipo I y de tipo II con muchos capilares (Cap). Los impulsos se desplazan hacia el sistema nervioso central (SNC) por el nervio del seno carotídeo. **B)** Muestra la respuesta no lineal a la P_{O_2} arterial. Obsérvese que la respuesta máxima se produce por debajo de una P_{O_2} de 50 mm Hg.

La respuesta de los quimiorreceptores periféricos a la P_{CO_2} arterial es menos importante que la de los quimiorreceptores centrales. Por ejemplo, cuando una persona sana respira una mezcla de CO_2, menos del 20 % de la respuesta ventilatoria puede atribuirse a los quimiorreceptores periféricos. Sin embargo, su respuesta es más rápida, y pueden ser útiles para adecuar la ventilación a cambios bruscos de la P_{CO_2}.

En los seres humanos, los cuerpos carotídeos, aunque no los aórticos, responden al descenso del pH arterial. Esto sucede independientemente de si la causa es respiratoria o metabólica. Se produce la interacción de los diversos estímulos. Así, los aumentos de la actividad de los quimiorreceptores en respuesta a descensos de la P_{O_2} arterial se potencian por aumentos de la P_{CO_2} y, en los cuerpos carotídeos, por descensos del pH.

Quimiorreceptores periféricos

- Se localizan en los cuerpos carotídeos y aórticos.
- Responden a la disminución de la P_{O_2} arterial, y al aumento de la P_{CO_2} y los iones H^+.
- Responden rápidamente.

Receptores pulmonares

Receptores de estiramiento pulmonar

También conocidos como receptores de estiramiento pulmonar de adaptación lenta, se cree que se encuentran en la musculatura lisa de las vías respiratorias.

Estos receptores emiten impulsos como respuesta a la distensión pulmonar, y su actividad se mantiene con la insuflación pulmonar; es decir, muestran una escasa adaptación. Los impulsos discurren por el nervio vago a través de grandes fibras mielínicas.

El principal efecto reflejo de estos receptores es una lentificación de la frecuencia respiratoria, debido a un aumento del tiempo espiratorio. Es lo que se conoce como reflejo de insuflación de Hering-Breuer. Puede demostrarse bien en una preparación de conejo en la que el diafragma contiene un trozo de músculo del que pueden obtenerse registros sin interferir con los demás músculos respiratorios. Los experimentos clásicos mostraban que la insuflación de los pulmones tendía a inhibir la actividad adicional de los músculos inspiratorios. También se observa la respuesta opuesta; es decir, el desinflado de los pulmones tiende a iniciar la actividad inspiratoria (reflejo de desinflado). Así pues, estos reflejos pueden proporcionar un mecanismo autorregulador de retroalimentación negativa.

Se llegó a pensar que los reflejos de Hering-Breuer desempeñaban un papel importante en la ventilación determinando la frecuencia y la profundidad respiratorias. Esto podría hacerse utilizando la información de estos receptores de estiramiento para regular el mecanismo de «desactivación» del bulbo raquídeo. Por ejemplo, la vagotomía bilateral, que elimina el impulso que llega a estos receptores, causa una respiración lenta y profunda en la mayoría de los animales. Sin embargo, estudios más recientes indican que los reflejos están fundamentalmente inactivos en los seres humanos adultos, salvo que se supere 1 litro el volumen corriente, como sucede en el esfuerzo. El bloqueo bilateral transitorio de los nervios vagos por anestesia local en seres humanos despiertos no cambia ni la frecuencia ni el volumen respiratorios. Algunos datos apuntan que estos reflejos pueden ser más importantes en los recién nacidos.

Receptores de sustancias irritantes

Se cree que se encuentran entre las células epiteliales de las vías respiratorias, y se estimulan por gases nocivos, humo de cigarrillos, polvo inhalado y aire frío. Los impulsos ascienden por el vago en fibras mielínicas, y los efectos reflejos son la broncoconstricción y la hiperpnea. Algunos fisiólogos prefieren denominar a estos receptores «receptores de estiramiento pulmonar de adaptación rápida» porque muestran una rápida adaptación y, aparentemente, intervienen en funciones adicionales de mecanorreceptores, así como respondiendo a estímulos nocivos sobre las paredes de las vías respiratorias. Es posible que los receptores de sustancias irritantes desempeñen un papel en la broncoconstricción de las crisis asmáticas, como consecuencia de su respuesta a la histamina liberada.

Receptores J

Estos receptores son las terminaciones de fibras C amielínicas y, a veces, se conocen por ese nombre. Se usa el término «yuxtacapilar», o J, porque se cree que estos receptores se encuentran en las paredes alveolares, junto a los capilares. La prueba de su localización es que responden con gran rapidez a sustancias químicas inyectadas en la circulación pulmonar. Los impulsos ascienden por el nervio vago en fibras amielínicas de conducción lenta, y pueden producir una respiración rápida y superficial, si bien la estimulación intensa causa apnea. Hay datos que indican que la congestión de los capilares pulmonares y los aumentos del volumen del líquido intersticial de la pared alveolar activan estos receptores. Pueden desempeñar un papel en la respiración rápida y superficial, y la disnea (sensación de dificultad respiratoria) asociadas a la insuficiencia cardíaca izquierda y la neumopatía intersticial.

Fibras C bronquiales

Están irrigadas por la circulación bronquial en lugar de por la circulación pulmonar, como sucede con los receptores J descritos anteriormente. Éstas responden rápidamente a las sustancias químicas inyectadas en la circulación bronquial. Las respuestas reflejas a la estimulación son una respiración rápida y superficial, broncoconstricción y secreción de moco.

Otros receptores

Receptores nasales y de las vías respiratorias superiores

La nariz, la nasofaringe, la laringe y la tráquea contienen receptores que responden a la estimulación mecánica y química. Son una extensión de los receptores de sustancias irritantes definidas anteriormente. Se han descrito varias respuestas reflejas, entre ellas el estornudo, la tos y la broncoconstricción. Puede producirse espasmo laríngeo si la laringe sufre una irritación mecánica, por ejemplo, durante la inserción de un tubo endotraqueal con anestesia local insuficiente.

Receptores articulares y musculares

Se cree que impulsos procedentes de las extremidades en movimiento forman parte del estímulo de la ventilación durante el esfuerzo, especialmente en los primeros momentos.

Sistema gamma

Muchos músculos, entre ellos los músculos intercostales y el diafragma, contienen husos musculares que perciben el alargamiento muscular. Esta información se utiliza para controlar, de forma refleja, la potencia de la contracción. Estos receptores pueden intervenir en la sensación de disnea que se produce cuando se necesitan esfuerzos respiratorios inusualmente intensos para mover los pulmones y la pared torácica, como cuando existe, por ejemplo, una obstrucción de las vías respiratorias.

Barorreceptores arteriales

Un aumento de la tensión arterial puede causar hipoventilación refleja o apnea a través de la estimulación de los barorreceptores del seno aórtico y carotídeo. Por el contrario, una disminución de la tensión arterial puede causar hiperventilación.

Dolor y temperatura

La estimulación de muchos nervios aferentes puede causar cambios en la ventilación. El dolor causa, con frecuencia, un período de apnea seguido de hiperventilación. El aumento de temperatura de la piel puede producir hiperventilación.

▶ Respuestas integradas

Tras estudiar las diversas unidades que constituyen el sistema de control respiratorio (fig. 8-1), es útil considerar las respuestas globales del sistema a los cambios del CO_2, el O_2 y el pH arteriales, y al esfuerzo.

Respuesta al dióxido de carbono

El factor más importante en el control de la ventilación en condiciones normales es la P_{CO_2} arterial. La sensibilidad de este control es elevada. En el curso de la actividad diaria, con períodos de reposo y esfuerzo, la P_{CO_2} arterial se mantiene, probablemente, en un intervalo de 3 mm Hg. Durante el sueño, puede aumentar algo más.

La respuesta ventilatoria al CO_2 se mide normalmente haciendo que el paciente inhale mezclas de CO_2 o reinspire de una bolsa, de modo que la P_{CO_2} inspirada aumenta gradualmente. Según una técnica, el paciente reinspira de una bolsa que se ha llenado previamente con 7 % de CO_2 y 93 % de O_2. Al volver a respirar, se añade CO_2 metabólico a la bolsa, pero la concentración de O_2 permanece relativamente elevada. En este procedimiento, la P_{CO_2} del aire de la bolsa aumenta a un ritmo de 4 mm Hg/min.

La figura 8-4 muestra los resultados de experimentos en los que se ajustaba la mezcla inspirada para proporcionar una P_{O_2} alveolar constante. (En este tipo de experimento en personas sanas, suelen tomarse la P_{O_2} y la P_{CO_2} al final de la respiración alveolar para reflejar los niveles arteriales.) Puede observarse que con una P_{O_2} normal la ventilación aumenta unos 2 a 3 l/min por cada 1 mm Hg de aumento de la P_{CO_2}. La disminución de la P_{O_2} produce dos efectos: la ventilación para una P_{CO_2} determinada es mayor, y la pendiente de la línea se vuelve más pronunciada. Hay una variación considerable entre las personas.

Otra forma de medir el impulso respiratorio es registrar la presión inspiratoria durante un breve período de oclusión de la vía respiratoria. El paciente respira a través de una boquilla conectada a una caja de distribución, y con un obturador en la rama inspiratoria. Se cierra durante una espiración (sin que lo sepa el paciente), de forma que la primera parte de la siguiente inspiración se realiza contra una vía respiratoria cerrada. Se abre el obturador después de 0,5 s. La presión generada durante la primera décima de segundo de intento inspiratorio (conocida como $P_{0,1}$) se toma como medida del impulso del centro respiratorio. Esto prácticamente no se ve afectado por las propiedades mecánicas del aparato respiratorio, aunque sí está influido por el volumen pulmonar. El método puede utilizarse para estudiar la sensibilidad respiratoria al CO_2, la hipoxia y otras variables.

Respuesta ventilatoria al dióxido de carbono

- La P_{CO_2} arterial es el estímulo más importante para la ventilación en la mayor parte de las situaciones, y suele estar estrechamente controlada.
- La mayor parte del estímulo viene de los quimiorreceptores centrales, aunque los periféricos también contribuyen y su respuesta es más rápida.
- La respuesta aumenta si la P_{O_2} arterial está disminuida.

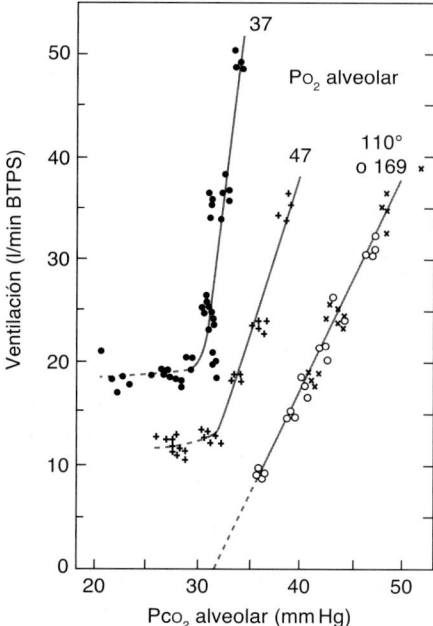

Figura 8-4. Respuesta ventilatoria al CO_2. Cada curva de ventilación total contra la Po_2 alveolar es para una Po_2 alveolar diferente. En este estudio, no se observó diferencia alguna entre valores de Po_2 alveolar de 110 mm Hg y 169 mm Hg, aunque algunos investigadores han observado que la pendiente de la línea es ligeramente menor para la mayor Po_2. BTPS, temperatura corporal, presión ambiental, saturación de vapor de agua.

Una disminución de la Pco_2 arterial es muy eficaz para reducir el estímulo para la ventilación. Por ejemplo, si el lector hiperventila voluntariamente durante unos segundos, sentirá que no necesita respirar durante un corto período. Un paciente anestesiado dejará de respirar, con frecuencia, durante un minuto, aproximadamente, si primero el anestesista lo hiperventila.

La respuesta ventilatoria al CO_2 disminuye con el sueño, el aumento de la edad, y por factores genéticos, raciales y de personalidad. Los buceadores y deportistas entrenados tienden a presentar una baja sensibilidad al CO_2. Varios fármacos deprimen el centro respiratorio, entre ellos la morfina y los barbitúricos. Los pacientes que han ingerido una sobredosis de uno de estos fármacos suelen presentan una notable hipoventilación. La respuesta ventilatoria al CO_2 también disminuye si aumenta el trabajo respiratorio, lo que puede demostrarse al hacer respirar a personas sanas a través de un tubo estrecho. No disminuye el impulso neurológico del centro respiratorio, pero no es tan eficaz en la producción de ventilación. La respuesta ventilatoria anormalmente escasa a la CO_2 y la retención de CO_2 en algunos pacientes con neumopatía puede explicarse, en parte, por el mismo mecanismo. En estos pacientes, la disminución de la resistencia de las vías respiratorias con broncodilatadores aumenta, con frecuencia, la respuesta ventilatoria. También hay signos de que la sensibilidad del centro respiratorio está disminuida en estos pacientes.

Como ya hemos observado, el principal estímulo para aumentar la ventilación cuando se eleva la Pco_2 procede de los quimiorreceptores centrales, que responden al aumento de la concentración de hidrogeniones del líquido extracelular encefálico junto a los receptores. Un estímulo adicional procede de los quimiorreceptores periféricos, producido tanto por el aumento de la P_{CO_2} arterial como por el descenso del pH.

Respuesta al oxígeno

El modo en que una disminución de la P_{O_2} de la sangre arterial estimula la ventilación puede estudiarse haciendo que una persona respire mezclas de gases hipóxicas. La P_{O_2} y la P_{CO_2} al final de la espiración se usan como medida de los valores arteriales. La figura 8-5 muestra que cuando la P_{CO_2} alveolar se mantiene a unos 36 mm Hg (alterando la mezcla inspirada), la P_{O_2} puede disminuir hasta un valor próximo a 50 mm Hg antes de que se produzca algún aumento apreciable de la ventilación. La elevación de la P_{CO_2} aumenta la ventilación con cualquier valor de P_{O_2} (compárese la fig. 8-4). Obsérvese que cuando aumenta la P_{CO_2}, una disminución de la P_{O_2} por debajo de 100 mm Hg estimula algo la ventilación, a diferencia de la situación en la que la P_{O_2} es normal. Así, los efectos combinados de ambos estímulos superan la suma de cada estímulo por separado; es lo que se denomina interacción entre estímulos de CO_2 elevado y O_2 bajo. Se producen respuestas muy diferentes entre las distintas personas.

Dado que la P_{O_2} puede disminuirse tanto, normalmente, sin provocar una respuesta ventilatoria, el papel que desempeña este estímulo hipóxico en el control diario de la ventilación es pequeño. Sin embargo, si se asciende a gran altitud, se produce un gran aumento de la ventilación en respuesta a la hipoxia (cap. 9).

En algunos pacientes con neumopatía grave, el impulso hipóxico de la ventilación se vuelve muy importante. Estos pacientes presentan una retención crónica de CO_2, y el pH del líquido extracelular encefálico ha regresado casi a la normali-

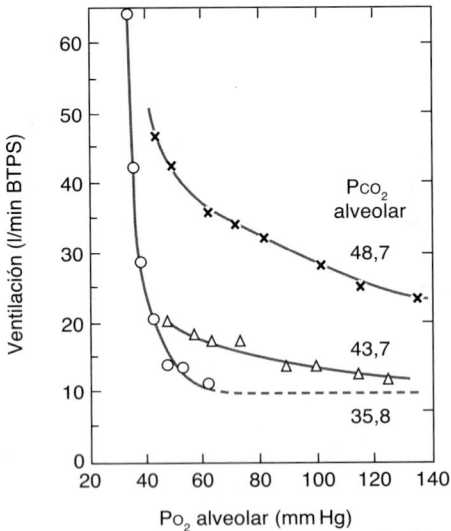

Figura 8-5. Curvas de respuesta a la hipoxia. Obsérvese que cuando la P_{CO_2} es de 35,8 mm Hg, casi no se produce aumento de la ventilación hasta que la P_{O_2} disminuye a 50 mm Hg, aproximadamente. BTPS, temperatura corporal, presión ambiental, saturación de vapor de agua.

dad, a pesar de una elevada P_{CO_2}. Por tanto, han perdido la mayor parte del aumento del estímulo del CO_2 para la ventilación. Además, la depresión inicial del pH sanguíneo casi ha desaparecido, por compensación renal, por lo que la estimulación del pH sobre los quimiorreceptores periféricos es escasa (v. más adelante). En estas condiciones, la hipoxemia arterial se convierte en el principal estímulo para la ventilación. Si un paciente de este tipo respira una mezcla con abundante O_2 para aliviar la hipoxemia, la ventilación puede disminuir mucho. El estado de la ventilación se controla mejor midiendo la P_{CO_2} arterial.

Como hemos visto, la hipoxemia estimula, de forma refleja, la ventilación por su acción sobre los quimiorreceptores de los cuerpos aórticos y carotídeos. Ésta carece de acción sobre los quimiorreceptores centrales; en realidad, si no existen quimiorreceptores periféricos, la hipoxemia disminuye la respiración. Sin embargo, la hipoxemia prolongada puede causar una leve acidosis cerebral que, a su vez, puede estimular la ventilación.

Respuesta al pH

Una disminución del pH de la sangre arterial estimula la ventilación. En la práctica, con frecuencia es difícil separar la respuesta ventilatoria producida por un descenso del pH de la causada por una elevación acompañante de la P_{CO_2}. Sin embargo, en animales de laboratorio en los que es posible disminuir el pH con una P_{CO_2} constante, puede demostrarse de forma convincente el estímulo para la ventilación. Los pacientes con una acidosis metabólica parcialmente compensada (como una diabetes mellitus no controlada) que tienen un pH bajo y una P_{CO_2} baja (v. fig. 6-8) muestran un aumento de la ventilación. Realmente, a esta se debe la disminución de la P_{CO_2}.

Como ya hemos comentado, el principal lugar de acción de un pH arterial disminuido son los quimiorreceptores periféricos. También es posible que los quimiorreceptores centrales o el propio centro respiratorio puedan verse afectados por un cambio del pH sanguíneo, si es lo suficientemente importante. En este caso, la barrera hematoencefálica se vuelve parcialmente permeable a los hidrogeniones.

Respuesta ventilatoria a la hipoxia

- Sólo intervienen los quimiorreceptores periféricos.
- En condiciones de normoxia, el control es insignificante.
- El control adquiere importancia a gran altitud, y en la hipoxemia prolongada causada por una neumopatía crónica.

Respuesta al esfuerzo

Con el esfuerzo, la ventilación aumenta rápidamente, y durante el esfuerzo agotador puede alcanzar niveles muy elevados. Los jóvenes en forma que alcanzan un consumo de oxígeno máximo de 4 l/min pueden presentar una ventilación total de 120 l/min, es decir, unas 15 veces su nivel de reposo. Este aumento de la ventilación se empareja estrechamente con el aumento de la captación de O_2 y la expulsión de CO_2. Hay que señalar que se sabe poco acerca de la causa del aumento de la ventilación durante el esfuerzo.

La P_{CO_2} arterial no aumenta durante el esfuerzo; en realidad, durante el esfuerzo intenso, es típico que descienda ligeramente. La P_{O_2} arterial suele aumentar ligeramente, aunque puede descender con niveles de esfuerzo intensos. El pH arterial permanece casi constante durante el esfuerzo moderado, aunque durante el esfuerzo intenso desciende, a causa de la liberación de ácido láctico por glucólisis anaerobia. Está claro, sin embargo, que ninguno de los mecanismos que hemos comentado hasta el momento pueden ser la causa del gran aumento de la ventilación que se observa durante el esfuerzo leve a moderado.

Se han propuesto otros estímulos. El movimiento pasivo de las extremidades estimula la ventilación tanto en los animales anestesiados como en los seres humanos despiertos. Se trata de un reflejo con receptores probablemente localizados en las articulaciones o los músculos, y puede ser responsable del brusco aumento de la ventilación que se observa durante los primeros segundos del esfuerzo. Una hipótesis sugiere que *oscilaciones de la P_{O_2} y la P_{CO_2} arteriales* pueden estimular los quimiorreceptores periféricos, incluso aunque el nivel medio permanezca sin alteraciones. Estas fluctuaciones se deben a la naturaleza periódica de la ventilación, y aumentan cuando lo hace el volumen corriente, como sucede con el esfuerzo. Otra teoría sugiere que los quimiorreceptores centrales aumentan la ventilación para mantener la P_{CO_2} *arterial constante* por algún tipo de servomecanismo, igual que el termostato puede controlar una caldera con pocos cambios en la temperatura. La objeción de que la P_{CO_2} arterial a menudo *desciende* con el esfuerzo se contesta con la afirmación de que el nivel preferido de P_{CO_2} se retoma *(reset)* de algún modo. Los que proponen esta teoría creen que la respuesta ventilatoria a la inhalación de CO_2 puede no ser una indicación fiable de lo que sucede con el esfuerzo.

Otra de las hipótesis afirma que la ventilación está relacionada, de algún modo, con la *carga de CO_2* adicional que llega a los pulmones en la sangre venosa mixta durante el esfuerzo. En experimentos con animales, se ha demostrado que un aumento de esta carga, producida por infusión de CO_2 en la sangre venosa o por un aumento del retorno venoso, se relacionaba con la ventilación. Sin embargo, el problema que plantea esta hipótesis es que no se ha encontrado un receptor adecuado.

Entre otros factores que se han propuesto, se encuentran el *aumento de la temperatura corporal* durante el esfuerzo, que estimula la ventilación, y los *impulsos desde la corteza motora*. Sin embargo, ninguna de las teorías propuestas hasta la fecha es totalmente satisfactoria.

▶ Patrones respiratorios anómalos

Las personas con una hipoxia grave muestran a menudo un patrón de respiración periódica conocido como *respiración de Cheyne-Stokes*. Se caracteriza por períodos de apnea de 10 s a 20 s, separados por períodos aproximadamente iguales de hiperventilación, en que el volumen corriente aumenta y disminuye gradualmente. Es un patrón que se observa con frecuencia a grandes altitudes, especialmente por la noche, durante el sueño. También se observa en algunos pacientes con cardiopatía grave o lesión encefálica.

Puede reproducirse el patrón en animales de experimentación aumentando la distancia a través de la cual la sangre se desplaza en su camino hacia el cerebro desde los pulmones. En estas circunstancias, existe un gran retraso antes de que los quimiorreceptores centrales perciban la alteración de la P_{CO_2} causada por un cambio en la ventilación. Debido a ello, el centro respiratorio busca la situación de equilibrio, llegando siempre más allá. Sin embargo, no todos los casos de respiración de Cheyne-Stokes pueden explicarse basándose en esto. En algunas enfermedades, pueden observarse otros patrones respiratorios anómalos.

CONCEPTOS CLAVE

1. Los centros respiratorios responsables del patrón rítmico de la respiración se localizan en la protuberancia y el bulbo raquídeo del tronco encefálico. La corteza cerebral puede no hacer caso, en cierta medida, de los impulsos de estos centros.
2. Los quimiorreceptores centrales se localizan junto a la superficie ventral del bulbo raquídeo, y responden a cambios en el pH del LCR que, a su vez, se deben a la difusión de CO_2 desde capilares cerebrales. Las alteraciones de la concentración de bicarbonato del LCR regulan el pH y, por lo tanto, la respuesta de los quimiorreceptores.
3. Los quimiorreceptores periféricos, principalmente en los cuerpos carotídeos, responden a una disminución de P_{O_2} y a un aumento de la P_{CO_2} y la concentración de hidrogeniones. La respuesta al O_2 es escasa por encima de una P_{O_2} de 50 mm Hg. La respuesta al aumento de CO_2 es menos intensa que la de los quimiorreceptores centrales, pero se produce con mayor rapidez.
4. Otros receptores se localizan en las paredes de las vías respiratorias y los alvéolos.
5. La P_{CO_2} de la sangre es el factor más importante del control de la ventilación en circunstancias normales, y la mayor parte del control se realiza a través de los quimiorreceptores centrales.
6. La P_{O_2} de la sangre no afecta normalmente a la ventilación, pero adquiere importancia a gran altitud y en algunos pacientes con enfermedad pulmonar.
7. El esfuerzo produce un gran aumento de la ventilación, aunque su causa, especialmente durante el esfuerzo moderado, no está muy clara.

PREGUNTAS

Elija la mejor respuesta para cada pregunta.

1. Acerca de los centros respiratorios:
    A. El patrón rítmico normal de la respiración tiene su origen en neuronas del área motora de la corteza cerebral.
    B. Durante la respiración tranquila, las neuronas espiratorias descargan de forma activa.
    C. Impulsos del centro neumotáxico pueden estimular la actividad inspiratoria.
    D. La corteza cerebral puede ignorar la función de los centros respiratorios.
    E. La única salida de los centros respiratorios se produce a través de los nervios frénicos.

2. Acerca de los quimiorreceptores centrales:
    A. Se localizan junto a la superficie dorsal del bulbo raquídeo.
    B. Responden tanto a la P_{O_2} como a la P_{CO_2} sanguíneas.
    C. Se activan por cambios del pH del líquido extracelular circundante.

    D. Para un determinado aumento de la P_{CO_2}, el pH del líquido cefalorraquídeo desciende menos que el de la sangre.

    E. La concentración de bicarbonato del LCR no puede afectar a su salida.

3. Acerca de los quimiorreceptores periféricos:

    A. Responden a cambios de la P_{O_2} arterial, pero no del pH.

    B. En condiciones de normoxia, la respuesta a los cambios de la P_{O_2} es muy escasa.

    C. La respuesta a cambios de la P_{CO_2} es más lenta que la de los receptores centrales.

    D. Son los receptores más importantes que producen un aumento de la ventilación en respuesta a un aumento de la P_{CO_2}.

    E. Tienen un flujo sanguíneo escaso por gramo de tejido.

4. Acerca de la respuesta ventilatoria al dióxido de carbono:

    A. Aumenta si lo hace la P_{O_2} alveolar.

    B. Depende sólo de los quimiorreceptores centrales.

    C. Aumenta durante el sueño.

    D. Aumenta si lo hace el trabajo respiratorio.

    E. Es un factor importante en el control del nivel normal de la ventilación.

5. Acerca de la respuesta ventilatoria a la hipoxia:

    A. Es el principal estímulo para la ventilación a gran altitud.

    B. Se origina fundamentalmente por los quimiorreceptores centrales.

    C. Disminuye si también aumenta la P_{CO_2}.

    D. Rara vez estimula la ventilación en pacientes con neumopatías crónicas.

    E. Es importante en la intoxicación leve por monóxido de carbono.

6. El estímulo más importante en el control del nivel de ventilación en reposo es:

    A. P_{O_2} sobre los quimiorreceptores periféricos.

    B. P_{CO_2} sobre quimiorreceptores periféricos.

    C. pH sobre quimiorreceptores periféricos.

    D. pH del LCR sobre los quimiorreceptores centrales.

    E. P_{O_2} sobre los quimiorreceptores centrales.

7. El esfuerzo es uno de los estimulantes más potentes para la ventilación. Actúan fundamentalmente por la acción de:

    A. P_{O_2} arterial baja.

    B. P_{CO_2} arterial elevada.

    C. P_{O_2} baja en sangre venosa mixta.

    D. pH arterial bajo.

    E. Ninguno de los anteriores.

8. Acerca del reflejo de insuflación de Hering-Breuer:

    A. Los impulsos se desplazan hacia el encéfalo a través del nervio del seno carotídeo.

    B. Produce esfuerzos inspiratorios adicionales si se mantienen insuflados los pulmones.

    C. Se observa en los adultos con volúmenes corrientes pequeños.

    D. Puede contribuir a insuflar los pulmones del recién nacido.

    E. La abolición del reflejo en muchos animales produce una respiración rápida y superficial.

Aparato respiratorio y estrés

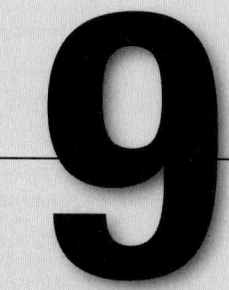

9

▶ CÓMO SE PRODUCE
EL INTERCAMBIO DE
GASES DURANTE EL
ESFUERZO, A PRESIONES
BAROMÉTRICAS BAJAS
Y ELEVADAS, Y AL NACER

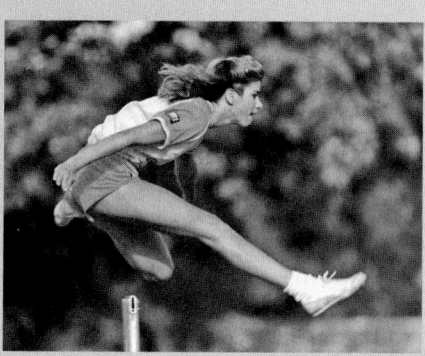

Los pulmones sanos tienen grandes reservas en reposo, lo que les permite satisfacer el aumento de las demandas del intercambio de gases durante el esfuerzo. Además, los pulmones actúan como nuestro principal vínculo fisiológico con el entorno en el que vivimos; su superficie es aproximadamente 30 veces mayor que la de la piel. El impulso humano por ascender cada vez más y sumergirse más profundamente somete al aparato respiratorio a un gran estrés, ¡aunque estas situaciones son leves agresiones, en comparación con el momento del nacimiento!

▶ Esfuerzo

Las demandas del intercambio de gases en los pulmones aumentan notablemente durante el esfuerzo. Habitualmente, el consumo de oxígeno en reposo de 300 ml/min puede aumentar a unos 3 000 ml/min en una persona moderadamente en forma (y hasta 6 000 ml/min en los deportistas de élite). De igual modo, la expulsión de CO_2 en reposo, es decir, 240 ml/min aumenta a unos 3 000 ml/min. Típicamente, el cociente respiratorio (R) aumenta desde alrededor de 0,8, en reposo, hasta 1, con el esfuerzo. Este aumento refleja una mayor disposición de los hidratos de carbono, en lugar de las grasas, para producir la energía necesaria. Realmente, R alcanza, a menudo, niveles incluso mayores durante la situación inestable de esfuerzo intenso, cuando se produce ácido láctico por glucólisis anaerobia, y se elimina, por lo tanto, CO_2 adicional desde el bicarbonato. Además, existe un aumento de la eliminación de CO_2 porque el aumento de la concentración de hidrogeniones estimula los quimiorreceptores periféricos, con lo que la ventilación aumenta.

El esfuerzo se estudia convenientemente en una cinta sin fin o en una bicicleta estática. Cuando se aumenta el ritmo (o potencia) de trabajo, la captación de oxígeno aumenta de forma lineal (fig. 9-1A). Sin embargo, cuando se supera un determinado ritmo de trabajo, $\dot{V}_{O_2}$ se vuelve constante; es lo que se conoce como $\dot{V}_{O_2}$ máx. Un aumento del ritmo de trabajo por encima de este nivel sólo puede producirse mediante glucólisis anaerobia.

La ventilación también aumenta de forma lineal inicialmente cuando se representa frente al ritmo de trabajo o $\dot{V}_{O_2}$, aunque con valores de $\dot{V}_{O_2}$ elevados, aumenta con mayor rapidez porque se libera ácido láctico, y esto aumenta el estímulo ventilatorio (fig. 9-1B). A veces, existe un claro corte en la pendiente; es lo que se ha denominado *umbral anaerobio* o *umbral de ventilación*, aunque el término es algo controvertido. Las personas que no hacen ejercicio producen lactato con niveles

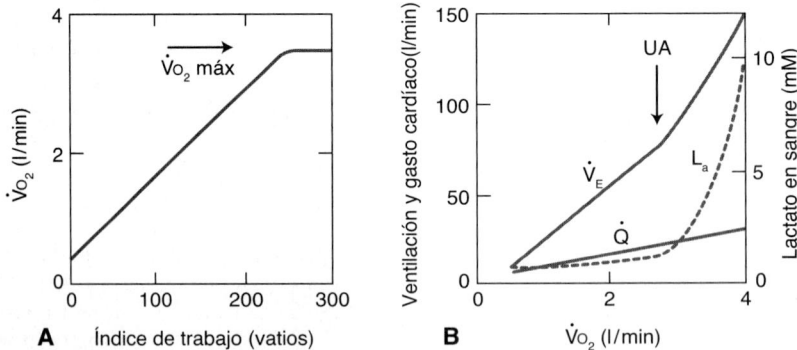

Figura 9-1. A) El consumo de O_2 ($\dot{V}_{O_2}$) aumenta de forma casi lineal con el índice de trabajo hasta alcanzar el $\dot{V}_{O_2}$ máx. **B)** La ventilación aumenta, en un principio, de forma lineal con el consumo de O_2, pero aumenta más rápidamente cuando se forman cantidades importantes de lactato. Si existe un punto de inflexión claro, se denomina, a veces, umbral anaerobio o umbral de ventilación (UA). El gasto cardíaco aumenta más lentamente que la ventilación.

de esfuerzo relativamente bajos, mientras que las que están bien entrenadas pueden alcanzar niveles de esfuerzo bastante elevados antes de que aparezca una glucólisis anerobia importante.

Son muchas las funciones del aparato respiratorio que varían en respuesta al esfuerzo. La capacidad de difusión de los pulmones aumenta a causa de incrementos en la capacidad de difusión de la membrana (D_M) y del volumen de sangre en los capilares pulmonares, V_c. Estos cambios se producen por reclutamiento y distensión de capilares pulmonares, particularmente en las partes superiores de los pulmones. Normalmente, la capacidad de difusión aumenta, al menos, tres veces. No obstante, algunos deportistas de élite muestran, con niveles de esfuerzo extremadamente elevados, una disminución de la P_{O_2} arterial causada por una limitación de la difusión debido al reducido tiempo disponible para la carga de oxígeno en los capilares pulmonares (v. fig. 3-3).

El gasto cardíaco aumenta de forma, aproximadamente, lineal con respecto al nivel de esfuerzo, a causa del aumento tanto de la frecuencia cardíaca como del volumen sistólico. Sin embargo, el cambio del gasto cardíaco es sólo una cuarta parte del aumento de la ventilación (en l/min). Esto tiene sentido, porque es mucho más fácil desplazar aire que sangre. Si observamos la ecuación de Fick, $\dot{V}_{O_2} = \dot{Q}\,(Ca_{O_2} - C\bar{v}_{O_2})$, el aumento de $\dot{V}_{O_2}$ se produce tanto por un aumento del gasto cardíaco como por un aumento de la diferencia arteriovenosa de O_2 a causa de la disminución de la concentración de oxígeno de la sangre venosa. Por el contrario, si observamos la ecuación análoga de la ventilación, $\dot{V}_{O_2} = \dot{V}_E\,(F_{I_{O_2}} - F_{E_{O_2}})$, la diferencia entre las concentraciones de O_2 inspirado y espirado no varía. Esto es compatible con el aumento mucho mayor de la ventilación que del flujo sanguíneo. El aumento del gasto cardíaco se asocia a elevaciones en las presiones tanto arterial como venosa pulmonar, que son la causa del reclutamiento y la distensión de capilares pulmonares. La resistencia vascular pulmonar desciende.

En las personas sanas, la magnitud del desequilibrio ventilación-perfusión disminuye durante el esfuerzo moderado, debido a la distribución topográfica más uniforme del flujo sanguíneo. Sin embargo, dado que el grado de desequilibrio ventilación-perfusión en las personas sanas no es importante, las consecuencias son escasas. Se ha observado que, en los deportistas de élite, se produce un cierto desequilibrio ventilación-perfusión cuando realizan un esfuerzo muy intenso, posiblemente a causa de un ligero nivel de edema pulmonar intersticial. Ciertamente, debe salir líquido de los capilares pulmonares a causa del aumento de presión en su interior.

La curva de disociación del oxígeno se desplaza a la derecha en los músculos que realizan esfuerzo, debido al aumento de la P_{CO_2}, la concentración de hidrogeniones y la temperatura. Esto ayuda a la descarga de oxígeno en los músculos. Cuando la sangre regresa a los pulmones, la temperatura de la sangre desciende un poco y la curva se desplaza algo hacia la izquierda. En algunos animales, como los caballos y los perros, el hematocrito aumenta con el ejercicio, porque se expulsan hematíes desde el bazo, aunque es algo que no sucede en los seres humanos.

En los tejidos periféricos, se abren capilares adicionales, con lo que disminuye la distancia de la vía de difusión a las mitocondrias. La resistencia vascular periférica disminuye porque el gran aumento del gasto cardíaco no se asocia en gran parte con un aumento de la presión arterial media, al menos durante el esfuerzo dinámico, como correr. Durante el esfuerzo estático, como el levantamiento de peso, se producen con frecuencia grandes aumentos de la presión arterial sistémica. El entrenamiento aumenta el número de capilares y mitocondrias en el músculo esquelético.

Como vimos en el capítulo 8, el gran aumento de la ventilación que se produce durante el esfuerzo está fundamentalmente por explicar. Sin embargo, el resultado neto es que la P_{O_2}, la P_{CO_2} y el pH arteriales se afectan poco por el esfuerzo moderado. Con niveles de trabajo muy elevados, la P_{CO_2} a menudo desciende, la P_{O_2} se eleva y el pH disminuye a causa de la acidosis láctica.

▶ Gran altitud

La presión atmosférica disminuye con la distancia por encima de la superficie terrestre, de un modo aproximadamente exponencial (fig. 9-2). La presión a 5 800 m es sólo la mitad de la normal de 760 mm Hg, de modo que la P_{O_2} del aire húmedo inspirado es de $(380 - 47) \times 0{,}2093 = 70$ mm Hg (47 mm Hg es la presión parcial del vapor de agua a temperatura corporal). En la cima del Everest (8 848 m), la P_{O_2} inspirada es sólo de 43 mm Hg. A 19 200 m, la presión atmosférica es de 47 mm Hg, por lo que la P_{O_2} inspirada es cero.

A pesar de la hipoxia asociada a la gran altitud, unos 140 millones de personas viven a alturas superiores a 2 500 m, y en los Andes, los residentes permanentes viven por encima de los 5 000 m. Se produce un importante grado de aclimatación cuando los seres humanos ascienden a estas altitudes; en realidad, los alpinistas previamente han vivido varios días a altitudes elevadas que, de lo contrario, producirían inconsciencia en unos segundos si no se hubiera realizado la aclimatación.

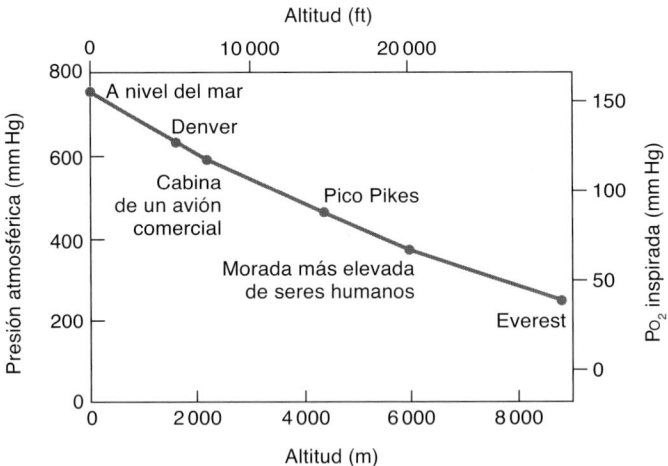

Figura 9-2. Relaciones entre altitud y presión atmosférica. Obsérvese que la P_{O_2} del aire húmedo inspirado es de unos 130 mm Hg a 1 520 m (Denver, CO), pero es sólo de 43 mm Hg en la cima del Everest.

Hiperventilación

La característica más importante de la aclimatación a las grandes altitudes es la hiperventilación. Su valor fisiológico puede observarse al considerar la ecuación del aire alveolar para un alpinista en la cima del Everest. Si la P_{CO_2} alveolar del alpinista fuera de 40 y el cociente de intercambio respiratorio[1] tuviera un valor de 1, la P_{O_2} alveolar del alpinista sería de $43 - (40/1) = $ ¡3 mm Hg!

Sin embargo, al multiplicar por cinco la ventilación del alpinista, y reducir así la P_{CO_2} a 8 mm Hg (v. pág. 20), la P_{O_2} alveolar aumenta a $43 - 8 = 35$ mm Hg. Normalmente, la P_{CO_2} arterial en residentes permanentes a 4 600 m es de unos 33 mm Hg.

El mecanismo de la hiperventilación es la estimulación hipóxica de los quimiorreceptores periféricos. La baja P_{CO_2} arterial y la alcalosis resultantes tienden a inhibir este aumento de la ventilación, pero al cabo de un día, aproximadamente, el pH del líquido cefalorraquídeo regresa por la salida de bicarbonato del LCR y, al cabo de 2 o 3 días, el pH de la sangre arterial regresa casi a la normalidad, por la excreción renal de bicarbonato. Estos frenos sobre la ventilación disminuyen, y esto hace que aumente más. Además, no hay signos de que la sensibilidad de los cuerpos carotídeos a la hipoxia aumente durante la aclimatación. Curiosamente, las personas que han nacido a gran altitud presentan una disminución de la respuesta ventilatoria a la hipoxia, que sólo se corrige si después se vive a nivel del mar.

Policitemia

Otra característica aparentemente importante de la aclimatación a grandes altitudes es un aumento de la concentración sanguínea de hematíes. El consiguiente incremento de la concentración de hemoglobina y, por lo tanto, de la capacidad de transporte de O_2, significa que, aunque la P_{O_2} y la saturación de O_2 arteriales disminuyen, la concentración de oxígeno de la sangre arterial puede ser normal o incluso superior a lo normal.

Por ejemplo, en algunas personas que residen permanentemente a 4 600 m en los Andes, la P_{O_2} arterial es sólo de 45 mm Hg, y la correspondiente saturación arterial de O_2 es sólo del 81 %. Por lo común, esto disminuiría considerablemente la concentración arterial de O_2, pero debido a la policitemia, la concentración de hemoglobina aumenta desde 15 a 19,8 g/100 ml, dando una concentración arterial de O_2 de 22,4 ml/100 ml, que es realmente superior a lo habitual a nivel del mar. La policitemia también tiende a mantener la P_{O_2} de sangre venosa mixta, y típicamente, en los nativos de los Andes que viven a 4 600 m, esta P_{O_2} es sólo 7 mm Hg inferior a lo normal (fig. 9-3).

El estímulo para el aumento de la producción de los hematíes es la hipoxemia, que libera eritropoyetina de los riñones, lo que estimula, a su vez, a la médula ósea. También se observa policitemia en muchos pacientes con hipoxemia crónica causada por cardiopatía o neumopatía.

---

[1] Cuando R = 1, el factor de corrección mostrado en la pág. 59 desaparece.

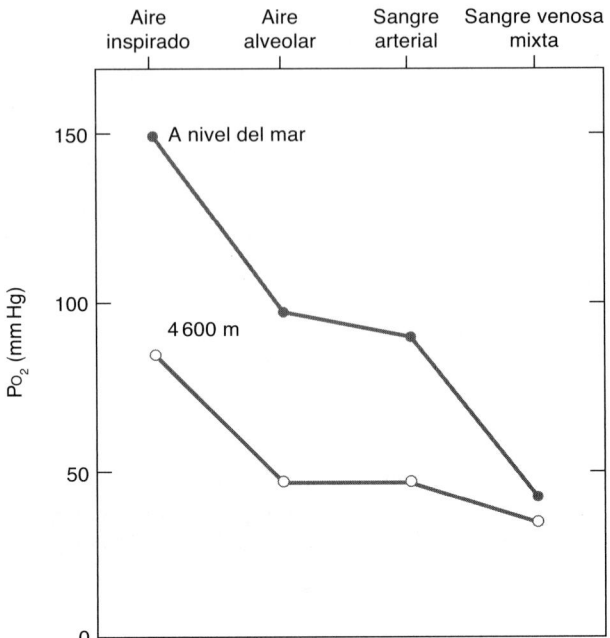

Figura 9-3. Valores de P_{O_2} desde el aire inspirado a la sangre venosa mixta a nivel del mar y en residentes a una altitud de 4 600 m. Obsérvese que, a pesar de la P_{O_2} inspirada mucho menor en altitud, la P_{O_2} de la sangre venosa mixta es sólo 7 mm Hg menor.

Aunque la policitemia de las grandes altitudes aumenta la capacidad de transporte de O_2 de la sangre, también eleva la viscosidad sanguínea. Esto puede ser nocivo, y algunos fisiólogos creen que la intensa policitemia que a veces se observa es una respuesta inadecuada.

Otros cambios fisiológicos a gran altitud

En altitudes moderadas, existe una desviación hacia la derecha de la curva de disociación de O_2 que produce una mejor descarga de O_2 en la sangre venosa, para una determinada P_{O_2}. La causa de la desviación es un aumento de la concentración de 2,3-difosfoglicerato, que aparece a causa de la alcalosis respiratoria.

A grandes altitudes, existe una *desviación hacia la izquierda* de la curva de disociación causada por la alcalosis respiratoria, lo que contribuye a la carga de O_2 en los capilares pulmonares. El *número de capilares por unidad de volumen* en los tejidos periféricos aumenta, y se producen cambios en las *enzimas oxidativas* del interior de las células. La *capacidad respiratoria máxima* aumenta porque el aire es menos denso, y esto contribuye a la enorme ventilación (hasta 200 l/min) que se produce con el esfuerzo. Sin embargo, la máxima captación de O_2 disminuye rápidamente por encima de 4 600 m.

Como respuesta a la hipoxia alveolar, se produce una vasoconstricción pulmonar (v. fig. 4-10). Esto aumenta la presión arterial pulmonar y el trabajo realizado por el corazón derecho. La hipertensión se exagera por la policitemia, que eleva la viscosidad de la sangre. Se observa hipertrofia del corazón derecho, con cambios característicos en el electrocardiograma. No parece haber ventajas fisiológicas en esta respuesta, salvo que la distribución topográfica del flujo sanguíneo se hace más uniforme. La hipertensión pulmonar se asocia a veces a edema pulmonar, aunque la presión venosa pulmonar es normal. El mecanismo probable es que la vasoconstricción arteriolar es desigual y se produce filtración en los, desprotegidos, capilares dañados. El líquido del edema tiene una elevada concentración de proteínas, lo que indica que la permeabilidad de los capilares aumenta.

Los que llegan sin aclimatar a grandes altitudes se quejan frecuentemente de cefalea, fatiga, mareo, palpitaciones, insomnio, pérdida de apetito y náuseas. Es lo que se conoce como *mal de altura o de las montañas agudo*, y se atribuye a la hipoxemia y la alcalosis. Los residentes a largo plazo presentan, a veces, un síndrome mal definido caracterizado por una intensa policitemia, cansancio, disminución de la tolerancia al esfuerzo e hipoxemia grave. Es lo que se denomina *mal de las montañas crónico*.

Aclimatación a grandes alturas

- La característica más importante es la hiperventilación.
- La policitemia aparece lentamente y tiene menos valor.
- Otras características son los aumentos de enzimas oxidativas celulares y de la concentración de capilares en algunos tejidos.
- La vasoconstricción pulmonar hipóxica no es beneficiosa.

Residentes permanentes a gran altitud

En algunas partes del mundo, fundamentalmente en el Tíbet y en los Andes, un gran número de personas ha vivido a gran altitud durante muchas generaciones. Se sabe que los tibetanos tienen características de selección natural para la hipoxia a gran altitud. Por ejemplo, existen diferencias en cuanto al peso al nacer, las concentraciones de hemoglobina y la saturación de oxígeno arterial en los lactantes y los adultos que realizan esfuerzo físico, en comparación con los habitantes de zonas más bajas que se desplazan a una gran altitud.

Los estudios recientes muestran que los tibetanos han desarrollado diferencias en su estructura genética. Por ejemplo, el gen que codifica el factor inducible por la hipoxia 2α (HIF-2α) es más frecuente en los tibetanos que en los chinos Han. El factor HIF-2α es un factor de transcripción que regula muchas respuestas fisiológicas a la hipoxia.

▶ Toxicidad del O_2

El problema habitual es contar con el suficiente O_2 en el organismo, pero es posible tener demasiado. Cuando se respiran grandes concentraciones de O_2 durante muchas horas, pueden dañarse los pulmones. Si se colocan cobayas en O_2 al 100 % a presión atmosférica durante 48 h, presentan edema pulmonar. Los primeros cambios fisiopatológicos se observan en las células endoteliales de los capilares pulmonares (v. fig. 1-1). Es difícil (quizá afortunadamente) administrar concentraciones de O_2 muy elevadas a los pacientes, pero se han demostrado signos de alteración del intercambio de gases tras la inhalación de O_2 al 100 % durante 30 h. Los voluntarios sanos que respiran O_2 al 100 % a presión atmosférica durante 24 h se quejan de molestias subesternales, que se agravan con la respiración profunda, y presentan una disminución de la capacidad vital de 500 ml a 800 ml. Probablemente, esto se deba a atelectasia por absorción (v. a continuación).

Otro riesgo de la respiración de O_2 al 100 % se observa en lactantes prematuros que sufren ceguera por fibroplasia retrolental, es decir, formación de tejido fibroso por detrás del cristalino. Aquí, el mecanismo es la vasoconstricción local causada por la elevada P_{O_2} en la incubadora, y puede evitarse si se mantiene la P_{O_2} arterial por debajo de 140 mm Hg.

Atelectasia por absorción

Es otro de los peligros de la respiración de oxígeno al 100 %. Supongamos que se obstruye una vía respiratoria con moco (fig. 9-4). La presión total en el aire atrapado está próxima a 760 mm Hg (puede ser unos mm Hg menos, ya que se absorbe debido a las fuerzas elásticas del pulmón). Pero la suma de las presiones

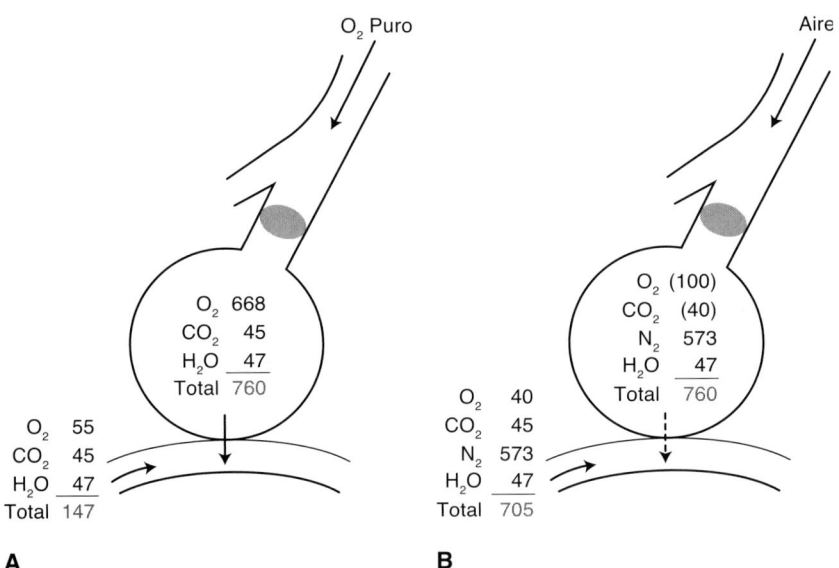

Figura 9-4. Razones para la aparición de atelectasia de los alvéolos más allá de las vías respiratorias bloqueadas cuando se respira O_2 **(A)** y cuando se respira aire **(B)**. Obsérvese que, en ambos casos, la suma de las presiones parciales de los gases en la sangre venosa mixta es menor que la de los alvéolos. **B)** La P_{O_2} y la P_{CO_2} se muestran entre *paréntesis* porque estos valores cambian con el tiempo. Sin embargo, la presión alveolar total permanece a pocos mm Hg de 760.

parciales de la sangre venosa es bastante menor que 760 mm Hg, porque la P_{O_2} de la sangre venosa permanece relativamente baja, incluso cuando se respira O_2. De hecho, la elevación de la *concentración* de O_2 de la sangre arterial y venosa cuando se respira O_2 será la misma si no varía el gasto cardíaco, aunque debido a la forma de la curva de disociación del O_2 (v. fig. 6-1), el aumento de la P_{O_2} venosa es sólo de unos 10 a 15 mm Hg. Así, como la suma de las presiones parciales en el aire alveolar supera con mucho la de la sangre venosa, el aire difunde a la sangre y, rápidamente, se produce el colapso alveolar. Puede ser difícil reabrir un área atelectásica debido a los efectos de la tensión superficial en estas pequeñas unidades.

También se produce colapso por absorción en una región bloqueada incluso cuando se respira aire, aunque aquí el proceso es más lento. La figura 9-4B muestra que, de nuevo, la suma de las presiones parciales de la sangre venosa es inferior a 760 mm Hg, porque el descenso de la P_{O_2} desde la sangre arterial a la sangre venosa es mucho mayor que la elevación de la P_{CO_2} (es un reflejo de la gran pendiente del CO_2 en comparación con la curva de disociación del O_2; v. fig. 6-7). Como la presión total del aire en los alvéolos se acerca a 760 mm Hg, la absorción es inevitable.

Realmente, los cambios en las presiones parciales alveolares durante la absorción son algo complicados, pero puede observarse que la velocidad de colapso se limita por la velocidad de absorción de N_2. Dado que este gas tiene una escasa solubilidad, su presencia actúa como una «férula» que, como si lo fuera, sostiene los alvéolos y evita el colapso. Incluso concentraciones relativamente pequeñas de N_2 en el aire alveolar tienen un efecto de sostén útil. No obstante, la atelectasia postoperatoria es un problema frecuente en pacientes tratados con mezclas de O_2. Es particularmente probable que se produzca colapso en la base pulmonar, donde el parénquima se expande peor (v. fig. 7-8) o las vías respiratorias pequeñas están realmente cerradas (v. fig. 7-9). Este mismo mecanismo básico de absorción es el responsable de la desaparición gradual de un neumotórax, o del aire introducido por debajo de la piel.

▶ Vuelo espacial

La ausencia de gravedad provoca diversos cambios fisiológicos, y algunos de ellos afectan a los pulmones. La distribución de la ventilación y del flujo sanguíneo se vuelve más uniforme, con una correspondiente mejora del intercambio de gases (v. figs. 5-8 y 5-10), aunque sigue existiendo alguna desigualdad debida a factores no gravitatorios. Se altera el depósito de aerosol inhalado, a causa de la ausencia de sedimentación. Además, el volumen sanguíneo torácico aumenta inicialmente porque la sangre no se almacena en las extremidades inferiores, y esto eleva el volumen de sangre en los capilares pulmonares y la capacidad de difusión. Al regresar a la Tierra, aparece hipotensión postural; es lo que se conoce como *descondicionamiento cardiovascular*. Puede producirse descalcificación ósea y atrofia muscular, probablemente por falta de movimiento. Existe también una pequeña reducción de la masa eritrocitaria. El mal del espacio durante los primeros días de vuelo puede suponer un grave problema operativo.

▶ Aumento de presión

Durante la inmersión, la presión aumenta 1 atmósfera por cada 10 m de descenso. La presión en sí es relativamente inocua, en tanto esté equilibrada. Sin embargo, si una cavidad con aire, como los pulmones, el oído medio o un seno intracraneal no puede comunicar con el exterior, la diferencia de presión puede causar compresión al descender o hiperexpansión al ascender. Por ejemplo, es muy importante para los buceadores con escafandra exhalar al ir ascendiendo, para evitar la hiperinsuflación y la posible rotura pulmonar. El aumento de densidad del aire en la profundidad aumenta el trabajo respiratorio, lo que puede causar retención de CO_2, especialmente con el esfuerzo.

Efectos de la descompresión

Durante la inmersión, la elevada presión parcial del N_2 fuerza a este aire poco soluble a entrar en solución en los tejidos corporales. Esto se produce sobre todo en el tejido adiposo, que tiene una relativamente elevada solubilidad para el N_2. Sin embargo, el aporte sanguíneo del tejido adiposo es escaso, y la sangre puede transportar poco N_2. Además, el gas difunde lentamente a causa de su escasa solubilidad. Como resultado, el equilibrio entre los tejidos y el entorno tarda horas.

Durante el ascenso, el N_2 se elimina lentamente de los tejidos. Si la descompresión es excesivamente rápida, se forman burbujas de N_2 gaseoso, igual que cuando se libera CO_2 al abrir una botella de champán. Pueden aparecer algunas burbujas sin que se produzcan alteraciones fisiológicas, pero si son numerosas, causan dolor, especialmente en la región de las articulaciones. En casos graves, pueden aparecer alteraciones neurológicas como sordera, alteración de la visión e incluso parálisis, debido a burbujas en el sistema nervioso central que obstruyen el flujo sanguíneo.

El tratamiento de los efectos de la descompresión es una nueva compresión. Se reduce así el volumen de las burbujas, y se las fuerza a volver a entrar en solución, consiguiéndose a veces una notable disminución de los síntomas. La prevención se realiza mediante una cuidadosa descompresión siguiendo una serie de pasos regulados. Existen pautas, basadas en parte en la teoría y en parte en la experiencia, que demuestran con que rapidez un buceador puede ascender con escaso riesgo de sufrir los efectos de la descompresión. Una inmersión corta pero muy profunda puede necesitar horas de descompresión gradual. Se sabe que la formación de burbujas durante el ascenso es muy habitual; por lo tanto, el objetivo de la descompresión es evitar que las burbujas lleguen a ser demasiado grandes.

Efectos de la descompresión

- Se deben a la formación de burbujas durante el ascenso desde una inmersión profunda.
- Puede causar dolor sobre todo en las articulaciones y alteraciones neurológicas.
- Puede evitarse mediante un ascenso lento, por etapas.
- Se trata mediante nueva compresión en una cámara.
- Disminuye su incidencia si se respira una mezcla de helio y oxígeno.

El riesgo de los efectos de la descompresión tras inmersiones muy profundas puede disminuirse respirando una mezcla de helio y O_2 durante la inmersión. El helio tiene, aproximadamente, la mitad de solubilidad que el N_2, por lo que se disuelve menos en los tejidos. Además, su peso molecular es siete veces menor que el del N_2 y, por lo tanto, difunde más rápidamente a través de los tejidos (v. fig. 3-1). Estos dos factores reducen el riesgo de los efectos de la descompresión. Otra ventaja de la mezcla de helio y O_2 en los buceadores es su baja densidad, que reduce el trabajo respiratorio. El O_2 puro o mezclas de O_2 enriquecidas no pueden usarse para la profundidad porque existe peligro de toxicidad producida por el O_2 (v. a continuación).

Los buceadores que trabajan a grandes profundidades, por ejemplo, en gaseoductos, utilizan a veces *inmersión por saturación*. Cuando no están en el agua, viven en una cámara de alta presión en el barco de apoyo durante varios días, lo que significa que no regresan a la presión atmosférica normal durante este tiempo. De este modo, evitan los efectos de la descompresión. Sin embargo, al final del período a presión elevada, pueden tardar varias horas en realizar una descompresión segura.

Narcosis por gases inertes

Aunque solemos considerar el N_2 como un gas inerte fisiológico, afecta al SNC a presiones parciales elevadas. A una profundidad de 50 m, existe una sensación de euforia (no muy diferente a la que se siente tras tomar un vermut o dos), y los buceadores han reconocido ¡haber ofrecido sus boquillas a los peces! Con presiones parciales superiores, puede producirse una pérdida de coordinación y, finalmente, coma.

No se conoce bien el mecanismo de acción, pero puede que esté relacionado con la gran solubilidad grasa-agua del N_2, que es una propiedad general de los anestésicos. Otros gases, como el helio y el hidrógeno, pueden usarse a profundidades mucho mayores sin que se produzcan efectos narcóticos.

Toxicidad del O_2

Ya comentamos que la inhalación de O_2 al 100 % a 1 atmósfera puede dañar los pulmones. Otra forma de toxicidad del O_2 es la estimulación del SNC, que produce convulsiones, cuando la P_{O_2} supera considerablemente los 760 mm Hg. Las convulsiones pueden ir precedidas por síntomas como náuseas, pitidos en los oídos y crispación facial.

La probabilidad de que aparezcan convulsiones depende de la P_{O_2} inspirada y de la duración de la exposición, y aumenta si las personas realizan esfuerzo. Con una P_{O_2} de 4 atmósferas, aparecen convulsiones, frecuentemente, en 30 min. En inmersiones cada vez más profundas, la concentración de O_2 disminuye progresivamente para evitar los efectos tóxicos, y puede, finalmente, ser de tan sólo un 1 % ¡para una P_{O_2} inspirada normal! El submarinista aficionado nunca debe llenar sus tanques con O_2, a causa del peligro de sufrir una convulsión bajo el agua. Sin embargo, los militares utilizan el O_2 puro, en ocasiones, para inmersiones a poca profundidad, porque un circuito respiratorio cerrado con un dispositivo para absorber CO_2 no produce burbujas detectables. No se conoce bien la base bioquímica de los efectos nocivos de una elevada P_{O_2} sobre el SNC, pero es probable que se encuentre en la inactivación de determinadas enzimas, especialmente deshidrogenasas que contienen grupos sulfhidrilo.

Tratamiento con O_2 hiperbárico

En algunas situaciones clínicas, es útil aumentar la P_{O_2} arterial hasta un nivel muy elevado. Una de ellas es la intoxicación grave con CO en la que la mayor parte de la hemoglobina está unida al CO y, por lo tanto, no está disponible para el transporte de oxígeno. Al elevar la P_{O_2} inspirada a 3 atmósferas, en cámaras especiales, la cantidad de O_2 disuelto en sangre arterial puede aumentarse hasta unos 6 ml/100 ml (fig. 6-1) y, de este modo, pueden satisfacerse las necesidades de los tejidos sin hemoglobina funcionante. En ocasiones, se trata una crisis anémica de esta forma. El O_2 hiperbárico también es útil para tratar la gangrena gaseosa, ya que el microorganismo no puede vivir en un entorno con una P_{O_2} elevada. La cámara hiperbárica tiene utilidad también para tratar los efectos de la descompresión.

El fuego y las explosiones son graves riesgos de una atmósfera con O_2 al 100 %, especialmente con presión aumentada. Por este motivo, el O_2 se administra con mascarilla en una cámara de presión, y la propia cámara se llena con aire.

▶ Atmósferas contaminadas[1]

La contaminación atmosférica es un problema cada vez mayor en muchos países, a medida que aumenta el número de industrias y de automóviles. Los principales contaminantes son varios óxidos de nitrógeno y azufre, el ozono, el monóxido de carbono, varios hidrocarburos y materia particulada. De ellos, el óxido de nitrógeno, los hidrocarburos y el CO se producen en grandes cantidades en los motores de combustión interna, los óxidos de azufre proceden principalmente de las fábricas de combustibles fósiles, y el ozono se forma fundamentalmente en la atmósfera por la acción de la luz solar sobre óxidos de nitrógeno e hidrocarburos. La concentración de contaminantes en la atmósfera aumenta notablemente por una inversión térmica que evita la salida normal del aire caliente de la superficie a la capa atmosférica superior.

Los óxidos de nitrógeno causan inflamación de las vías respiratorias superiores e irritación ocular, y son los responsables de la neblina amarillenta, del *smog*. Los óxidos de azufre y el ozono pueden causar también inflamación bronquial, y el ozono en grandes concentraciones puede causar edema pulmonar. El peligro del CO es su tendencia a ocupar la hemoglobina, y los hidrocarburos cíclicos son posibles carcinógenos. Ambos se encuentran en el humo del tabaco, que se inhala en concentraciones bastante superiores a las de cualquier otro contaminante atmosférico. Existen datos de que algunos contaminantes actúan de forma sinérgica, es decir, que sus acciones combinadas superan la suma de sus acciones por separado.

La mayoría de los contaminantes se encuentran en forma de *aerosoles*, es decir, partículas muy pequeñas que permanecen suspendidas en el aire. Cuando se inhala un aerosol, su destino depende del tamaño de las partículas. Las partículas grandes se eliminan por *impacto* en la nariz y la faringe. Esto significa que las partículas no pueden rodear las esquinas rápidamente a causa de su inercia, y se empotran en la mucosa húmeda y quedan atrapadas. Las partículas de tamaño medio se deposi-

---

[1] Puede encontrar más información en JB West, *Fisiopatología pulmonar*, 7.ª ed., Lippincott Williams & Wilkins. Barcelona 2007.

tan en pequeñas vías respiratorias y otros puntos, debido a su peso. Es lo que se denomina *sedimentación*, y se produce especialmente donde la velocidad de flujo disminuye repentinamente debido al enorme aumento de la sección transversal combinada de las vías respiratorias (v. fig. 1-5). Por esta razón, el depósito es intenso en los bronquíolos terminales y respiratorios, y los pulmones de un minero del carbón muestran, en esta región, una gran concentración de polvo. Las partículas más pequeñas (menos de 0,1 μm de diámetro) alcanzan los alvéolos, donde se produce algún depósito por *difusión* a través de las paredes. Muchas partículas pequeñas no se depositan, sino que se exhalan con la siguiente respiración.

Una vez depositadas, la mayoría de las partículas se eliminan por diversos mecanismos. Las partículas que se depositan en las paredes bronquiales se eliminan por el moco en movimiento que es impulsado por los cilios, y se degluten o se expectoran. Sin embargo, la acción ciliar puede paralizarse por irritantes inhalados. Las partículas depositadas en los alvéolos suelen englobarlas los macrófagos que salen a través de la sangre o los linfáticos.

▶ Respiración de líquidos

Es posible que los mamíferos sobrevivan unas horas respirando líquido en lugar de aire, algo que se observó por primera vez con ratones en solución salina en los que se aumentó la concentración de O_2 por la exposición a O_2 al 100 % a 8 atmósferas de presión. Posteriormente, ratones, ratas y perros han sobrevivido un período respirando fluorocarburo expuesto a O_2 puro a 1 atmósfera. Este líquido presenta una gran solubilidad tanto para el O_2 como para el CO_2. Los animales volvieron sin problema a respirar aire.

Como los líquidos tienen una densidad y viscosidad mucho mayores que el aire, el trabajo respiratorio aumenta notablemente. Sin embargo, puede lograrse la oxigenación adecuada de la sangre arterial si se eleva lo suficiente la concentración inspirada. Curiosamente, la eliminación de CO_2 es un grave problema. Comentamos anteriormente que la difusión en las vías respiratorias es fundamentalmente responsable del intercambio de gases que se produce entre los alvéolos y los bronquíolos terminales o respiratorios, donde se produce la mayor parte del flujo por convección. Como los índices de difusión de gases en líquido son muchos órdenes de magnitud menores que en la fase de gas, esto significa que debe mantenerse una gran diferencia de presión parcial de CO_2 entre los alvéolos y los bronquíolos terminales. Los animales que respiran líquido, sin embargo, suelen presentar retención de CO_2 y acidosis. Obsérvese que la presión de difusión del O_2 puede elevarse siempre aumentando la P_{O_2} inspirada, pero esta opción no existe para contribuir a eliminar CO_2.

▶ Respiración perinatal

Intercambio de gases a través de la placenta

Durante la vida fetal, el intercambio de gases se produce a través de la placenta. Su circulación discurre en paralelo a la de los tejidos periféricos del feto (fig. 9-5), a diferencia de lo que sucede en el adulto, en el que la circulación pulmonar se dispone en serie con la circulación sistémica. La sangre de los mamíferos entra en la placenta por las arterias uterinas y avanza a espacios pequeños denominados sinusoides intervellosos, que actúan como los alvéolos en el adulto. La sangre fetal desde la aorta llega a esos capilares que sobresalen en los espacios intervellosos. El intercambio de gases se produce a través de la barrera sangre-sangre, de unos 3,5 μm de grosor.

Esta disposición es mucho menos eficaz para el intercambio de gases que la del pulmón del adulto. La sangre materna se arremolina, aparentemente, alrededor de los sinusoides de un modo aleatorio, y existen probablemente grandes diferencias de P_{O_2} en estos espacios sanguíneos. Contrasta esta situación con los alvéolos llenos de aire, en los que la rápida difusión de los gases remueve el contenido alveolar. Como resultado, la P_{O_2} de la sangre fetal que deja la placenta es tan sólo de unos 30 mm Hg (fig. 9-5).

La sangre se mezcla con sangre venosa que drena de los tejidos fetales y alcanza la aurícula derecha (AD) a través de la vena cava inferior (VCI). Debido a la corriente en la aurícula derecha, la mayor parte de esta sangre fluye directamente a la aurícula izquierda (AI), a través del foramen oval (FO) abierto y, por tanto, se

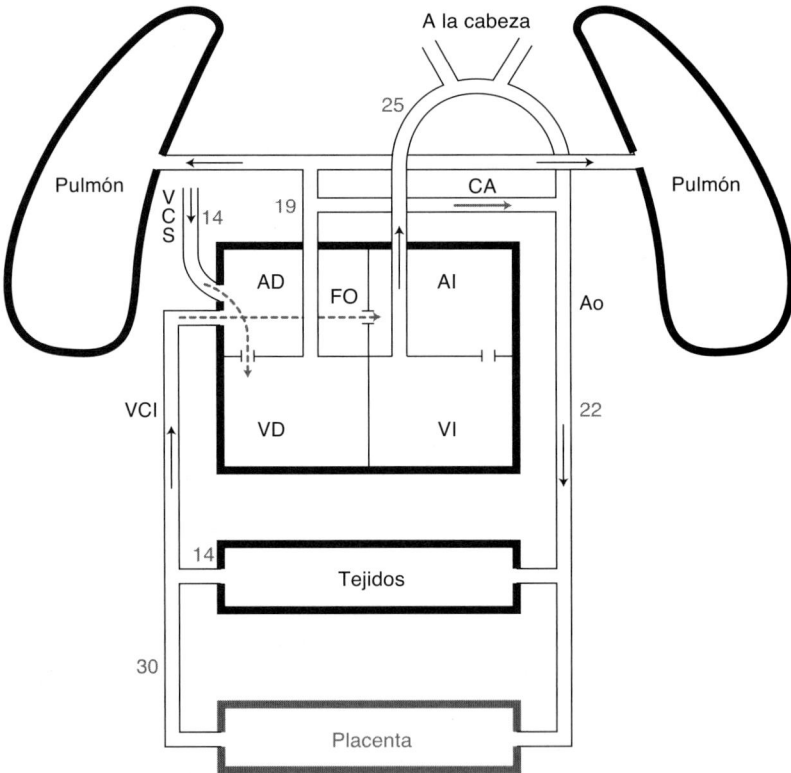

Figura 9-5. Circulación sanguínea en el feto humano. Los *números* muestran la P_{O_2} aproximada de la sangre en mm Hg. En el texto, se ofrecen más detalles.

distribuye por la aorta ascendente hasta el encéfalo y el corazón. La sangre menos oxigenada que regresa a la aurícula derecha a través de la vena cava superior (VCS) encuentra su camino hacia el ventrículo derecho (VD), pero sólo una pequeña parte alcanza los pulmones. La mayor parte se desvía a la aorta (Ao) a través del conducto arterioso (CA).

El resultado neto de esta compleja disposición es que la sangre mejor oxigenada llega al encéfalo y el corazón, y los pulmones que no intercambian gases reciben sólo un 15 % del gasto cardíaco. Obsérvese que la P_{O_2} arterial en la aorta descendente es sólo de unos 22 mm Hg.

Ver a continuación el resumen de las tres diferencias más importantes entre las circulaciones fetal y del adulto:

1. La placenta está dispuesta en paralelo a la circulación de los tejidos, mientras que el pulmón está en serie en el adulto.

2. El conducto arterioso desvía la mayor parte de la sangre desde la arteria pulmonar a la aorta descendente.

3. La corriente en la aurícula derecha significa que la sangre oxigenada de la placenta llega preferentemente a la aurícula izquierda a través del foramen oval y, por lo tanto, ascendiendo de la aorta al cerebro.

Primera respiración

La llegada de un niño al mundo es quizá el mayor cataclismo de su vida. Es bombardeado repentinamente con una diversidad de estímulos externos. Además, el proceso del nacimiento interfiere con el intercambio de gases a través de la placenta, con las consiguientes hipoxemia e hipercapnia. Finalmente, la sensibilidad de los quimiorreceptores aparentemente aumenta de forma considerable al nacer, aunque se desconoce el mecanismo. Como consecuencia de todos estos cambios, el recién nacido realiza su primera respiración.

Los pulmones fetales no están colapsados, sino inflados con líquido hasta aproximadamente el 40 % de la capacidad pulmonar total. Este líquido es continuamente secretado por células alveolares durante la vida fetal, y su pH es bajo. Parte sale cuando el niño se desplaza a través del canal del parto, pero el resto tiene un papel importante en la posterior insuflación de los pulmones. Cuando entra aire en éstos, las grandes fuerzas de tensión superficial deben superarse. Dado que cuanto mayor sea el radio de curvatura, menores serán las presiones (v. fig. 7-4), esta preinsuflación al parecer disminuye las presiones necesarias. No obstante, la presión intrapleural durante la primera respiración puede descender a –40 cm H_2O antes de que entre aire en el pulmón, y se han medido presiones máximas de tan sólo –100 cm H_2O durante las primeras respiraciones. Estas presiones transitorias tan elevadas se deben, en parte, a la gran viscosidad del líquido pulmonar comparada con la del aire. El feto realiza movimientos respiratorios muy pequeños y rápidos en el útero durante un período de tiempo bastante considerable antes del nacimiento.

Al principio, la expansión de los pulmones es muy desigual. Sin embargo, se dispone de agente tensioactivo pulmonar, que se forma relativamente tarde en la vida fetal, para estabilizar los alvéolos abiertos, y el líquido de los pulmones se elimina a través de los linfáticos y los capilares. En unos momentos, la capacidad residual funcional casi ha alcanzado su valor normal, y se ha establecido una superficie adecuada para el intercambio de gases. Deberán, no obstante, pasar varios días antes de que se establezca una ventilación uniforme.

Cambios circulatorios

Tras las primeras respiraciones, se produce un espectacular descenso de la resistencia vascular pulmonar. En el feto, las arterias pulmonares están expuestas a la presión sanguínea sistémica total a través del conducto arterioso, y sus paredes son muy musculares. Debido a ello, la resistencia de la circulación pulmonar es enormemente sensible a agentes vasoconstrictores como la hipoxemia, la acidosis y la serotonina, y a vasodilatadores como la acetilcolina. Son varios los factores que intervienen en el descenso de la resistencia vascular pulmonar al nacer, entre ellos el brusco ascenso de la P_{O_2} alveolar, que elimina la vasoconstricción hipóxica, y el aumento del volumen de los pulmones, que aumenta el calibre de los vasos extraalveolares (v. fig. 4-2).

Cambios al nacer o poco después

- El recién nacido realiza intensos esfuerzos respiratorios y se produce su primera respiración.
- Hay una gran disminución de la resistencia vascular pulmonar.
- Se cierra el conducto arterioso, al igual que el foramen oval.
- El líquido de los pulmones se elimina por los linfáticos y los capilares.

Con el aumento resultante del flujo sanguíneo pulmonar, aumenta la presión en la aurícula izquierda, y el foramen oval se cierra rápidamente. Un aumento de la presión aórtica, como resultado de la pérdida de la circulación umbilical paralela, también aumenta la presión en la aurícula izquierda. Asimismo, la presión en la aurícula derecha desciende a medida que se interrumpe el flujo umbilical. El conducto arterioso empieza a contraerse en unos minutos después, en respuesta a la acción directa del aumento de P_{O_2} sobre su musculatura lisa. Además, a esta constricción contribuye la reducción en los niveles de prostaglandinas locales y circulantes. El flujo a través del conducto arterioso se invierte pronto, ya que la resistencia de la circulación pulmonar desciende.

CONCEPTOS CLAVE

1. El Esfuerzo aumenta notablemente la captación de O_2 y la expulsión de CO_2. El consumo de O_2 aumenta de forma lineal con el ritmo de trabajo hasta el $\dot{V}_{O_2}$ máx. Se produce un gran aumento de la ventilación, aunque el gasto cardíaco aumenta menos.
2. La característica más importante de la aclimatación a gran altitud es la hiperventilación, que produce valores de P_{CO_2} arterial muy bajos a altitudes extremas. La policitemia aumenta la concentración de O_2 de la sangre, pero aparece de forma lenta. Otras características de la aclimatación son los cambios de enzimas oxidativas y un aumento de la concentración de capilares en algunos tejidos.

3. Los pacientes que respiran una concentración elevada de O_2 pueden sufrir atelectasia si se obstruye una vía respiratoria, por ejemplo, por moco. Las atelectasias también pueden producirse al respirar aire, aunque de forma mucho más lenta.

4. Tras una inmersión profunda, pueden aparecer los efectos de la descompresión a causa de la formación de burbujas de N_2 en la sangre. Estas burbujas pueden causar dolor en las articulaciones y, también, efectos sobre el SNC. Puede evitarse mediante un ascenso gradual, y el tratamiento consiste en una nueva compresión.

5. Los contaminantes atmosféricos se encuentran, frecuentemente, como aerosoles que se depositan en los pulmones por impacto, sedimentación o difusión, dependiendo del tamaño de las partículas. Posteriormente, se eliminan de las vías respiratorias a través del sistema mucociliar, y de los alvéolos, mediante los macrófagos.

6. El entorno del feto es muy hipóxico, con una Po_2 en la aorta descendente inferior a 25 mm Hg. La transición del intercambio de gases a través de la placenta al intercambio pulmonar produce cambios llamativos en la circulación, entre ellos un gran descenso de la resistencia vascular pulmonar, y el cierre final del conducto arterioso y el foramen oval.

PREGUNTAS

Elija la mejor respuesta para cada pregunta.

1. En cuanto al esfuerzo:
   A. Puede aumentar el consumo de oxígeno más de diez veces, en comparación con el reposo.
   B. El cociente de intercambio respiratorio no puede ser mayor de 1,0.
   C. La ventilación aumenta menos que el gasto cardíaco.
   D. Con el esfuerzo leve, las concentraciones de lactato aumentan, normalmente, con rapidez.
   E. El cambio que se produce en la ventilación durante el esfuerzo puede explicarse totalmente por el descenso del pH arterial.

2. En la aclimatación a las grandes altitudes:
   A. La hiperventilación tiene escaso valor.
   B. La policitemia aparece rápidamente.
   C. Existe una desviación a la derecha de la curva de disociación del O_2 en altitudes extremas.
   D. Disminuye el número de capilares por unidad de volumen en el músculo esquelético.
   E. Se producen cambios en las enzimas oxidativas dentro de las células musculares.

3. Si el moco bloquea una pequeña vía respiratoria en un pulmón, la parte de pulmón distal a este bloqueo sufre atelectasia. ¿Cuál de las siguientes afirmaciones es cierta?
   A. La atelectasia se produce más rápidamente si la persona respira aire que si respira oxígeno.
   B. La suma de las presiones parciales en la sangre venosa mixta es menor que en la sangre arterial durante la respiración de aire.
   C. Aumentará el flujo sanguíneo al pulmón con atelectasia.
   D. La absorción de un neumotórax espontáneo se explica por un mecanismo diferente.
   E. Las propiedades elásticas del pulmón resisten con firmeza la atelectasia.

4. Si, en la inmersión profunda, se utilizan mezclas de helio y oxígeno, en lugar de mezclas de nitrógeno y oxígeno (con la misma concentración de oxígeno):
   A. Disminuye el riesgo de sufrir los efectos de la descompresión.
   B. Aumenta el trabajo respiratorio.
   C. Aumenta la resistencia de las vías respiratorias.
   D. Disminuye el riesgo de toxicidad por el O_2.
   E. Aumenta el riesgo de narcosis por gases inertes.

5. Si un astronauta sentado realiza la transición de 1G a 0G, ¿qué disminuye?

   A. El flujo sanguíneo al vértice pulmonar.
   B. La ventilación al vértice pulmonar.
   C. El depósito de partículas de aerosol inhaladas.
   D. El volumen de sangre torácico.
   E. La P_{CO_2} en los alvéolos del vértice pulmonar.

6. ¿Cuál de los siguientes parámetros aumenta en mayor porcentaje con el esfuerzo máximo, comparado con el resto?

   A. Frecuencia cardíaca.
   B. Ventilación alveolar.
   C. P_{CO_2} de la sangre venosa mixta.
   D. Gasto cardíaco.
   E. Volumen corriente.

7. La transición del intercambio de gases a través de la placenta al intercambio pulmonar se acompaña de:

   A. Disminución de P_{O_2} arterial.
   B. Aumento de la resistencia vascular pulmonar.
   C. Cierre del conducto arterioso.
   D. Aumento del flujo sanguíneo a través del foramen oval.
   E. Esfuerzos respiratorios débiles.

Pruebas funcionales respiratorias

10

▶ **CÓMO SE APLICA LA FISIOLOGÍA RESPIRATORIA PARA MEDIR LA FUNCIÓN PULMONAR[1]**

E ste último capítulo está dedicado a las pruebas funcionales respiratorias, que constituyen una importante aplicación práctica de la fisiología respiratoria a la clínica. En primer lugar, comentaremos la espiración forzada, una prueba muy sencilla y, sin embargo, de gran utilidad. A continuación, presentamos secciones sobre relaciones entre ventilación y perfusión, gasometría, mecánica pulmonar, control de la ventilación y papel que desempeña el esfuerzo. El capítulo finaliza haciendo hincapié en que es más importante entender los principios de fisiología respiratoria que contienen los capítulos 1 a 9 que concentrarse en los detalles de las pruebas funcionales respiratorias.

[1] El presente capítulo es sólo una introducción breve a las pruebas funcionales respiratorias. Una descripción más detallada el lector la puede encontrar en JB West, *Fisiopatología pulmonar*, (7.ª ed). Lippincott Williams & Wilkins. Barcelona, 2008.

Una importante aplicación práctica de la fisiología respiratoria son las pruebas funcionales respiratorias. Estas pruebas son útiles en diversos contextos, de los que el más importante es el laboratorio de función pulmonar de los hospitales o, en pequeña escala, la consulta del médico, donde son pruebas que contribuyen al diagnóstico y el tratamiento de pacientes con afecciones respiratorias y cardíacas. Además, pueden ser útiles para decidir si un paciente está en condiciones para una intervención quirúrgica. Otra utilidad es la evaluación de la discapacidad para casos de seguros médicos y compensaciones a trabajadores. De nuevo, se utilizan algunas de las pruebas más sencillas en estudios epidemiológicos para evaluar los riesgos de las industrias o para documentar la incidencia de enfermedad en la comunidad.

El papel de las pruebas funcionales respiratorias debe contemplarse en el contexto. Rara vez constituyen un factor esencial para realizar un diagnóstico definitivo a un paciente con neumopatía; más bien, los diversos patrones de alteración funcional superponen afecciones. Mientras que las pruebas son útiles a menudo para controlar la evolución de un paciente con una neumopatía crónica y evaluar los resultados del tratamiento, suele ser bastante más importante para el estudiante de medicina (o para el médico) entender los principios según los cuales funcionan los pulmones (caps. 1 a 9) que concentrarse tan sólo en las pruebas funcionales respiratorias.

▶ Ventilación

Espiración forzada

La medición del volumen espiratorio forzado (FEV) y la capacidad vital forzada (FVC) se ha explicado en el capítulo 7 (v. fig. 7-19).

Otro método útil de contemplar las espiraciones forzadas es con *curvas de flujo-volumen* (v. fig. 7-16). La figura 10-1 nos recuerda que después de exhalar una cantidad de aire relativamente pequeña, el flujo se ve limitado por la compresión

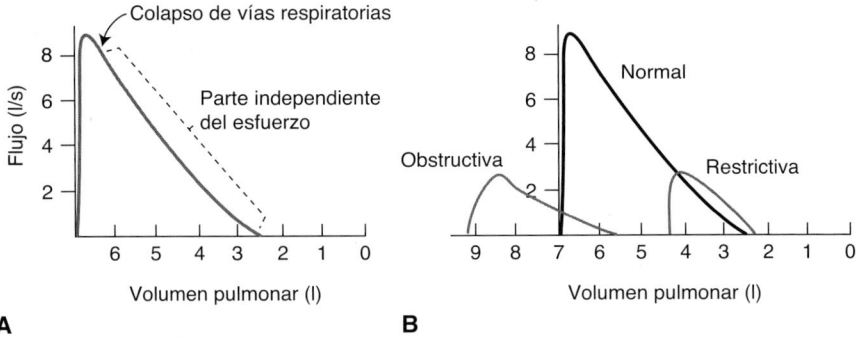

Figura 10-1. Curva de flujo-volumen obtenida mediante el registro del flujo frente al volumen durante una espiración forzada desde una inspiración máxima. La figura muestra volúmenes pulmonares absolutos, aunque no pueden medirse por espiraciones únicas. Véase texto para más detalles.

de la vía respiratoria, y está determinado por la fuerza de retracción elástica del pulmón y la resistencia de las vías respiratorias aguas arriba del punto colapsado. En las enfermedades *restrictivas*, disminuye el flujo máximo, como el volumen total espirado. Sin embargo, si se relaciona el flujo con el volumen pulmonar absoluto (es decir, incluyendo el volumen residual, que no puede medirse mediante una sola espiración), el flujo es entones anormalmente alto durante la última parte de la espiración, debido al aumento de la retracción pulmonar (fig. 10-1B). Por el contrario, en las enfermedades *obstructivas*, el flujo es muy bajo con respecto al volumen pulmonar, y a menudo se observa un aspecto hundido tras el punto de máximo flujo.

¿Qué importancia tienen estas medidas de espiraciones forzadas? La FVC puede disminuir en su extremo superior o inferior (fig. 10-1). En las enfermedades *restrictivas*, la inspiración está limitada por la disminución de la distensibilidad de los pulmones o de la pared torácica, y la debilidad de los músculos inspiratorios. En las enfermedades *obstructivas*, la capacidad pulmonar total es, de forma típica, anormalmente grande, pero la espiración finaliza de forma prematura. La razón se encuentra en el cierre temprano de la vía respiratoria producido por un aumento del tono de la musculatura lisa de los bronquios, como en el asma, o la pérdida de tracción radial desde el parénquima circundante, como en el enfisema. Otras causas son el edema de las paredes bronquiales o las secreciones en el interior de las vías respiratorias.

El FEV_1 (o el $FEF_{25-75\%}$) disminuye por un aumento de la resistencia de las vías respiratorias o una disminución de la retracción elástica del pulmón. Es extraordinariamente independiente del esfuerzo espiratorio. La razón para ello es la compresión dinámica de las vías respiratorias, que ya se comentó anteriormente (v. fig. 7-18). Este mecanismo explica por qué el flujo es independiente de la resistencia de las vías respiratorias más allá del punto de colapso, pero viene determinado por la presión de retracción elástica del pulmón y la resistencia de las vías respiratorias aguas arriba de ese mismo punto. La localización del punto de colapso es en las grandes vías respiratorias, al menos inicialmente. Así pues, tanto el aumento de la resistencia de las vías respiratorias como la disminución de la presión de retracción elástica pulmonar pueden ser factores importantes en la reducción del FEV_1, como, por ejemplo, en el enfisema.

Volúmenes pulmonares

La determinación de los volúmenes pulmonares por espirometría y la medición de la capacidad residual funcional (FRC) mediante el método de dilución de helio y pletismografía corporal ya se comentaron anteriormente (v. figs. 2-2 a 2-4). La FRC también puede determinarse haciendo que el paciente respire O_2 al 100 % durante varios minutos y arrastrando todo el N_2 de sus pulmones.

Supongamos que el volumen pulmonar es V_1, que el volumen total de aire espirado en 7 min es V_2, y que su concentración de N_2 es C_2. Sabemos que la concentración de N_2 en los pulmones antes del lavado era del 80 %, y podemos medir la concentración que queda en los pulmones mediante una muestra de aire espirado y un medidor de N_2 en los labios. Llamemos C_3 a esta concentración. Ahora, suponiendo que no existe variación neta en la cantidad de N_2, podemos escribir: $V_1 \times 380 = (V_1 \times C_3) + (V_2 \times C_2)$. A partir de aquí, puede derivarse V_1. Uno de los inconvenientes de este método es que la concentración de nitrógeno en el aire recogido tras 7 min es muy baja, y un pequeño error en la medición produce un mayor error en el volumen pulmonar calculado. Además, parte del N_2 que es eliminado procede de los tejidos corporales, y eso debe tenerse en cuenta. Este método, al igual que la técnica de dilución de helio, sólo mide volumen pulmonar ventilado, mientras que, como vimos en la figura 2-4, el método de pletismografía corporal incluye aire atrapado más allá de las vías respiratorias cerradas.

La medición del espacio muerto anatómico mediante el método de Fowler ya se describió anteriormente (v. fig. 2-6).

▶ Difusión

Los principios de la medición de la capacidad de difusión para el monóxido de carbono mediante el método de respiración única se comentaron en la pág. 30. La capacidad de difusión para el O_2 es muy difícil de medir, y sólo se realiza como procedimiento de investigación.

▶ Flujo sanguíneo

La medición del flujo sanguíneo pulmonar total mediante el principio de Fick y por el método de dilución por indicador se comentó en la pág. 43.

▶ Relaciones ventilación-perfusión

Distribución topográfica de la ventilación y la perfusión

Las diferencias regionales de ventilación y flujo sanguíneo pueden medirse usando xenón radioactivo, como se ha comentado anteriormente (v. figs. 2-7 y 4-7).

Desigualdad de la ventilación

Puede determinarse mediante los métodos de respiración única y respiración múltiple. El *método de respiración única* es muy similar al descrito por Fowler para medir el espacio muerto anatómico (v. fig. 2-6). Allí vimos que si se mide la concentración de N_2 en los labios tras una respiración única de O_2, la concentración de N_2 del aire alveolar espirado es casi uniforme, proporcionando una «meseta alveolar» casi plana. Esto refleja la dilución aproximadamente uniforme del aire alveolar por el O_2 inspirado. Por el contrario, en pacientes con neumopatía, la concentración de N_2 alveolar sigue aumentando durante la espiración, a causa de la dilución desigual del N_2 alveolar por el O_2 inspirado.

La razón por la que la concentración aumenta se debe a que los alvéolos mal ventilados (aquellos en los que el N_2 se ha diluido menos) se vacían siempre los últimos, probablemente porque tienen constantes prolongadas (v. figs. 7-20 y 10-4). En la práctica, el cambio en el porcentaje de concentración de N_2 entre 750 ml y

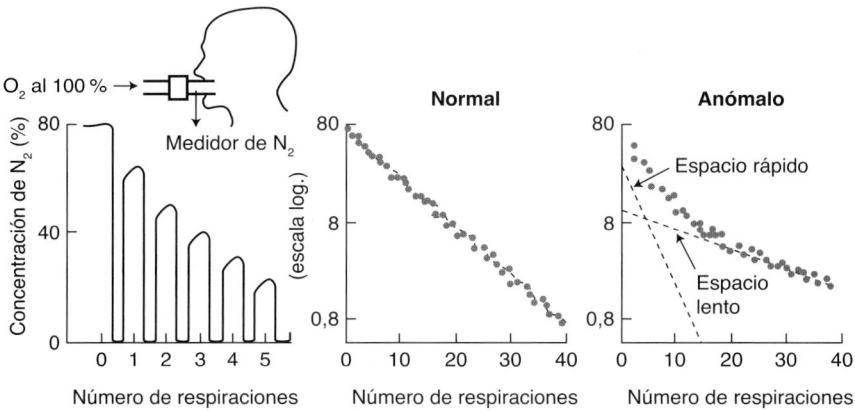

Figura 10-2. Prueba con N_2 obtenida cuando un paciente respira O_2 al 100 %. Los pulmones sanos proporcionan una gráfica casi lineal de concentración de N_2 frente al número de respiraciones sobre papel semilogarítmico, pero esta gráfica no es lineal cuando existe ventilación desigual.

1 250 ml de volumen espirado se usa con frecuencia como índice de ventilación desigual. Es una prueba sencilla, rápida y de utilidad.

El *método de respiración múltiple* se basa en la velocidad de eliminación de N_2, como muestra la figura 10-2. Se conecta al paciente a una fuente de O_2 al 100 % y un medidor de N_2 de respuesta rápida obtiene muestras en los labios. Si la ventilación pulmonar fuera uniforme, la concentración de N_2 se reduciría la misma *fracción* en cada respiración. Por ejemplo, si el volumen corriente (excluyendo el espacio muerto) fuera igual a la FRC, la concentración de N_2 se reduciría a la mitad con cada respiración. En general, la concentración de N_2 es $FRC/[FRC + (V_T - V_D)]$ veces el de la respiración anterior, donde V_T y V_D son el volumen corriente *(tidal)* y el espacio muerto anatómico, respectivamente. Como el N_2 disminuye la misma fracción con cada respiración, la representación de la escala logarítmica de la concentración de N_2 frente a al número de respiraciones sería una línea recta (fig. 10-2), si los pulmones se comportaran como un compartimiento único y uniformemente ventilado. Esto es casi lo que sucede en las personas sanas.

En los pacientes con neumopatías, sin embargo, la ventilación desigual, no uniforme, produce una gráfica curva porque unidades pulmonares diferentes diluyen su N_2 a diferentes velocidades. Así pues, los alvéolos ventilados rápidamente producen un descenso rápido inicial del N_2, mientras que los espacios ventilados lentamente son los que corresponden a la larga cola de la eliminación (fig. 10-2).

Desequilibrio ventilación-perfusión

Riley introdujo una forma de medir el desajuste entre la ventilación y el flujo sanguíneo en los pulmones enfermos. Se basa en las determinaciones de P_{O_2} y P_{CO_2} en la sangre arterial y el aire espirado (los principios se describieron brevemente en el cap. 5). En la práctica, el aire espirado y la sangre arterial se obtienen al mismo tiempo del paciente, y se computan varios índices de desequilibrio ventilación-perfusión.

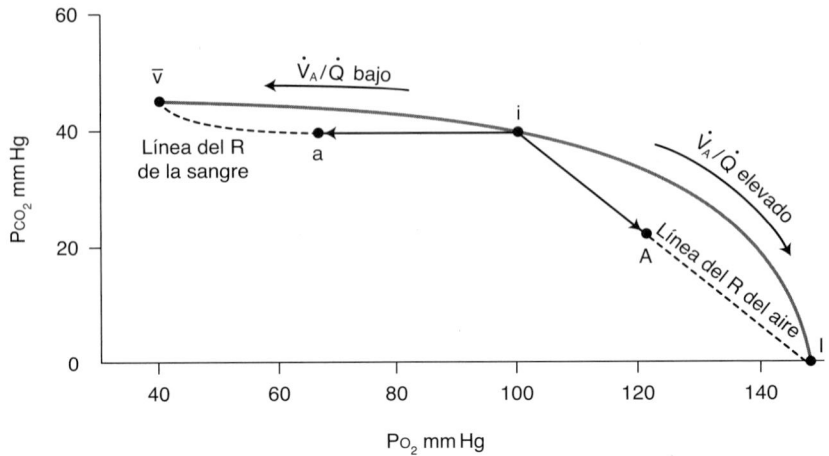

Figura 10-3. Gráfica O_2-CO_2 que muestra el punto ideal (i), es decir, la composición hipotética del aire alveolar y la sangre al final de los capilares cuando no existe desequilibrio ventilación-perfusión. Cuando aparece desequilibrio, los puntos arterial (a) y alveolar (A) divergen a lo largo de las líneas de sus respectivos R (cociente de intercambio respiratorio). La diferencia alveoloarterial mixta de la P_{O_2} es la distancia horizontal entre los puntos.

Una medida útil es la diferencia *alveoloarterial de P_{O_2}*. En la figura 5-11 ya observamos cómo se producía a causa de diferencias regionales del intercambio de gases en el pulmón sano. La figura 10-3 es un esquema que nos permite estudiar esto con más detalle. En primer lugar, supongamos que no existe desequilibrio ventilación-perfusión y que todas las unidades pulmonares se representan por un solo punto (i) en la línea de ventilación-perfusión. Es lo que se conoce como punto «ideal». Cuando se produce desequilibrio ventilación-perfusión, las unidades pulmonares empiezan a alejarse de i hacia v̄ (cocientes ventilación-perfusión bajos) y hacia I (cocientes ventilación-perfusión elevados) (compárese la fig. 5-7). Cuando esto sucede, la sangre capilar mixta (a) y el gas alveolar mixto (A) también se alejan de i. Lo hacen a lo largo de las líneas i a v̄ e i a I, que representan un cociente de intercambio respiratorio constante (expulsión de CO_2/captación de O_2), ya que éste se determina por el metabolismo de los tejidos corporales[2].

La distancia horizontal entre A y a representa la diferencia *alveoloarterial (mixta) de O_2*. En la práctica, esto sólo puede medirse fácilmente si la ventilación es esencialmente uniforme pero el flujo sanguíneo es desigual, porque sólo entonces puede obtenerse una muestra representativa de gas alveolar mixto. Es lo que sucede, a veces, en la embolia pulmonar. Con mayor frecuencia, se calcula la diferencia de P_{O_2} entre el gas alveolar ideal y la sangre arterial: diferencia *alveoloarterial (ideal) de O_2*. La P_{O_2} ideal puede calcularse a partir de la ecuación del gas alveolar que relaciona la P_{O_2} de cualquier unidad pulmonar con la composición del aire inspirado, el cociente de intercambio respiratorio y la P_{CO_2} de la unidad.

---

[2] En esta descripción, necesariamente simplificada, se omiten algunos detalles. Por ejemplo, cuando el punto de sangre venosa mixta se altera durante el desequilibrio ventilación-perfusión.

En el caso de alvéolos ideales, se considera que la P_{CO_2} es la misma que la de la sangre arterial, porque la línea a lo largo de la cual se desplaza el punto i es prácticamente horizontal. Obsérvese que esta diferencia alveoloarterial de P_{O_2} está causada por unidades entre i y $\bar{v}$, es decir, aquellas que tienen cocientes ventilación-perfusión bajos.

Con frecuencia, se obtienen otros dos índices de desequilibrio ventilación-perfusión. Uno de ellos es el *cortocircuito fisiológico* (denominado también *mezcla venosa*). Para ello, simulamos que todo el desplazamiento hacia la izquierda del punto arterial (a) alejándose del punto ideal (i), es decir, la hipoxemia, se debe a la adición de sangre venosa mixta ($\bar{v}$) a la sangre ideal (i). Esto no es tan irreal como parece en un principio, porque de unidades con cocientes ventilación-perfusión muy bajos sale sangre que tiene, esencialmente, la misma composición que la sangre venosa mixta (v. figs. 5-6 y 5-7). En la práctica, la ecuación del cortocircuito (v. fig. 5-3) se usa del siguiente modo:

$$\frac{\dot{Q}_{PS}}{\dot{Q}_T} = \frac{Ci_{O_2} - Ca_{O_2}}{Ci_{O_2} - C\bar{v}_{O_2}}$$

donde $\dot{Q}_{PS}/\dot{Q}_T$ se refiere al cociente entre el cortocircuito fisiológico y el flujo total. La concentración de O_2 de la sangre ideal se calcula a partir de la P_{O_2} ideal y la curva de disociación del O_2.

El otro índice es el *espacio muerto alveolar*. Suponemos ahora que todo el desplazamiento del punto alveolar (A) alejándose del punto ideal (i) se debe a la adición de aire inspirado (I) al aire ideal. De nuevo, no es una idea tan extravagante como pueda parecer en principio, porque unidades con cocientes ventilación-perfusión se comportan de forma muy parecida al punto. Después de todo, una unidad con un cociente ventilación-perfusión infinitamente elevado contiene aire con la misma composición que el aire inspirado (v. figs. 5-6 y 5-7). La ecuación de Bohr para el espacio muerto (v. pág. 19) se utiliza del siguiente modo:

$$\frac{V_{D_{alv}}}{V_T} = \frac{Pi_{CO_2} - P_{A_{CO_2}}}{Pi_{CO_2}}$$

donde A se refiere al aire alveolar espirado. El resultado se denomina *espacio muerto alveolar*, para diferenciarlo del *espacio muerto anatómico*, es decir, el volumen de las vías respiratorias de conducción. Como el aire alveolar espirado suele ser difícil de obtener sin contaminación por el espacio muerto anatómico, a menudo se mide el CO_2 espirado mixto. El resultado se denomina *espacio muerto fisiológico*, que incluye componentes del espacio muerto alveolar y del espacio muerto anatómico. Como la P_{CO_2} del aire ideal está muy próxima a la de la sangre arterial (fig. 10-3), la ecuación para el espacio muerto fisiológico es:

$$\frac{V_{D_{fis}}}{V_T} = \frac{Pa_{CO_2} - P_{E_{CO_2}}}{Pa_{CO_2}}$$

El valor normal del espacio muerto fisiológico es, aproximadamente, el 30 % del volumen corriente en reposo, y menor con el esfuerzo, y consiste casi totalmente en espacio muerto anatómico. En las neumopatías, puede aumentar hasta el 50 % o más, a causa de la existencia de desequilibrio ventilación-perfusión.

▶ Gasometría y pH

La P_{O_2}, la P_{CO_2} y el pH se miden fácilmente con electrodos en muestras de sangre. Se utiliza un electrodo de vidrio para medir el pH de la sangre total. El electrodo para medir la P_{CO_2} es, en efecto, un diminuto medidor de pH en el que una solución amortiguadora de bicarbonato se separa de la muestra de sangre a través de una membrana muy delgada. Cuando el dióxido de carbono difunde a través de la membrana desde la sangre, el pH del amortiguador cambia según la relación de Henderson-Hasselbalch. El medidor de pH realiza la lectura de la P_{CO_2}. El electrodo para medir el O_2 es un polarógrafo, es decir, un dispositivo que, cuando se le aplica el voltaje adecuado, proporciona una corriente muy pequeña que es proporcional a la cantidad de O_2 disuelto. En la práctica, se disponen los tres electrodos para proporcionar sus estímulos al mismo medidor, mediante conexiones adecuadas, y puede realizarse un análisis completo de una muestra de sangre en unos minutos.

En el capítulo 5, se explicaron las cuatro causas de una P_{O_2} arterial baja, o hipoxemia: *a)* hipoventilación; *b)* difusión; *c)* cortocircuito y, *d)* desequilibrio ventilación-perfusión.

Para diferenciar estas causas, hay que tener en cuenta que la hipoventilación *siempre* se asocia a una P_{CO_2} arterial elevada, y que sólo cuando existe un cortocircuito la P_{O_2} arterial no aumenta hasta el nivel esperado al administrarse O_2 al 100 %. En las neumopatías, la alteración de la difusión siempre se acompaña de desequilibrio ventilación-perfusión y, en realidad, suele ser imposible determinar hasta dónde la alteración de la difusión es responsable de la hipoxemia.

Dos son las causas del aumento de la P_{CO_2} arterial: *a)* hipoventilación, y *b)* desequilibrio ventilación-perfusión. Esta última no *siempre* causa retención de CO_2, porque una tendencia de la P_{CO_2} arterial a aumentar avisa al centro respiratorio a través de los quimiorreceptores para que aumente la ventilación y, por tanto, mantener baja la P_{CO_2}. Sin embargo, si no existe este aumento de ventilación, la P_{CO_2} debe aumentar. En la tabla 6-2, se resumen los cambios de los gases sanguíneos en diferentes tipos de hipoxemia. Como recordatorio, en las págs. 86-90, se explica la evaluación del estado acidobásico de la sangre.

▶ Mecánica de la respiración

Distensibilidad pulmonar

La distensibilidad se define como el cambio de volumen por unidad de cambio de presión a través del pulmón. Para obtenerla, es necesario conocer la presión intrapleural. En la práctica, la presión esofágica se mide mediante un pequeño globo en el extremo de una sonda introducida en el esófago del paciente. Esta presión no es idéntica a la presión intrapleural, pero refleja bastante bien sus cambios. La medición no es fiable en decúbito supino, debido a la interferencia del peso de las estructuras mediastínicas.

Una forma sencilla de medir la distensibilidad consiste en hacer espirar al paciente desde la capacidad pulmonar total (CPT) en un espirómetro por etapas de, por ejemplo, 500 ml, y midiendo la presión esofágica simultáneamente. La glotis debe estar abierta, y debe dejarse que los pulmones se estabilicen durante unos segundos después de cada etapa. De esta forma, se obtiene una curva presión-volumen similar a la línea superior de la figura 7-3. La curva entera es el modo que proporciona más información sobre el comportamiento elástico de los pulmones. Pueden derivarse índices a partir de la forma de la curva. Obsérvese que la distensibilidad, que es la pendiente de la curva, variará dependiendo del volumen pulmonar utilizado. Por convención, se recoge la pendiente sobre el litro por encima de la FRC medida durante el desinflado. Aun así, la medición no puede repetirse mucho.

También puede medirse la distensibilidad pulmonar durante la respiración en reposo, como se muestra en la figura 7-13. En este caso, aprovechamos el hecho de que, en puntos sin flujo (final de la inspiración o la espiración), la presión intrapleural refleja sólo las fuerzas de retracción elástica y no las asociadas al flujo de aire. Así pues, la distensibilidad es la diferencia de volumen dividida por la diferencia de presión en estos puntos.

Este método no es válido en pacientes con afecciones de las vías respiratorias, porque la variación de constantes de tiempo a través del pulmón significa que sigue existiendo flujo en el interior de los pulmones cuando ha cesado en la boca. La figura 10-4 muestra que, si consideramos una región pulmonar que tiene una vía respiratoria parcialmente obstruida, siempre irá por detrás del resto del pulmón (compárese con la fig. 7-20). De hecho, puede seguir llenándose cuando el resto del pulmón ha empezado a vaciarse, con lo que el aire se desplaza a su interior desde unidades adyacentes: es lo que se denomina *pendelluft* (aire oscilante). Cuando la frecuencia respiratoria aumenta, la proporción del volumen corriente que se dirige a esta región parcialmente obstruida disminuye gradualmente. Así pues, cada vez es menor la parte pulmonar que participa en los cambios del volumen corriente y, por lo tanto, el pulmón parece volverse menos distensible.

Resistencia de las vías respiratorias

La resistencia de las vías respiratorias es la diferencia de presión entre los alvéolos y la boca por unidad de flujo de aire (v. fig. 7-12). Puede medirse en un pletismógrafo corporal (v. fig. 10-5).

Antes de la inspiración (A), la presión en el habitáculo es la atmosférica. Al principio de la inspiración, la presión en los alvéolos disminuye a medida que el aire alveolar se expande mediante un volumen ΔV. Esto comprime el aire del habitáculo, y de su cambio de presión puede calcularse ΔV (compárese la fig. 2-4). Si se conoce el volumen pulmonar, ΔV puede convertirse en presión alveolar usando la ley de Boyle. El flujo se mide simultáneamente y, de este modo, se obtiene la resistencia de la vía respiratoria. La medición se realiza durante la espiración de igual forma. El volumen pulmonar se determina como se describe en la figura 2-4.

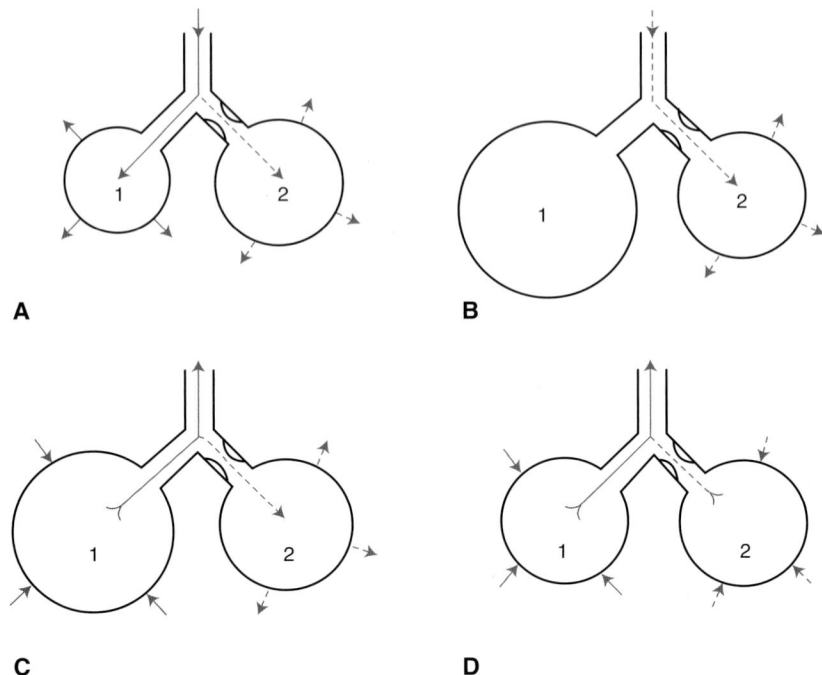

Figura 10-4. Efectos de constantes de tiempo desiguales sobre la ventilación. El compartimiento 2 tiene una vía respiratoria parcialmente obstruida y, por lo tanto, una larga constante de tiempo (compárese con la fig. 7-20). Durante la inspiración **(A)**, el aire entra lentamente y, por lo tanto, continúa llenándose después de que el resto del pulmón (1) ha dejado de moverse **(B)**. Realmente, al principio de la espiración **(C)**, la región anómala (2) puede estar inhalando mientras que el resto del pulmón ha empezado a exhalar. **D)** Ambas regiones están exhalando, pero el compartimiento 2 se retrasa con respecto al compartimiento 1. Con frecuencias mayores, el volumen corriente hacia la región anómala se hace cada vez más pequeño.

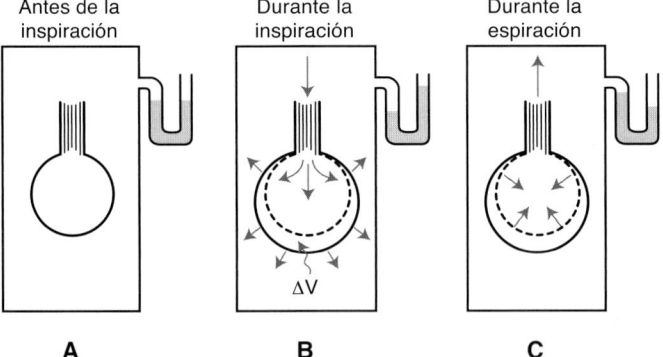

Figura 10-5. Medición de la resistencia de las vías respiratorias mediante un pletismógrafo corporal. Durante la inspiración, el aire alveolar se expande y, por lo tanto, aumenta la presión en el habitáculo. A partir de esto, puede calcularse la presión alveolar. La diferencia de presión entre los alvéolos y la boca, dividida por el flujo, proporciona la resistencia de las vías respiratorias (v. texto).

También puede medirse la resistencia de las vías respiratorias durante una respiración normal a partir del registro de presión intrapleural como el obtenido con un globo esofágico (v. fig. 7-13). Sin embargo, en este caso, también se incluye la resistencia viscosa de los tejidos (v. pág. 120). La presión intrapleural refleja dos conjuntos de fuerzas, las que se oponen a la retracción elástica del pulmón y las que superan la resistencia al aire y el flujo tisular. Es posible deducir la presión causada por las fuerzas de retracción durante la respiración tranquila porque es proporcional al volumen pulmonar (si la distensibilidad es constante). La deducción se realiza con un circuito eléctrico. Nos quedamos entonces con una gráfica de presión frente a flujo que proporciona resistencia (vías respiratorias + tejidos). Este método no es satisfactorio en pulmones con una afección grave de las vías respiratorias porque las desiguales constantes de tiempo evitan que todas las regiones se muevan juntas (fig. 10-4).

Volumen de cierre

Puede buscarse una afección inicial en las vías respiratorias pequeñas usando el método de respiración única con N_2 (v. fig. 2-6) y, por tanto, aprovechando las diferencias topográficas de ventilación (v. figs. 7-8 y 7-9). Supongamos que una persona realiza una respiración hasta la capacidad vital con O_2 al 100 % y, durante la posterior exhalación, se mide la concentración de N_2 en los labios (v. fig. 10-6). Pueden reconocerse cuatro fases.

En primer lugar, se exhala el espacio muerto puro (1), seguido de una mezcla del espacio muerto y el aire alveolar (2), y a continuación el aire alveolar puro (3). Hacia el final de la espiración, se observa un aumento brusco de la concentración de N_2 (4). Esto marca el cierre de las vías respiratorias en la base pulmonar (v. fig. 7-9), y se debe al vaciado preferente del vértice, que tiene una concentración de N_2 relativamente elevada. El motivo de esta mayor concentración está en que durante una respiración de O_2 hasta la capacidad vital, esta región se expande menos (v. fig. 7-9) y, por lo tanto, el N_2 está allí menos diluido con O_2. Así pues, puede extraerse del trazado el volumen pulmonar en el que las vías respiratorias declives empiezan a cerrarse.

En personas jóvenes y sanas, el volumen de cierre es de, aproximadamente, el 10 % de la capacidad vital (CV). Aumenta uniformemente con la edad, y equivale, aproximadamente, al 40 % de la CV, es decir, la FRC, alrededor de los 65 años de edad. Afecciones relativamente poco importantes en las pequeñas vías respiratorias aumentan, aparentemente, el volumen de cierre. A veces, se comunica la *capacidad de cierre*, que es el volumen de cierre más el volumen residual.

▶ Control de la ventilación

La respuesta de los quimiorreceptores y el centro respiratorio al CO_2 puede medirse haciendo que el paciente respire en una bolsa, como se comentó en la página 134. Vimos que la Po_2 alveolar también afecta a la ventilación, de forma que, si sólo se necesita la respuesta al CO_2, la Po_2 inspirada debe mantenerse por encima de 200 mm Hg para evitar cualquier impulso hipóxico. La respuesta ventilatoria a la hipoxia puede medirse de forma similar si el paciente respira de una bolsa con una Po_2 baja pero con una Pco_2 constante.

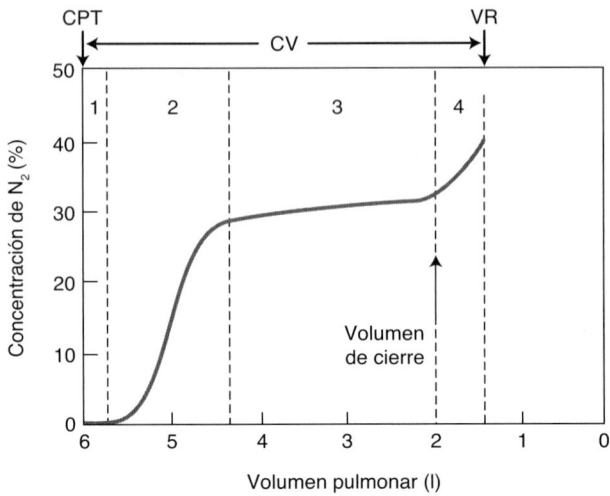

Figura 10-6. Medición del volumen de cierre. Si una inspiración de O_2 al 100 % hasta la capacidad vital va seguida por una espiración completa, pueden reconocerse cuatro fases en la concentración de N_2 medida en los labios (v. texto). La última se debe al vaciado preferente del vértice pulmonar después de que se hayan cerrado las vías respiratorias de zonas inferiores. CPT, capacidad pulmonar total; CV, capacidad vital; VR, volumen residual.

▶ Esfuerzo

Si se realizan pruebas cuando la persona realiza esfuerzo, pueden obtenerse datos adicionales sobre la función respiratoria. Como se comenta al principio del capítulo 9, los pulmones en reposo tienen enormes reservas; su ventilación, flujo sanguíneo, transferencia de O_2 y CO_2, y su capacidad de difusión pueden aumentar varias veces con el esfuerzo. Con frecuencia, al principio de las enfermedades, los resultados de las pruebas funcionales respiratorias de los pacientes se encuentran dentro de los límites de la normalidad en reposo, pero aparecen alteraciones cuando el esfuerzo afecta al aparato respiratorio.

La cinta sin fin y la bicicleta ergométrica son métodos para realizar un esfuerzo controlado. Las mediciones que suelen hacerse durante el esfuerzo son la ventilación total, la frecuencia del pulso, la captación de O_2, la expulsión de CO_2, el cociente de intercambio respiratorio, la gasometría arterial y la capacidad de difusión pulmonar para el monóxido de carbono.

▶ Perspectiva sobre las pruebas funcionales respiratorias

En este capítulo, hemos comentado algunas de las pruebas funcionales respiratorias disponibles actualmente. En conclusión, debe destacarse que no todas estas pruebas suelen utilizarse en los laboratorios de función pulmonar de los hospitales. Sólo algunas pueden usarse en la consulta de un médico o en un estudio epidemiológico.

La prueba más sencilla y útil en el marco clínico es la *espiometría forzada*. Sin importar mucho los índices que derivan de esta prueba, el FEV_1 y la FVC se notifican con frecuencia. Además, es esencial poder medir la *gasometría arterial* si se está atendiendo a pacientes con insuficiencia respiratoria, y es, a menudo, una prueba valiosa en cualquier caso. Después de esto, la importancia relativa de las pruebas se convierte más en una preferencia personal, aunque un laboratorio de función pulmonar bien equipado debe poder medir volúmenes pulmonares, ventilación desigual, diferencia alveoloarterial de Po_2, espacio muerto fisiológico y cortocircuito, capacidad de difusión para el monóxido de carbono, resistencia de las vías respiratorias, distensibilidad pulmonar, respuesta ventilatoria al CO_2 y a la hipoxia, y la respuesta del paciente al esfuerzo. En laboratorios grandes, pueden realizarse pruebas más específicas, como la distribución topográfica de la ventilación y el flujo sanguíneo.

CONCEPTOS CLAVE

1. La medición de la espiración forzada es sencilla de realizar y, a menudo, proporciona mucha información. Se producen patrones específicos en las neumopatías obstructivas y restrictivas.
2. La gasometría arterial puede medirse rápidamente con electrodos, y esta información es, con frecuencia, esencial en el tratamiento de pacientes en estado grave.
3. El grado de desequilibrio ventilación-perfusión en unos pulmones enfermos puede evaluarse a partir de una muestra de sangre arterial, calculando la diferencia alveoloarterial de Po_2.
4. Los volúmenes pulmonares y la resistencia de las vías respiratorias puede medirse mediante un pletismógrafo corporal con relativa facilidad.
5. Las pruebas de esfuerzo pueden ser útiles para detectar afecciones respiratorias iniciales.

PREGUNTAS

Elija la mejor respuesta para cada pregunta.

1. En cuanto al volumen espiratorio forzado en 1 s:
   A. La prueba puede utilizarse para evaluar la eficacia de los broncodilatadores.
   B. No se afecta por la compresión dinámica de las vías respiratorias.
   C. Disminuye en pacientes con fibrosis pulmonar, pero no en la enfermedad pulmonar obstructiva crónica (EPOC).
   D. Es normal en los pacientes con asma.
   E. La prueba es difícil de realizar.

2. En un paciente con enfermedad pulmonar obstructiva crónica, el FEV_1 puede disminuir por:
   A. Hipertrofia diafragmática.
   B. Administración de un broncodilatador.
   C. Aumento del esfuerzo espiratorio.
   D. Pérdida de la tracción radial sobre las vías respiratorias.
   E. Aumento de la retracción elástica del pulmón.

3. En la prueba de respiración única con nitrógeno para la ventilación desigual:

   A. La pendiente de la meseta alveolar disminuye en la bronquitis crónica en comparación con la normalidad.
   B. La pendiente se produce porque unidades bien ventiladas se vacían, en la espiración, después que unidades mal ventiladas.
   C. El último aire exhalado procede de la base pulmonar.
   D. Puede usarse un procedimiento similar para medir el espacio muerto anatómico.
   E. La prueba lleva mucho tiempo.

4. En la evaluación del desequilibrio ventilación-perfusión basada en mediciones de P_{O_2} y P_{CO_2} en sangre arterial y aire espirado:

   A. La P_{O_2} alveolar ideal se calcula usando la P_{CO_2} del aire espirado.
   B. La P_{O_2} alveolar se calcula a partir de la ecuación del aire alveolar.
   C. El desequilibrio ventilación-perfusión disminuye la diferencia alveoloarterial de P_{O_2}.
   D. El desequilibrio ventilación-perfusión reduce el cortocircuito fisiológico.
   E. El desequilibrio ventilación-perfusión disminuye el espacio muerto fisiológico.

5. Si una persona sana sentada exhala hasta el volumen residual (VR):

   A. El volumen de gas que permanece en los pulmones es más de la mitad de la capacidad vital.
   B. La P_{CO_2} del aire espirado desciende justo antes del final de la espiración.
   C. Si la boquilla se cierra a VR y la persona se relaja por completo, la presión en las vías respiratorias es mayor que la presión atmosférica.
   D. La presión intrapleural supera a la presión alveolar a VR.
   E. Todas las vías respiratorias pequeñas de los pulmones se cierran a VR.

Símbolos, unidades y ecuaciones

▶ SÍMBOLOS

Símbolos básicos

C	Concentración del gas en la sangre.
F	Concentración fraccional en aire seco.
P	Presión o presión parcial.
Q	Volumen de sangre.
Q̇	Volumen de sangre por unidad de tiempo.
R	Cociente respiratorio.
S	Saturación de la hemoglobina con O_2.
V	Volumen de gas.
V̇	Volumen de gas por unidad de tiempo.

Símbolos secundarios para la fase gaseosa

A	Alveolar.
B	Barométrica (atmosférica).
D	Espacio muerto.
E	Espirado.
I	Inspirado.
L	Pulmonar.
T	Corriente.

Símbolos secundarios para la fase sanguínea

a	Arterial.
c	Capilar.
c'	Capilar final.
i	Ideal.
v	Venosa.
v̄	Venosa mixta.

Ejemplos

Contenido de O_2 en sangre arterial: Ca_{O_2}.
Fracción espirada de N_2: FE_{N_2}.
Presión parcial de O_2 en sangre venosa mixta: $P\bar{v}_{O_2}$.

▶ UNIDADES

En este libro, se han usado las unidades tradicionales del sistema métrico. Las presiones se proporcionan en mm Hg; el torr es una unidad casi idéntica.

En Europa, se usan habitualmente las unidades SI. La mayor parte son muy habituales, pero el kilopascal, la unidad de presión, es algo confusa al principio. Un kilopascal = 7,5 mm Hg (aproximadamente).

▶ ECUACIONES

Leyes de los gases

Ley general de los gases: $PV = RT$

donde T es temperatura y R es una constante. Esta ecuación se usa para corregir volúmenes de gas por cambios de presión de vapor de agua y temperatura. Por ejemplo, la ventilación se proporciona convencionalmente como BTPS, es decir, temperatura corporal 37 °C *(body temperature)*, presión ambiental y saturada con vapor de agua, porque corresponde a los cambios de volúmenes del pulmón. Por el contrario, los volúmenes de gases en sangre se expresan como STPD, es decir, temperatura (0 °C o 273 °K) y presión (760 mm Hg) habituales *(standard temperatura and pressure)* y seco *(dry)*, como es habitual en química. Para convertir un volumen de gas en condiciones BTPS a un volumen en condiciones STPD, se usará la siguiente ecuación:

$$\frac{273}{310} \times \frac{P_B - 47}{760}$$

donde 47 mm Hg es la presión del vapor de agua a 37 °C.

La *Ley de Boyle:* $P_1V_1 = P_2V_2$ (a temperatura constante)

y

la *Ley de Charles:* $\dfrac{V_1}{V_2} = \dfrac{T_1}{T_2}$ (a presión constante)

son casos especiales de la ley general de los gases.

La *ley de Avogadro* establece que volúmenes iguales de gases diferentes medidos en las mismas condiciones de presión y temperatura contienen el mismo número de moléculas. Una molécula gramo o mol (p. ej., 32 g de O_2) ocupa 22,4 l a STPD.

La *ley de Dalton* establece que la presión parcial de un gas (x) en una mezcla gaseosa es igual a la presión que ejercería en caso de ocupar él solo el volumen total de la mezcla.

Así pues, $P_x = P \cdot F_x$, donde P es la presión total del gas seco, ya que F_x se refiere a gas seco. En aire con una presión de vapor de agua de 47 mm Hg,

$$P_x = (P_B - 47) \cdot F_x$$

También, en los alvéolos, $P_{O_2} + P_{CO_2} + P_{N_2} + P_{H_2O} = P_B$.

La *presión parcial de un gas en solución* es igual a su presión parcial en una mezcla gaseosa que esté en equilibrio con la solución.

La *ley de Henry* establece que la concentración de gas disuelto en un líquido es proporcional a su presión parcial. Así, $C_x = K \cdot P_x$.

Ventilación

$$V_T = V_D + V_A$$

donde V_A se refiere aquí al volumen de aire alveolar en el volumen corriente:

$$\dot{V}_A = \dot{V}_E - \dot{V}_D$$

$$\dot{V}_{CO_2} = \dot{V}_A \cdot F_{A_{CO_2}} \text{ (medidos ambos } \dot{V} \text{ a BTPS)}$$

$$\dot{V}_A = \frac{\dot{V}_{CO_2}}{P_{A_{CO_2}}} \times K \text{ (ecuación de ventilación alveolar)}$$

Si $\dot{V}_A$ está a BTPS y $\dot{V}_{CO_2}$ está a STPD, K = 0,863. En las personas sanas, la $P_{a_{CO_2}}$ es casi idéntica a $P_{A_{CO_2}}$.

Ecuación de Bohr:

$$\frac{V_D}{V_T} = \frac{P_{A_{CO_2}} - P_{E_{CO_2}}}{P_{A_{CO_2}}}$$

o, usando la P_{CO_2} arterial,

$$\frac{V_D}{V_T} = \frac{P_{a_{CO_2}} - P_{E_{CO_2}}}{P_{a_{CO_2}}}$$

Esto proporciona el *espacio muerto fisiológico*.

Difusión

En la *fase de gas*, la *ley de Graham* establece que la velocidad de difusión de un gas es inversamente proporcional a la raíz cuadrada de su peso molecular.

En *líquido* o un *corte tisular*, la *ley de Fick*[1] establece que el volumen de gas por unidad de tiempo que difunde a través de una lámina tisular viene dado por:

$$\dot{V}_{gas} = \frac{A}{T} \cdot D \cdot (P_1 - P_2)$$

donde A y T son el área y el grosor (*thickness*) de la lámina, P_1 y P_2 son la presión parcial del gas en los dos lados, y D es una constante de difusión, a veces denominada coeficiente de permeabilidad del tejido para ese gas.

Esta *constante de difusión* está relacionada con la solubilidad (Sol) y el peso molecular (PM) del gas:

$$D \propto \frac{Sol}{\sqrt{PM}}$$

Cuando la capacidad de difusión del pulmón (D_L) se mide con monóxido de carbono y se toma la P_{CO} capilar como de valor cero,

$$D_L = \frac{\dot{V}_{CO}}{P_{A_{CO}}}$$

D_L tiene dos componentes. Uno de ellos es la capacidad de difusión de la membrana alveolar (D_M), y el otro depende del volumen de la sangre capilar (V_c) y el índice de reacción del CO con la hemoglobina, θ:

$$\frac{1}{D_L} = \frac{1}{D_M} + \frac{1}{\theta \cdot V_c}$$

Flujo sanguíneo
Principio de Fick:

$$\dot{Q} = \frac{\dot{V}_{O_2}}{Ca_{O_2} - C\overline{v}_{O_2}}$$

[1] La ley Fick se expresó originalmente en términos de concentraciones, pero las presiones parciales son más convenientes para nosotros.

Resistencia vascular pulmonar:

$$PVR = \frac{P_{art} - P_{ven}}{\dot{Q}}$$

donde P_{art} y P_{ven} son las presiones arterial y venosa pulmonares medias, respectivamente.

Ley de Starling del intercambio de líquidos a través de los capilares:

$$\text{Flujo de salida neto} = K[(P_c - P_i) - \sigma (\pi_c - \pi_i)]$$

donde i es el líquido intersticial que rodea el capilar, π es la presión coloidosmótica, σ es el coeficiente de reflexión y K es el coeficiente de filtración.

Relaciones entre ventilación y perfusión

Ecuación del aire alveolar:

$$P_{A_{O_2}} = P_{I_{O_2}} - \frac{P_{A_{CO_2}}}{R} + \left[P_{A_{CO_2}} \cdot F_{I_{O_2}} \cdot \frac{1 - R}{R} \right]$$

Esto sólo es válido si no hay CO_2 en el aire inspirado. El término entre corchetes es un factor de corrección relativamente pequeño cuando se respira aire (2 mm Hg cuando $P_{CO_2} = 40$, $F_{I_{O_2}} = 0,21$ y $R = 0,8$). Así, una aproximación útil será:

$$P_{A_{O_2}} = P_{I_{O_2}} - \frac{P_{A_{CO_2}}}{R}$$

Cociente de intercambio respiratorio:

Si no hay CO_2 en el aire inspirado,

$$R = \frac{\dot{V}_{CO_2}}{\dot{V}_{O_2}} = \frac{P_{E_{CO_2}}(1 - F_{I_{O_2}})}{P_{I_{O_2}} - P_{E_{O_2}} - (P_{E_{CO_2}} \cdot F_{I_{O_2}})}$$

Cortocircuito venosoarterial:

$$\frac{\dot{Q}_S}{\dot{Q}_T} = \frac{Cc'_{O_2} - Ca_{O_2}}{Cc'_{O_2} - C\bar{v}_{O_2}}$$

donde c' significa final de los capilares.

Ecuación de la relación entre ventilación y perfusión:

$$\frac{\dot{V}_A}{\dot{Q}} = \frac{8,63R\,(Ca_{O_2} - C\bar{v}_{O_2})}{Pa_{CO_2}}$$

donde las concentraciones de los gases en sangre vienen dadas en ml/dl.
Cortocircuito fisiológico:

$$\frac{\dot{Q}_{PS}}{\dot{Q}_T} = \frac{Ci_{O_2} - Ca_{O_2}}{Ci_{O_2} - C\bar{v}_{O_2}}$$

Espacio muerto alveolar:

$$\frac{V_D}{V_T} = \frac{Pi_{CO_2} - Pa_{CO_2}}{Pi_{CO_2}}$$

La ecuación para el *espacio muerto fisiológico* se ha proporcionado en la pág. 175.

Gases sanguíneos y pH
Oxígeno disuelto en sangre:

$$C_{O_2} = Sol \cdot P_{O_2}$$

donde Sol es 0,003 ml O_2/dl sangre dividido por mm Hg.
Ecuación de Henderson-Hasselbalch:

$$pH = pK_A + \log\frac{(HCO_3^-)}{(CO_2)}$$

La pK_A para este sistema suele ser 6,1. Si las concentraciones de HCO_3^- y CO_2 están en milimoles por litro, puede sustituirse CO_2 por Pco_2 (mm Hg) × 0,030.

Mecánica de la respiración
Distensibilidad = $\Delta V/\Delta P$
Distensibilidad específica = $\Delta V/(V \cdot \Delta P)$
Ecuación de Laplace para la presión causada por la tensión superficial de una esfera:

$$P = \frac{2T}{r}$$

donde r es el radio. Obsérvese que, para una burbuja de jabón, $P = 4T/r$ porque existen dos superficies.

Ley de Poiseuille para el flujo laminar:

$$\dot{V} = \frac{P\pi r^4}{8nl}$$

donde n es el coeficiente de viscosidad[2] y P es la diferencia de presión a través de la longitud l.

Número de Reynolds:

$$Re = \frac{2rvd}{n}$$

donde v es la velocidad lineal promedio del gas, d es su densidad y n es su viscosidad.

La *caída (descenso) de presión* para el flujo laminar es $P\alpha\dot{V}$, pero la caída de presión para el flujo turbulento es $P\alpha\dot{V}_2$ (aproximadamente).

Resistencia de las vías respiratorias:

$$\frac{P_{alv} - P_{boca}}{\dot{V}}$$

donde P_{alv} y P_{boca} se refieren a las presiones alveolar y bucal, respectivamente.

---

[2] Para los que sabemos poco latín y menos griego: se trata de una deformación de la letra griega η.

Capítulo 1

1. La respuesta correcta es la D. Las paredes de los capilares son tan delgadas que, si la presión en su interior se eleva en exceso, se dañan, filtrándose plasma o sangre, una afección conocida como insuficiencia por estrés. Las demás opciones no son correctas porque la parte más delgada de la membrana alveolocapilar tiene unos 0,3 µm de grosor, su área total supera los 50 m², casi toda el área de la pared alveolar está ocupada por capilares y el oxígeno atraviesa la membrana por difusión pasiva.

2. La respuesta correcta es la B. Véase el pie de la figura 1-1.

3. La respuesta correcta es la B. El cálculo es $0,2093 \times (247 - 47)$.

4. La respuesta correcta es la E. El área transversal total de los conductos alveolares es tan grande (fig. 1-5) que el principal modo de transporte es la difusión en lugar de la convección. Las demás opciones son incorrectas. El volumen de las vías respiratorias de conducción es de unos 150 ml, el volumen pulmonar en FRC es de unos 3 l; es el bronquíolo respiratorio, y no el bronquíolo terminal, el que tiene alvéolos en sus paredes, y existen unas 16 ramificaciones de las vías respiratorias de conducción antes de que aparezcan los primeros alvéolos.

5. La respuesta correcta es la D (v. fig. 3-2). Las demás opciones son incorrectas porque es el patrón de ramificación de las arterias, y no el de las venas, el que es igual al de vías respiratorias; el diámetro promedio de los capilares es de unos 7-10 µm; el flujo sanguíneo en la circulación bronquial es muy escaso en comparación con la circulación pulmonar y la presión media en la arteria pulmonar es de unos 15 mm Hg.

Capítulo 2

1. La respuesta correcta es la B. La capacidad residual funcional incluye el volumen residual y no puede medirse con un espirómetro sencillo. Las demás opciones pueden medirse con un espirómetro y un cronómetro (v. fig. 2-2).

2. La respuesta correcta es la D. Un ácino es la parte del pulmón a la que llega un bronquíolo terminal. Las demás opciones son incorrectas porque toda la captación de oxígeno se produce en los ácinos, la variación de volumen de los ácinos durante la respiración es mayor que la de todo el pulmón, porque el volumen de las vías respiratorias de conducción permanece casi constante, el volumen de los ácinos es de aproximadamente el 95 % del volumen pulmonar total con FRC (la FRC es de alrededor de 3 l, el volumen de las vías de conducción es de unos

150 ml) y la ventilación de los ácinos es mayor en la base que en el vértice pulmonar, en posición vertical y con FRC (v. fig. 7-8).

3. La respuesta correcta es la C. Si el volumen de la FRC se representa por V, la cantidad de helio inicialmente en el espirómetro es de $5 \times 0,1$ y la cantidad tras la dilución es $(5 + V) \times 0,06$. Por lo tanto, $V = 0,5/0,06 - 5$, o $3,3$ l.

4. La respuesta correcta es la D. Cuando el paciente realiza un esfuerzo espiratorio, comprime el aire en los pulmones de forma que la presión en las vías respiratorias aumenta y el volumen pulmonar disminuye ligeramente. La disminución del volumen en el pulmón indica que el volumen de aire en el pletismógrafo aumenta y, por lo tanto, su presión disminuye, según la ley de Boyle.

5. La respuesta correcta es la B. La ecuación de la ventilación alveolar establece que si la producción de CO_2 es constante, la P_{CO_2} está inversamente relacionada con la ventilación alveolar. Por lo tanto, si la ventilación se triplica, la P_{CO_2} se reducirá a la tercera parte de su valor anterior, es decir, un 33%.

6. La respuesta correcta es la B. La ecuación establece que el cociente es igual a $(P_A - P_E)/P_A$, o $(40 - 30)/40$, es decir, $0,25$.

Capítulo 3

1. La respuesta correcta es la C. La ley establece que la velocidad de difusión es proporcional a la solubilidad, pero inversamente proporcional a la raíz cuadrada de la densidad. Por lo tanto, el cociente entre X e Y es $4/(\sqrt{4})$ o $4/2$, es decir, 2.

2. La respuesta correcta es la E. La ecuación es captación de CO dividida por la P_{CO} alveolar, o $30/0,5$, es decir, 60 ml/min/mm Hg.

3. La respuesta correcta es la E. La pregunta se refiere realmente a las situaciones en las que la captación de oxígeno o la eliminación de CO_2 están limitadas por la difusión. La única respuesta correcta es la captación máxima de oxígeno a una altitud extrema (v. fig. 3-3B). Ninguna de las demás opciones se refiere a situaciones en las que la transferencia de gases esté limitada por la difusión. La única opción alternativa posible es la respuesta B, pero no es probable que la captación de oxígeno en reposo esté limitada por la difusión cuando una persona respira oxígeno al 10%. Además, en todas las preguntas, se busca la mejor de las respuestas, y en este caso es claramente la respuesta E.

4. La respuesta correcta es la C. Esta pregunta está comprobando los conceptos de limitación por la difusión y la perfusión. El monóxido de carbono es un gas limitado por la difusión, por lo que se transfiere a la sangre en toda la longitud del capilar, y existe una gran diferencia en cuanto a la presión parcial entre el aire alveolar y la sangre al final de los capilares (fig. 3-2). Lo contrario sucede con el óxido nitroso.

5. La respuesta correcta es la C. Al respirar oxígeno, disminuye la capacidad de difusión medida para el monóxido de carbono porque el oxígeno compite con éste por la hemoglobina y, por lo tanto, disminuye la velocidad de reacción del monóxido de carbono con la hemoglobina (θ). Las otras opciones son incorrectas porque la razón para utilizar monóxido de carbono para medir la capacidad

de difusión del pulmón es que se trata de un gas limitado por la difusión, y no porque difunda lentamente a través de la membrana alveolocapilar (su velocidad de difusión no es muy diferente de la del oxígeno). La limitación por la difusión de la transferencia de oxígeno durante el esfuerzo físico tiene más probabilidades de suceder a una altitud elevada que al nivel del mar, y la capacidad de difusión aumenta con el esfuerzo físico y disminuye en la fibrosis pulmonar.

6. La respuesta correcta es la D. El esfuerzo físico aumenta la capacidad de difusión debido al reclutamiento y la distensión de los capilares pulmonares. El enfisema, la asbestosis, la embolia pulmonar y la anemia grave disminuyen la capacidad de difusión debido a una disminución de la superficie de la membrana alveolocapilar, un aumento de su grosor o una disminución del volumen de sangre en los capilares pulmonares.

Capítulo 4

1. La respuesta correcta es la D. Los flujos de las circulaciones sistémica y pulmonar son iguales, pero la diferencia de presión media a lo largo de la circulación pulmonar es de unos (15-5) mm Hg, mientras que en la circulación sistémica esta diferencia es de unos (100-2) mm Hg (v. fig. 4-1). Por lo tanto, el cociente es de aproximadamente 10:1.

2. La respuesta correcta es la B (fig. 4-3). Las demás opciones son incorrectas porque la tensión en las paredes alveolares circundantes tiende a mantener abiertos los vasos extraalveolares, estos vasos no están expuestos a la presión alveolar, la vasoconstricción pulmonar hipóxica se produce principalmente en las pequeñas arterias y el calibre de los vasos extraalveolares aumenta por la insuflación pulmonar (v. figs. 4-2 y 4-6).

3. La respuesta correcta es la E. La resistencia vascular pulmonar viene dada por la diferencia de presión dividida por el flujo, o (55 – 5) dividido por 3, es decir, aproximadamente 17 mm Hg/l/min.

4. La respuesta correcta es la D. La distensión de los capilares pulmonares disminuye su resistencia vascular. Sin embargo, una disminución de la presión arterial pulmonar y de la presión venosa pulmonar reduce la presión capilar (permaneciendo todo lo demás sin cambios) y, por lo tanto, la resistencia aumenta. Lo mismo sucede con un aumento de la presión alveolar, que tiende a comprimir los capilares. La hipoxia alveolar aumenta la resistencia vascular debido a vasoconstricción pulmonar hipóxica.

5. La respuesta correcta es la C. El principio de Fick establece que el gasto cardíaco es igual al consumo de oxígeno dividido por la diferencia de concentración arteriovenosa de oxígeno. La última es (20 – 16) ml/100 ml o (200 – 160) ml/l. Por lo tanto, el gasto cardíaco es igual a 300/(200 – 160) o 7,5 l/min.

6. La respuesta correcta es la D. En la zona 2, el flujo viene determinado por la presión arterial menos la presión alveolar. Las demás opciones son incorrectas porque la presión arterial supera a la presión alveolar, la presión alveolar supera a la presión venosa y, por supuesto, la presión arterial supera a la presión venosa.

7. La respuesta correcta es la D. El aumento brusco de la presión venosa pulmonar elevará la presión capilar, y produce reclutamiento y distensión de los capilares. Las demás opciones son incorrectas porque la extirpación de un pulmón disminuye considerablemente el lecho vascular, al respirar oxígeno al 10 % se produce vasoconstricción pulmonar hipóxica, la reducción del volumen pulmonar al volumen residual aumenta la resistencia de los vasos extraalveolares, y la ventilación pulmonar mecánica con presión positiva aumenta la presión alveolar y, por lo tanto, tiende a comprimir los capilares.

8. La respuesta correcta es la B. La gran disminución de la resistencia vascular pulmonar durante la transición de la respiración a través de la placenta a la respiración de aire se debe fundamentalmente a la liberación de la vasoconstricción pulmonar hipóxica. Las demás opciones son incorrectas, porque la P_{O_2} del aire alveolar es mucho más importante que la P_{O_2} de la sangre venosa mixta, la captación de CO_2 es irrelevante, la constricción desvía parcialmente flujo sanguíneo de regiones poco ventiladas, no bien ventiladas de pulmones enfermos, y la inhalación de óxido nítrico invierte parcialmente la vasoconstricción pulmonar hipóxica.

9. La respuesta correcta es la A. El desplazamiento de líquido entre la luz de los capilares y el intersticio obedece a la ley de Starling. En el ejemplo que se proporciona, la diferencia de presión hidrostática que hace que salga líquido del capilar es de $(3 - 0)$, y la presión coloidosmótica que tiende a desplazar líquido al interior del capilar es de $(25 - 5)$ mm Hg. Por lo tanto, la presión neta en mm Hg que desplaza líquido al interior de los capilares es de 17 mm Hg.

10. La respuesta correcta es la D. Los leucotrienos se eliminan casi por completo de la sangre en la circulación pulmonar (v. tabla 4-1). Las demás opciones son incorrectas, porque la angiotensina I se convierte en angiotensina II, la bradicinina está principalmente inactivada, la serotonina se elimina casi por completo y la eritropoyetina no se modifica.

Capítulo 5

1. La respuesta correcta es la D. La P_{O_2} del aire húmedo inspirado viene dada por $0,2093 \times (447 - 47)$, es decir, unos 84 mm Hg.

2. La respuesta correcta es la B. Para responder a esta pregunta, se utiliza en primer lugar la ecuación de la ventilación alveolar, que establece que si no varía la eliminación de CO_2, la P_{CO_2} es inversamente proporcional a la ventilación alveolar. Por lo tanto, dado que la ventilación alveolar se redujo a la mitad, la P_{CO_2} aumentó de 40 mm Hg a 80 mm Hg. A continuación, se utiliza la ecuación del aire alveolar $P_{A_{O_2}} = P_{I_{O_2}} - P_{A_{CO_2}}/R + F$, y se ignora F porque es muy bajo. Por lo tanto, $P_{A_{O_2}} = 149 - 80/0,8$, que es aproximadamente igual a 50 mm Hg.

3. La respuesta correcta es la A. La ecuación anterior muestra que, para retornar la P_{O_2} arterial a su valor normal en torno a 100, es necesario aumentar la P_{O_2} inspirada desde 149 mm Hg a 199 mm Hg. Recuérdese que la P_{O_2} inspirada equivale a la fracción de oxígeno $\times (760 - 47)$. Por lo tanto, la fracción es igual a 199/713 o 0,28, aproximadamente. Así pues, la concentración, como un por-

centaje, de oxígeno inspirado debe aumentar desde 21 a 28, es decir, un 7 %. Obsérvese que en este ejemplo se destaca la potencia del efecto de aumentar la concentración de oxígeno inspirado sobre la P_{O_2} arterial cuando la hipoxemia se debe a hipoventilación.

4. La respuesta correcta es la B. Esta pregunta se refiere a la ecuación del cortocircuito que se muestra en la figura 5-3. El cortocircuito como una fracción del gasto cardíaco viene dado por $(Cc'_{O_2} - Ca_{O_2})/(Cc'_{O_2} - C\bar{v}_{O_2})$. La introducción de valores proporciona el cortocircuito como $(20 - 18)/(20 - 14)$ o $2/6$, es decir, 33 %.

5. La respuesta correcta es la B. La P_{O_2} del aire inspirado es de $0,21 \times (247 - 47)$, o 42 mm Hg. Por lo tanto, utilizando la ecuación del aire alveolar como se indicó anteriormente y despreciando el factor F, la P_{O_2} alveolar viene determinada por $42 - P_{CO_2}/R$, donde R es igual o inferior a 1. Así pues, para mantener una P_{O_2} alveolar de 34 mm Hg, la P_{CO_2} alveolar no puede ser mayor de 8 mm Hg.

6. La respuesta correcta es la E. En esta pregunta se comprueban los conocimientos sobre los efectos del desequilibrio ventilación-perfusión sobre la transferencia de O_2 y CO_2 por el pulmón. El desequilibrio $\dot{V}_A/\dot{Q}$ altera tanto la transferencia de O_2 como la de CO_2, de forma que, permaneciendo todo lo demás sin cambios, este paciente tendría una P_{O_2} arterial baja y una P_{CO_2} arterial elevada. Sin embargo, al aumentar la ventilación a los alvéolos, la P_{CO_2} puede regresar a los valores normales, pero la P_{O_2} no. El motivo está en las formas diferentes de las curvas de disociación del O_2 y del CO_2. Las demás opciones son incorrectas porque, como ya se ha establecido, el cociente $\dot{V}_A/\dot{Q}$ interfiere en la eliminación de CO_2. Las afirmaciones de que gran parte del CO_2 se transporta como bicarbonato, de que la formación de ácido carbónico se acelera por la anhidrasa carbónica y de que el CO_2 difunde mucho más rápido a través de los tejidos que el O_2 son ciertas, pero no explican que la P_{O_2} sea normal a pesar de la hipoxemia.

7. La respuesta correcta es la A. El vértice del pulmón humano en posición vertical tiene un cociente ventilación-perfusión elevado (v. figs. 5-8, 5-9 y 5-10). Por lo tanto, el vértice tiene una P_{O_2} alveolar mayor que la base. Las otras opciones son incorrectas porque la ventilación del vértice es menor que la de la base, el pH en la sangre al final de los capilares es mayor debido a la menor P_{CO_2} apical, el flujo sanguíneo es menor como ya se ha afirmado y los alvéolos son de mayor tamaño debido a las diferencias regionales de presión intrapleural (fig. 7-8).

8. La respuesta correcta es la E. Un cociente ventilación-perfusión disminuido reduce la P_{O_2} alveolar y, por lo tanto, la captación de oxígeno por la unidad pulmonar. Las demás opciones son incorrectas porque la unidad mostrará una P_{O_2} alveolar disminuida como ya se ha afirmado, una P_{CO_2} aumentada, un cambio en la P_{N_2} alveolar (de hecho, una pequeña elevación) y una disminución del pH de la sangre al final de los capilares debido al aumento de la P_{CO_2}.

9. La respuesta correcta es la D. En primer lugar, se calcula la P_{O_2} alveolar ideal mediante la ecuación del aire alveolar, que será: $P_{A_{O_2}} = P_{I_{O_2}} - P_{A_{CO_2}}/R + F$, y se ignora el pequeño factor F. Por lo tanto, la P_{O_2} alveolar ideal es igual a

149 − 48/0,8, es decir, 89 mm Hg. Sin embargo, se proporciona una P_{O_2} arterial de 49, por lo que la diferencia alveoloarterial de la P_{O_2} es de 40 mm Hg.

Capítulo 6

1. La respuesta correcta es la D. La sangre arterial normal tiene una P_{O_2} de unos 100 mm Hg. La concentración de oxígeno en ausencia de hemoglobina es el oxígeno disuelto, que es 100 × 0,003, o 0,3 ml O_2/100 ml de sangre. Sin embargo, la sangre arterial normal contiene unos 15 g/100 ml de hemoglobina, y cada gramo puede combinarse con 1,39 ml de O_2. Dado que la saturación de oxígeno de la sangre arterial normal es de alrededor del 97 %, la concentración total de oxígeno viene dada por (1,39 × 15 × 97/100) + 0,3 ml O_2/100 ml de sangre. Esto da un valor en torno a 20,5, que se opone a la concentración de oxígeno disuelto de 0,3 ml O_2/100 ml de sangre. Por lo tanto, la presencia de hemoglobina aumenta la concentración de oxígeno unas 70 veces.

2. La respuesta correcta es la E. Una pequeña cantidad de monóxido de carbono añadida a la sangre aumenta su afinidad por el oxígeno, es decir, produce una desviación hacia la izquierda de la curva de disociación del O_2 (v. fig. 6-2). Las demás opciones reducen la afinidad de la hemoglobina por el oxígeno, es decir, desvían la curva de disociación hacia la derecha (v. fig. 6-3).

3. La respuesta correcta es la E. Dado que la solubilidad del oxígeno es de 0,003 ml de O_2/100 ml de sangre, una P_{O_2} arterial de 2 000 mm Hg aumentará la concentración del oxígeno disuelto a 6 ml de O_2/100 ml de sangre. Obsérvese que esto realmente supera la diferencia arteriovenosa normal de la concentración de oxígeno.

4. La respuesta correcta es la D. En un paciente con anemia grave y pulmones sanos, la concentración de oxígeno en la sangre arterial disminuirá y, por lo tanto, si el gasto cardíaco y la captación de oxígeno son normales, la concentración de oxígeno de la sangre venosa mixta también disminuirá. Las demás opciones son incorrectas porque la P_{O_2} arterial y la saturación de O_2 serán normales si el paciente tiene unos pulmones sanos, pero por supuesto la concentración arterial de oxígeno estará disminuida y la P_{O_2} tisular estará, por lo tanto, anormalmente baja. Obsérvese que un paciente con una anemia grave suele tener un gasto cardíaco aumentado, pero sin embargo, la concentración de oxígeno de la sangre venosa mixta será baja. Como en todas estas preguntas, se busca la mejor respuesta, que es claramente la D. En la tabla 6-2 se muestra un resumen de estas variaciones.

5. La respuesta correcta es la C. Como la concentración de oxígeno de la sangre arterial está disminuida, también deberá estarlo en la sangre venosa mixta, permaneciendo todo lo demás sin cambios. Las demás opciones son incorrectas. Si los pulmones del paciente están sanos, la P_{O_2} arterial será normal, pero evidentemente la concentración de oxígeno de la sangre arterial estará disminuida. El monóxido de carbono desplaza la curva de disociación del O_2 a la izquierda, es decir, aumenta la afinidad de la hemoglobina por el oxígeno. El monóxido de carbono es inodoro, y éste es uno de los motivos por los que es tan peligroso. En la tabla 6-2 se muestran las variaciones.

6. La respuesta correcta es la E. Dado que el paciente está respirando aire, la P_{O_2} inspirada está en torno a 149 mm Hg. Usando la ecuación del aire alveolar, la P_{O_2} alveolar será de 149 − 110, es decir, 39 mm Hg para un valor R de 1, e incluso menor para un valor R inferior a 1. Esto se encuentra por debajo de la P_{O_2} arterial establecida, lo que no puede ser correcto. Además, las otras cuatro opciones son claramente erróneas. El paciente no tiene una P_{O_2} ni una P_{CO_2} normales, y existe una acidosis en lugar de una alcalosis.

7. La respuesta correcta es la B. Como se muestra en la primera columna de la figura 6-4, aproximadamente el 90 % del CO_2 transportado en la sangre arterial lo es en forma de bicarbonato. Alrededor del 5 % está disuelto y otro 5 % se transporta en forma de compuestos carbamino, el más importante de los cuales es la carbaminohemoglobina.

8. La respuesta correcta es la C. La P_{CO_2} anormalmente elevada de 60 mm Hg y el pH reducido de 7,35 son compatibles con una acidosis respiratoria parcialmente compensada. En la figura 6-8A se muestra que si la P_{CO_2} aumenta a 60 mm Hg y no se produce una compensación renal, el pH es inferior a 7,3. Por lo tanto, el paciente muestra una cierta compensación. El hecho de que el pH no haya regresado totalmente al valor normal de 7,4 significa que la acidosis respiratoria está sólo parcialmente compensada. Las demás opciones son incorrectas porque claramente el intercambio de gases con la P_{CO_2} elevada no es normal, existe una acidosis en lugar de una alcalosis porque el pH está disminuido y no se trata de una acidosis metabólica porque la P_{CO_2} está elevada.

9. La respuesta correcta es la A. Como se describe en la sección «Intercambio de gases entre la sangre y los tejidos», la P_{O_2} en el interior de las células musculares es de unos 3 mm Hg. La sangre en los capilares periféricos tiene valores de P_{O_2} mucho más elevados con el fin de permitir la difusión de oxígeno a las mitocondrias.

10. La respuesta correcta es la A. Existe una acidosis respiratoria porque la P_{CO_2} está aumentada a 50 mm Hg y el pH ha disminuido a 7,20. Sin embargo, debe existir un componente metabólico en la acidosis porque, como muestra la figura 6-8A, una P_{CO_2} de 50 reducirá el pH tan sólo a 7,3 si el punto se desplaza a lo largo de la línea amortiguadora normal de la sangre. Por lo tanto, debe existir un componente metabólico para reducir aun más el pH. Las demás opciones son incorrectas porque, como se ha indicado anteriormente, una acidosis respiratoria no compensada proporcionaría un pH por encima de 7,3 para esta P_{CO_2}. Claramente, el paciente no tiene una acidosis respiratoria totalmente compensada porque entonces el pH sería de 7,4. No existe una acidosis metabólica no compensada porque la P_{CO_2} está aumentada, lo que indica la presencia de un componente respiratorio. Finalmente, no existe una acidosis metabólica totalmente compensada porque eso proporcionaría un pH de 7,4.

11. La respuesta correcta es la E. La respuesta A es incorrecta porque no existe una compensación metabólica. De hecho, la concentración de bicarbonato está anormalmente elevada. La respuesta B no es correcta porque la P_{CO_2} es baja, lo que es incompatible con una acidosis respiratoria. La respuesta C es incorrecta porque una acidosis metabólica necesita una concentración de bi-

carbonato anormalmente baja, algo que no se observa en este paciente. La respuesta D es incorrecta porque el paciente tiene una acidosis, no una alcalosis. Por lo tanto, puede encontrarse la respuesta correcta eliminando las otras cuatro. Sin embargo, además, la figura 6-8A muestra que no es posible que los tres valores proporcionados puedan coexistir en el esquema. Por lo tanto, debe tratarse de un error del laboratorio.

12. La respuesta correcta es la E. La disminución del pH a 7,3 con una pequeña disminución de la P_{CO_2} de 40 a 32 es compatible con una acidosis metabólica parcialmente compensada. La compensación es sólo parcial, porque si fuera completa, el pH sería de 7,4. Las demás opciones son incorrectas. No se trata de una alcalosis respiratoria porque el pH está anormalmente bajo. Cuando se calcula la diferencia alveoloarterial de P_{O_2} usando la ecuación del aire alveolares, la P_{O_2} alveolar está en torno a 149 – 32/0,8, es decir, 109 mmHg, dada una diferencia de 109 – 90, o 19 mmHg; esta es una cifra anormalmente elevada. La saturación arterial de oxígeno será mayor del 70 % porque, con una P_{O_2} de 90 mmHg, la saturación estará por encima del 90 %, como se muestra en la figura 6-1. Es cierto que la P_{CO_2} disminuida desviará ligeramente la curva hacia la izquierda y que el aumento de la concentración de hidrogeniones la desviará ligeramente hacia la derecha, pero la P_{O_2} está tan elevada que la saturación debe ser superior al 70 %. Recuérdese que con una curva de disociación del oxígeno normal, una P_{O_2} arterial de 40 proporciona una saturación de oxígeno de aproximadamente el 75 %, por lo que una P_{O_2} de 90 producirá evidentemente una saturación por encima del 70 %. La muestra no se obtuvo por error de una vena porque entonces la P_{O_2} sería mucho más baja.

Capítulo 7

1. La respuesta correcta es la B. Cuando el diafragma se contrae, se aplana como se muestra en la figura 7-1. Las demás opciones son incorrectas. Los nervios frénicos que inervan el diafragma proceden de la parte alta del cuello, es decir, los segmentos cervicales 3, 4 y 5. La contracción del diafragma hace que la distancia lateral entre los márgenes de las costillas inferiores aumente y que la pared abdominal anterior se desplace hacia fuera, como se muestra en la figura 7-1. La presión intrapleural disminuye porque el mayor volumen de la caja torácica aumenta la presión de retracción pulmonar.

2. La respuesta correcta es la C. Si existe menos pulmón, el cambio total de volumen por unidad de cambio de presión disminuirá. Las demás opciones son incorrectas. La distensibilidad aumenta con la edad; llenando un pulmón con solución salina se aumenta la distensibilidad (fig. 7-5); la ausencia de agente tensioactivo (surfactante) disminuye la distensibilidad, y en el pulmón en posición vertical a FRC, la inspiración causa un mayor aumento del volumen alveolar en la base pulmonar en comparación con los próximos al vértice (fig. 7-8).

3. La respuesta correcta es la A. La relación de Laplace que se muestra en la figura 7-4C establece que la presión es inversamente proporcional al radio para la misma tensión superficial. Dado que la burbuja X tiene un radio que triplica al de la burbuja Y, la relación de las presiones será, aproximadamente, de 0,3:1.

4. La respuesta correcta es la E. El agente tensioactivo (surfactante) lo producen las células de tipo II del epitelio alveolar, como se expone en relación con la figura 7-6.

5. La respuesta correcta es la D. Como se muestra en la figura 7-8, las regiones pulmonares inferiores tienen un volumen en reposo relativamente pequeño y un gran aumento de volumen en comparación con las que están cerca del vértice pulmonar. Las demás opciones son incorrectas. La resistencia de las vías respiratorias de las regiones superiores es probablemente algo menor que la de las regiones inferiores, porque allí el parénquima se expande mejor. Sin embargo, en cualquier caso, no explica la diferencia de ventilación. No hay signos de que exista menos agente tensioactivo (surfactante) en las regiones pulmonares superiores. Es cierto que el flujo sanguíneo hacia las regiones inferiores es mayor que hacia las regiones superiores, pero es algo que aquí carece de importancia. También es cierto que la P_{CO_2} de las regiones inferiores es relativamente elevada comparada con la de las regiones superiores, pero no es la explicación de la diferencia de ventilación.

6. La respuesta correcta es la E. La presencia de agente tensioactivo reduce la tensión superficial de la capa que tapiza los alvéolos y, por lo tanto, el empuje hacia dentro de la pared alveolar (fig. 7-4B). Esto significa, a su vez, que la presión hidrostática del intersticio que rodea a los capilares es menos negativa cuando existe agente tensioactivo. En consecuencia, esto ayuda a evitar la trasudación de líquido desde los capilares al intersticio o a los espacios alveolares. Las demás opciones son incorrectas. El agente tensioactivo (surfactante) disminuye la tensión superficial del líquido que tapiza los alvéolos, es secretado por las células de tipo II del epitelio alveolar, se trata de un fosfolípido y disminuye el trabajo necesario para expandir el pulmón.

7. La respuesta correcta es la D. La velocidad del aire en las grandes vías respiratorias supera a la de los bronquíolos terminales porque estos últimos tienen un área transversal total muy grande (v. fig. 1-5). Las demás opciones son incorrectas. En situación de reposo, la espiración es pasiva, se asocia a una presión alveolar que supera la presión atmosférica, la presión intrapleural aumenta gradualmente (se hace menos negativa) durante la espiración y el diafragma asciende en la espiración.

8. La respuesta correcta es la D. Si el pulmón se mantiene con un volumen determinado, la presión en la boca y la presión alveolar deben ser iguales porque no existe flujo aéreo. Por lo tanto, la respuesta es la C o la D. Como el pulmón se expandió con presión positiva, todas las presiones del interior del tórax aumentan. Dado que la presión intrapleural normal es de unos -5 cm H_2O, no puede descender a -10, como se muestra en C. Por lo tanto, la única respuesta posible es la D.

9. La respuesta correcta es la A. El neumotórax espontáneo del pulmón derecho disminuirá su volumen porque se elimina la presión de expansión normal. Las demás opciones son incorrectas. El aumento de presión en el lado derecho hará que la pared torácica de ese lado se expanda, que el diafragma descienda y que el mediastino se desplace hacia la izquierda. El flujo sanguíneo hacia el pulmón derecho disminuirá, tanto porque su volumen es pequeño, como también porque existe vasoconstricción pulmonar hipóxica.

10. La respuesta correcta es la E. La ley de Poiseuille establece que durante el flujo laminar la resistencia de la vía respiratoria es inversamente proporcional a la cuarta potencia del radio, permaneciendo todo lo demás sin cambios. Por lo tanto, una disminución del radio por un factor de 3 aumenta la resistencia en 3^4, es decir, 81.

11. La respuesta correcta es la E. Durante la inmersión con escafandra, la densidad del aire aumenta debido a la presión elevada, y por lo tanto, la resistencia de la vía respiratoria aumenta. Las demás opciones son incorrectas. Lo más probable es que el flujo sea turbulento en las grandes vías respiratorias; cuanto mayor sea la viscosidad, menos probabilidad hay de que se produzca turbulencia; al dividir por dos el radio de la vía respiratoria, aumenta su resistencia 16 veces; y durante la inspiración, la presión alveolar debe ser menor que la presión en la boca.

12. La respuesta correcta es la E. Durante la mayor parte de una espiración forzada desde la capacidad pulmonar total, la compresión dinámica de las vías respiratorias limita el flujo (figs. 7-16 a 7-18). El resto de las opciones son incorrectas. En particular, el flujo es independiente del esfuerzo.

13. La respuesta correcta es la D. La inhalación del humo de cigarrillos produce una constricción refleja del músculo liso de las vías respiratorias debido a la estimulación de receptores de sustancias irritantes en la pared de la vía respiratoria (v. cap. 8). Las demás opciones son incorrectas. Tanto el aumento del volumen pulmonar por encima de la FRC como la estimulación simpática del músculo liso de las vías respiratorias disminuyen la resistencia de éstas. Al ascender a una gran altitud sucede lo mismo porque la densidad del aire disminuye. La densidad también disminuye cuando el nitrógeno se sustituye por helio en el aire inspirado.

14. La respuesta correcta es la E. Cuando se realiza un esfuerzo inspiratorio contra una vía respiratoria cerrada, todas las presiones del interior del tórax descienden, incluidas las presiones vasculares pulmonares. Las demás opciones son incorrectas. Durante la inspiración, la tensión en el diafragma aumenta, se activan los músculos intercostales externos (no los internos), la presión intrapleural se vuelve más negativa y la presión alveolar también descenderá con la presión intrapleural si el volumen pulmonar no varía. Si el volumen pulmonar aumenta ligeramente, la presión intrapleural disminuirá más que la presión alveolar.

Capítulo 8

1. La respuesta correcta es la D. La corteza cerebral puede ignorar la función de los centros respiratorios, por ejemplo, durante la hiperventilación voluntaria o la contención respiratoria voluntaria. Las demás opciones son incorrectas. El patrón respiratorio rítmico normal se origina en el tronco encefálico, no en la corteza cerebral. La espiración es pasiva durante la respiración tranquila, los impulsos del centro neumotáxico inhiben la inspiración, y el impulso de los centros respiratorios incluye estímulos de la médula espinal hacia los músculos intercostales y otros músculos, además de los nervios frénicos.

2. La respuesta correcta es la C (v. fig. 8-2). Las demás opciones son incorrectas. Los quimiorreceptores centrales se localizan cerca de la superficie ventral del bulbo raquídeo; no responden a la P_{O_2} sanguínea; para un aumento determinado de la P_{CO_2}, el pH del líquido cefalorraquídeo (LCR) desciende más que el de la sangre porque el LCR tiene menos amortiguación; y la concentración de bicarbonato del LCR puede afectar al estímulo de los quimiorreceptores centrales amortiguando las variaciones del pH.

3. La respuesta correcta es la B. Los quimiorreceptores periféricos responden a la P_{O_2} arterial, pero durante la normoxia la respuesta es escasa (v. fig. 8-3B). Las demás opciones son incorrectas. Los quimiorreceptores periféricos responden a cambios del pH sanguíneo; la respuesta a los cambios de la P_{CO_2} es más rápida que la de los quimiorreceptores centrales; los quimiorreceptores centrales son más importantes que los quimiorreceptores periféricos en la respuesta ventilatoria al aumento del CO_2, y los quimiorreceptores periféricos tienen un flujo sanguíneo muy abundante en relación con su masa.

4. La respuesta correcta es la E. El nivel normal de ventilación está controlado por la respuesta ventilatoria al CO_2. Las demás opciones son incorrectas. La respuesta ventilatoria al CO_2 aumenta si la P_{O_2} disminuye; la respuesta ventilatoria depende de los quimiorreceptores periféricos, además de los quimiorreceptores centrales, y la respuesta ventilatoria disminuye durante el sueño, y el trabajo respiratorio aumenta.

5. La respuesta correcta es la A. La ventilación aumenta enormemente a gran altitud en respuesta a la estimulación hipóxica de los quimiorreceptores. Las demás opciones son incorrectas. Son los quimiorereceptores periféricos, y no los quimiorreceptores centrales, los que son responsables de la respuesta. La respuesta está aumentada si la P_{CO_2} también lo está. La estimulación hipóxica suele ser importante en pacientes con una neumopatía grave crónica que tienen valores casi normales del pH en el LCR y la sangre. La intoxicación leve por monóxido de carbono se asocia a una P_{O_2} arterial normal y, por lo tanto, no hay estimulación de los quimiorreceptores periféricos.

6. La respuesta correcta es la D. Como se muestra en la figura 8-2, el estímulo más importante procede del pH del LCR sobre los quimiorreceptores centrales. Las demás opciones son incorrectas. El efecto de la P_{O_2} sobre los quimiorreceptores periféricos en situación de normoxia es muy leve. Los cambios en la P_{CO_2} afectan a los quimiorreceptores periféricos, pero la magnitud es menor que la de los quimiorreceptores centrales. El efecto de los cambios del pH sobre los quimiorreceptores periféricos en condiciones normales es escaso, y los cambios en la P_{O_2} no afectan a los quimiorreceptores centrales.

7. La respuesta correcta es la E. El esfuerzo moderado no reduce la P_{O_2} arterial, aumenta la P_{CO_2} arterial ni reduce el pH arterial. La P_{O_2} de la sangre venosa mixta desciende, pero no se conocen quimiorreceptores que se estimulen por ello.

8. La respuesta correcta es la D. Las demás opciones son incorrectas. Lo impulsos viajan hacia el encéfalo a través del nervio vago; el reflejo inhibe esfuerzos respiratorios adicionales si el pulmón se mantiene insuflado; el reflejo no se observa en adultos con escaso volumen corriente, y la abolición del reflejo cortando

los nervios vagos en animales de laboratorio produce una respiración profunda y lenta.

Capítulo 9

1. La respuesta correcta es la A. En algunos deportistas de elite, el consumo de oxígeno puede multiplicarse por 15 veces o incluso por 20. Las demás opciones son incorrectas. El valor R medido puede ser superior a 1 con niveles elevados de esfuerzo físico porque se produce ácido láctico y existen niveles elevados de ventilación. La ventilación aumenta mucho más que el gasto cardíaco (fig. 9-13), y con niveles de esfuerzo físico escasos, suele producirse escaso lactato o no se produce en absoluto. Con niveles de esfuerzo físico moderado, no existe esencialmente variación alguna del pH.

2. La respuesta correcta es la E. Existe un aumento de las enzimas oxidativas en las células musculares que ayuda a la aclimatación. Las demás opciones son incorrectas. La hiperventilación es la característica más importante de la aclimatación; la policitemia aparece lentamente; existe una desviación a la izquierda de la curva de disociación del O_2 en altitudes extremas debido a alcalosis respiratoria, y el número de capilares por unidad de volumen del músculo esquelético aumenta con la aclimatación.

3. La respuesta correcta es la B (v. explicación completa en la fig. 9-4). Las demás opciones son incorrectas. La atelectasia se produce con mayor rapidez durante la respiración de oxígeno que al respirar aire; el flujo sanguíneo que llega a un pulmón con atelectasia está disminuido debido al escaso volumen pulmonar y quizá a vasoconstricción pulmonar hipóxica; la absorción de un neumotórax espontáneo puede explicarse por el mismo mecanismo y las propiedades elásticas del pulmón tienen escaso efecto en la resistencia de la atelectasia causada por absorción de aire.

4. La respuesta correcta es la A, porque los efectos de la descompresión se deben a burbujas de gas, y el helio es menos soluble que el nitrógeno. Las demás opciones son incorrectas. El trabajo respiratorio y la resistencia de las vías respiratorias están disminuidos. El riesgo de toxicidad por el O_2 no varía, pero el riesgo de narcosis por gases inertes está disminuido.

5. La respuesta correcta es la C. Con gravedad (G) cero, el depósito por sedimentación de partículas inhaladas no existe. Las demás opciones son incorrectas. Tanto el flujo sanguíneo como la ventilación del vértice pulmonar están aumentados porque los efectos normales de la gravedad están abolidos (v. figs. 2-7, 4-7 y 5-8). El volumen de sangre torácico aumenta porque la sangre ya no se acumula en regiones declive del organismo debido a la gravedad. La P_{CO_2} en el vértice pulmonar aumenta porque la eliminación de la gravedad produce una disminución de la relación $\dot{V}_A/\dot{Q}$ en el vértice pulmonar (v. fig. 5-10).

6. La respuesta correcta es la B. Al igual que la ventilación total, la ventilación alveolar puede multiplicarse por 10 o más. Las demás opciones son incorrectas. La frecuencia cardíaca, el gasto cardíaco y la P_{CO_2} de la sangre venosa mixta aumentan mucho menos. Además, el volumen corriente aumenta mucho me-

nos porque parte del aumento de la ventilación alveolar se debe al aumento de la frecuencia respiratoria.

7. La respuesta correcta es la C. El conducto arterioso se cierra (v. explicación de la fig. 9-5). Existe un gran aumento de la P_{O_2} arterial, un gran descenso de la resistencia vascular pulmonar, una disminución del flujo sanguíneo a través del agujero oval y esfuerzos inspiratorios muy importantes.

Capítulo 10

1. La respuesta correcta es la A. Los broncodilatadores disminuyen la resistencia de las vías respiratorias, por lo que su eficacia puede valorarse mediante esta prueba. Las demás opciones son incorrectas. La compresión dinámica de las vías respiratorias es el principal factor que limita el flujo espiratorio máximo; el flujo está muy disminuido en la enfermedad pulmonar obstructiva crónica (EPOC), pero puede ser normal o incluso estar aumentado en la fibrosis pulmonar; está disminuido en los pacientes con asma y es fácil de realizar.

2. La respuesta correcta es la D. La pérdida de tracción radial es uno de los factores que contribuyen a la compresión dinámica de las vías respiratorias en la EPOC. Las demás opciones son incorrectas. La acción del diafragma no afecta a la compresión dinámica; si un broncodilatador es eficaz, puede aumentar el FEV; el flujo es independiente del esfuerzo espiratorio; y no se produce un aumento de la retracción elástica en la EPOC, aunque si se produjera, podría aumentar el FEV.

3. La respuesta correcta es la D (v. explicación en la figura 2-6). Las demás opciones son incorrectas. La pendiente de la meseta alveolar está aumentada en la bronquitis crónica porque las unidades poco ventiladas se vacían más tarde en la espiración que las unidades bien ventiladas. El último aire exhalado procede del vértice pulmonar debido al cierre de las vías respiratorias en la base, y la prueba no necesita mucho tiempo.

4. La respuesta correcta es la B (v. la explicación en la sección «Medición del desequilibrio ventilación-perfusión» en el cap. 5). Las demás opciones son incorrectas. La P_{O_2} alveolar ideal se calcula usando la P_{CO_2} arterial, y el desequilibrio $\dot{V}_A/\dot{Q}$ aumenta la diferencia alveoloarterial de P_{O_2}, el cortocircuito fisiológico y el espacio muerto fisiológico.

5. La respuesta correcta es la B. Casi al final de la espiración, el aire espirado procede preferentemente del vértice pulmonar debido al cierre de las vías respiratorias en la base (v. fig. 7-9). El vértice pulmonar tiene una P_{CO_2} relativamente baja (v. fig. 5-10). Las demás opciones son incorrectas. El volumen residual es mucho menor que la mitad de la capacidad vital; si la vía respiratoria está obstruida a RV y la persona se relaja, la presión en las vías respiratorias es menor que la presión atmosférica (v. fig. 7-11); la presión intrapleural siempre es menor que la presión alveolar; y sólo las vías respiratorias cerca de la base pulmonar están cerradas con volumen residual (v. fig. 7-9).

Procedencia de las figuras

Figura 1-1.   De Weibel ER: *Respir Physiol* 11:54, 1970.
Figura 1-2.   Microfotografía electrónica de Nowell JA, Tyler WS.
Figura 1-4.   Modificada de Weibel ER: *The Pathway for Oxygen.*
                Cambridge: Harvard University Press, 1984, pág. 275.
Figura 1-6.   De Maloney JE, Castle BL: *Respir Physiol* 7:150, 1969.
Figura 1-7.   De Glazier JB, et al: *J Appl Physiol* 26:65, 1969.
Figura 2-1.   Modificada de West JB: *Ventilation/Blood Flow and Gas*
                Exchange, ed. 5. Oxford: Blackwell, 1990, pág. 3.
Figura 4-2.   De Hughes JMB, et al: *Respir Physiol* 4:58, 1968.
Figura 4-7.   Redibujada de Hughes JMB, et al: *Respir Physiol* 4:58, 1968.
Figura 4-8.   De West JB, et al: *J Appl Physiol* 19:713, 1964.
Figura 4-10.   De Barer GR, et al: *J Physiol* 211:139, 1970.
Figura 5-2.   Modificada de West JB: *Ventilation/Blood Flow and Gas*
                Exchange, ed. 5. Oxford: Blackwell, 1990, pág. 3.
Figura 5-5.   De West JB: *Ventilation/Blood Flow and Gas Exchange,*
                ed. 5. Oxford: Blackwell, 1990.
Figura 5-6.   De West JB: *Ventilation/Blood Flow and Gas Exchange,*
                ed. 5. Oxford: Blackwell, 1990.
Figura 5-7.   De West JB: *Ventilation/Blood Flow and Gas Exchange,*
                ed. 5. Oxford: Blackwell, 1990.
Figura 5-8.   De West JB: *Ventilation/Blood Flow and Gas Exchange,*
                ed. 5. Oxford: Blackwell, 1990.
Figura 5-9.   De West JB: *Ventilation/Blood Flow and Gas Exchange,*
                ed. 5. Oxford: Blackwell, 1990.
Figura 5-11.   De West JB: *Lancet* 2:1055, 1963.
Figura 5-12.   Modificada de West JB: *Ventilation/Blood Flow and Gas*
                Exchange, ed. 5. Oxford: Blackwell, 1990.
Figura 5-13.   Redibujada de Wagner et al: *J Clin Invest* 54:54, 1974.
Figura 5-14.   Redibujada de Wagner et al: *J Clin Invest* 54:54, 1974.
Figura 7-5.   De Radford EP: *Tissue Elasticity.* Washington, DC:
                American Physiological Society, 1957.
Figura 7-6.   De Weibel ER, Gil J. In West JB: *Bioengineering Aspects*
                of the Lung. New York: Marcel Dekker, 1977.
Figura 7-8.   De West JB: *Ventilation/Blood Flow and Gas Exchange,*
                ed. 5. Oxford: Blackwell, 1990.

Figura 7-9.   De West JB: *Ventilation/Blood Flow and Gas Exchange*,
                 ed. 5. Oxford: Blackwell, 1990.
Figura 7-14.   Redibujada de Pedley TJ, et al: *Respir Physiol* 9:387, 1970.
Figura 7-15.   Redibujada de Briscoe WA, Dubois AB: *J Clin Invest* 37:1279,
                 1958.
Figura 7-17.   Redibujada de Fry DL, Hyatt RE: *Am J Med* 29:672, 1960.
Figura 7-20.   Modificada de West JB: *Ventilation/Blood Flow and Gas
                 Exchange*, ed. 5. Oxford: Blackwell, 1990.
Figura 8-4.   De Nielsen M, Smith H: *Acta Physiol Scand* 24:293, 1951.
Figura 8-5.   Modificada de Loeschke HH, Gertz KH: *Arch Ges Physiol*
                 267:460, 1958.
Figura 9-3.   De Hurtado A. In Dill DB: *Handbook of Physiology, Adaptation
                 to the Environment*. Washington, DC: American Physiological
                 Society, 1964.
Figura 10-5.   Modificada de Comroe JH: *The Lung: Clinical Physiology and
                 Pulmonary Function Tests*, ed. 2. Chicago: Year Book, 1965.

Índice alfabético de materias

Los números de página seguidos de una *t* indican tablas y los seguidos de una *f* indican figuras.